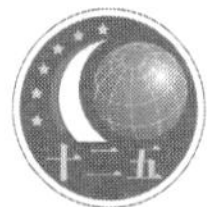

国家卫生和计划生育委员会“十二五”规划教材
全国中等卫生职业教育教材

供护理、助产专业用　　第3版

急救护理技术

主　编　王为民　来和平

副主编　程忠义　黄　梅

编　者（以姓氏笔画为序）

王　鑫（黑龙江护理高等专科学校）
王为民（山东省烟台护士学校）
来和平（定西师范高等专科学校）
杨　峰（郑州市卫生学校）
赵丰清（烟台毓璜顶医院）
黄　梅（河南理工大学医学院）
程忠义（天水市卫生学校）

人民卫生出版社

图书在版编目(CIP)数据

急救护理技术 / 王为民，来和平主编. —3 版. —北京：人民卫生出版社，2015

ISBN 978-7-117-20553-5

Ⅰ. ①急… Ⅱ. ①王… ②来… Ⅲ. ①急救－护理－中等专业学校－教材 Ⅳ. ①R472.2

中国版本图书馆 CIP 数据核字(2015)第 085809 号

急救护理技术
第 3 版

主　　编：王为民　来和平
出版发行：人民卫生出版社（中继线 010-59780011）
地　　址：北京市朝阳区潘家园南里 19 号
邮　　编：100021
E - mail：pmph @ pmph.com
购书热线：010-59787592　010-59787584　010-65264830
印　　刷：人卫印务（北京）有限公司
经　　销：新华书店
开　　本：787 × 1092　1/16　　印张：14　　插页：1
字　　数：349 千字
版　　次：2002 年 8 月第 1 版　　2015 年 6 月第 3 版
　　　　　2020 年 10 月第 3 版第 13 次印刷（总第 40 次印刷）
标准书号：ISBN 978-7-117-20553-5/R · 20554
定　　价：29.00 元

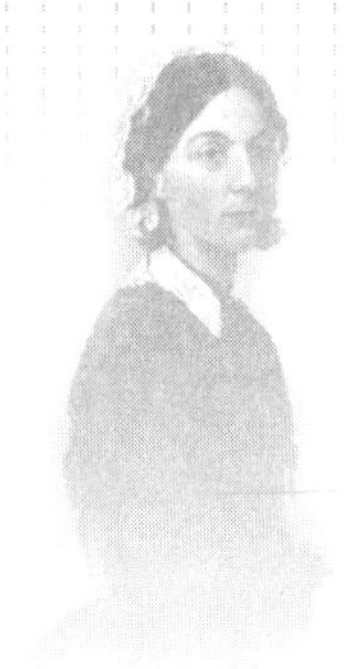

出版说明

为全面贯彻党的十八大和十八届三中、四中全会精神，依据《国务院关于加快发展现代职业教育的决定》要求，更好地服务于现代卫生职业教育快速发展的需要，适应卫生事业改革发展对医药卫生职业人才的需求，贯彻《医药卫生中长期人才发展规划（2011—2020年）》《现代职业教育体系建设规划（2014—2020年）》文件精神，人民卫生出版社在教育部、国家卫生和计划生育委员会的领导和支持下，按照教育部颁布的《中等职业学校专业教学标准（试行）》医药卫生类（第一辑）（简称《标准》），由全国卫生职业教育教学指导委员会（简称卫生行指委）直接指导，经过广泛的调研论证，启动了全国中等卫生职业教育第三轮规划教材修订工作。

本轮规划教材修订的原则：①明确人才培养目标。按照《标准》要求，本轮规划教材坚持立德树人，培养职业素养与专业知识、专业技能并重，德智体美全面发展的技能型卫生专门人才。②强化教材体系建设。紧扣《标准》，各专业设置公共基础课（含公共选修课）、专业技能课（含专业核心课、专业方向课、专业选修课）；同时，结合专业岗位与执业资格考试需要，充实完善课程与教材体系，使之更加符合现代职业教育体系发展的需要。在此基础上，组织制订了各专业课程教学大纲并附于教材中，方便教学参考。③贯彻现代职教理念。体现“以就业为导向，以能力为本位，以发展技能为核心”的职教理念。理论知识强调“必需、够用”；突出技能培养，提倡“做中学、学中做”的理实一体化思想，在教材中编入实训（实践）指导。④重视传统融合创新。人民卫生出版社医药卫生规划教材经过长时间的实践与积累，其中的优良传统在本轮修订中得到了很好的传承。在广泛调研的基础上，修订教材与新编教材在整体上实现了高度融合与衔接。在教材编写中，产教融合、校企合作理念得到了充分贯彻。⑤突出行业规划特性。本轮修订紧紧依靠卫生行指委，充分发挥行业机构与专家对教材的宏观规划与评审把关作用，体现了国家规划教材一贯的标准性、权威性、规范性。⑥提升服务教学能力。本轮教材修订，在主教材中设置了一系列服务教学的拓展模块；此外，教材立体化建设水平进一步提高，根据专业需要开发了配套教材、网络增值服务等，大量与课程相关的内容围绕教材形成便捷的在线数字化教学资源包，为教师提供教学素材支撑，为学生提供学习资源服务，教材的教学服务能力明显增强。

人民卫生出版社作为国家规划教材出版基地，获得了教育部中等职业教育专业技能课教材选题立项24个专业的立项选题资格。本轮首批启动了护理、助产、农村医学、药剂、制药技术专业教材修订，其他中职相关专业教材也将根据《标准》颁布情况陆续启动修订。

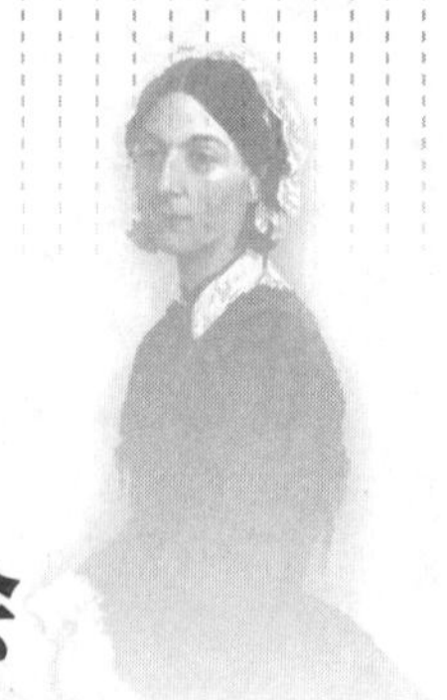

全国卫生职业教育教学指导委员会

全国中等卫生职业教育“十二五”规划教材目录

护理、助产专业

序号	教材名称	版次	主编	课程类别	所供专业	配套教材
1	解剖学基础 *	3	任　晖　袁耀华	专业核心课	护理、助产	√
2	生理学基础 *	3	朱艳平　卢爱青	专业核心课	护理、助产	
3	药物学基础 *	3	姚　宏　黄　刚	专业核心课	护理、助产	√
4	护理学基础 *	3	李　玲　蒙雅萍	专业核心课	护理、助产	√
5	健康评估 *	2	张淑爱　李学松	专业核心课	护理、助产	√
6	内科护理 *	3	林梅英　朱启华	专业核心课	护理、助产	√
7	外科护理 *	3	李　勇　俞宝明	专业核心课	护理、助产	√
8	妇产科护理 *	3	刘文娜　闫瑞霞	专业核心课	护理、助产	√
9	儿科护理 *	3	高　凤　张宝琴	专业核心课	护理、助产	√
10	老年护理 *	3	张小燕　王春先	老年护理方向	护理、助产	√
11	老年保健	1	刘　伟	老年护理方向	护理、助产	
12	急救护理技术	3	王为民　来和平	急救护理方向	护理、助产	√
13	重症监护技术	2	刘旭平	急救护理方向	护理、助产	
14	社区护理	3	姜瑞涛　徐国辉	社区护理方向	护理、助产	√
15	健康教育	1	靳　平	社区护理方向	护理、助产	
16	解剖学基础 *	3	代加平　安月勇	专业核心课	助产、护理	√
17	生理学基础 *	3	张正红　杨汎雯	专业核心课	助产、护理	√
18	药物学基础 *	3	张　庆　田卫东	专业核心课	助产、护理	√
19	基础护理 *	3	贾丽萍　宫春梓	专业核心课	助产、护理	√
20	健康评估 *	2	张　展　迟玉香	专业核心课	助产、护理	√
21	母婴护理 *	1	郭玉兰　谭奕华	专业核心课	助产、护理	√

续表

序号	教材名称	版次	主编	课程类别	所供专业	配套教材
22	儿童护理 *	1	董春兰　刘　俐	专业核心课	助产、护理	√
23	成人护理(上册)—内外科护理 *	1	李俊华　曹文元	专业核心课	助产、护理	√
24	成人护理(下册)—妇科护理 *	1	林　珊　郭艳春	专业核心课	助产、护理	√
25	产科学基础 *	3	翟向红　吴晓琴	专业核心课	助产	√
26	助产技术 *	1	闫金凤　韦秀宜	专业核心课	助产	√
27	母婴保健	3	颜丽青	母婴保健方向	助产	√
28	遗传与优生	3	邓鼎森　于全勇	母婴保健方向	助产	
29	病理学基础	3	张军荣　杨怀宝	专业技能课	护理、助产	√
30	病原生物与免疫学基础	3	吕瑞芳　张晓红	专业技能课	护理、助产	√
31	生物化学基础	3	艾旭光　王春梅	专业技能课	护理、助产	
32	心理与精神护理	3	沈丽华	专业技能课	护理、助产	
33	护理技术综合实训	2	黄惠清　高晓梅	专业技能课	护理、助产	√
34	护理礼仪	3	耿　洁　吴　彬	专业技能课	护理、助产	
35	人际沟通	3	张志钢　刘冬梅	专业技能课	护理、助产	
36	中医护理	3	封银曼　马秋平	专业技能课	护理、助产	
37	五官科护理	3	张秀梅　王增源	专业技能课	护理、助产	√
38	营养与膳食	3	王忠福	专业技能课	护理、助产	
39	护士人文修养	1	王　燕	专业技能课	护理、助产	
40	护理伦理	1	钟会亮	专业技能课	护理、助产	
41	卫生法律法规	3	许练光	专业技能课	护理、助产	
42	护理管理基础	1	朱爱军	专业技能课	护理、助产	

农村医学专业

序号	教材名称	版次	主编	课程类别	配套教材
1	解剖学基础 *	1	王怀生　李一忠	专业核心课	
2	生理学基础 *	1	黄莉军　郭明广	专业核心课	
3	药理学基础 *	1	符秀华　覃隶莲	专业核心课	
4	诊断学基础 *	1	夏惠丽　朱建宁	专业核心课	
5	内科疾病防治 *	1	傅一明　闫立安	专业核心课	
6	外科疾病防治 *	1	刘庆国　周雅清	专业核心课	
7	妇产科疾病防治 *	1	黎　梅　周惠珍	专业核心课	
8	儿科疾病防治 *	1	黄力毅　李　卓	专业核心课	
9	公共卫生学基础 *	1	戚　林　王永军	专业核心课	
10	急救医学基础 *	1	魏　蕊　魏　瑛	专业核心课	
11	康复医学基础 *	1	盛幼珍　张　瑾	专业核心课	
12	病原生物与免疫学基础	1	钟禹霖　胡国平	专业技能课	
13	病理学基础	1	贺平则　黄光明	专业技能课	
14	中医药学基础	1	孙治安　李　兵	专业技能课	
15	针灸推拿技术	1	伍利民	专业技能课	
16	常用护理技术	1	马树平　陈清波	专业技能课	
17	农村常用医疗实践技能实训	1	王景舟	专业技能课	
18	精神病学基础	1	汪永君	专业技能课	
19	实用卫生法规	1	菅辉勇　李利斯	专业技能课	
20	五官科疾病防治	1	王增源	专业技能课	
21	医学心理学基础	1	白　杨　田仁礼	专业技能课	
22	生物化学基础	1	张文利	专业技能课	
23	医学伦理学基础	1	刘伟玲　斯钦巴图	专业技能课	
24	传染病防治	1	杨　霖　曹文元	专业技能课	

药剂、制药技术专业

序号	教材名称	版次	主编	课程类别	配套教材
1	基础化学 *	1	石宝珏　宋守正	专业核心课	
2	微生物基础 *	1	熊群英　张晓红	专业核心课	
3	实用医学基础 *	1	曲永松	专业核心课	
4	药事法规 *	1	王　蕾	专业核心课	
5	药物分析技术 *	1	戴君武　王　军	专业核心课	
6	药物制剂技术 *	1	解玉岭	专业技能课	
7	药物化学 *	1	谢癸亮	专业技能课	
8	会计基础	1	赖玉玲	专业技能课	
9	临床医学概要	1	孟月丽　曹文元	专业技能课	
10	人体解剖生理学基础	1	黄莉军　张　楚	专业技能课	
11	天然药物学基础	1	郑小吉	专业技能课	
12	天然药物化学基础	1	刘诗泆　欧绍淑	专业技能课	
13	药品储存与养护技术	1	宫淑秋	专业技能课	
14	中医药基础	1	谭　红　李培富	专业核心课	
15	药店零售与服务技术	1	石少婷	专业技能课	
16	医药市场营销技术	1	王顺庆	专业技能课	
17	药品调剂技术	1	区门秀	专业技能课	
18	医院药学概要	1	刘素兰	专业技能课	
19	医药商品基础	1	詹晓如	专业核心课	
20	药理学	1	张　庆　陈达林	专业技能课	

注：1. * 为“十二五”职业教育国家规划立项教材。
2. 全套教材配有网络增值服务。

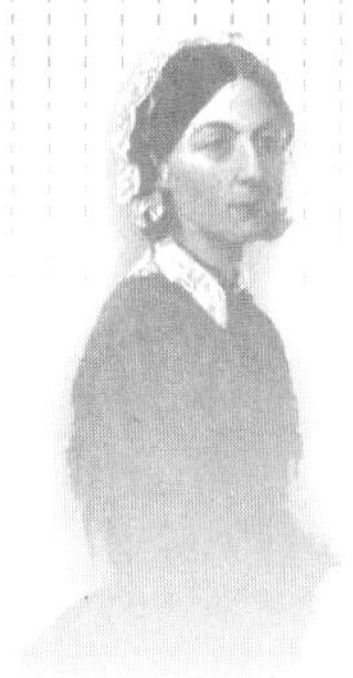

护理专业编写说明

根据教育部的统一部署,全国卫生职业教育教学指导委员会组织全国百余所中等卫生职业教育相关院校,进行了全面、深入、细致的护理专业岗位、教育调查研究工作,制订了护理专业教学标准。标准颁布后,全国卫生行指委全力支持人民卫生出版社规划并出版助产专业国家级规划教材。

本轮教材的特点是:①体现以学生为主体、"三基五性"的教材建设与服务理念:注重融传授知识、培养能力、提高素质为一体,重视培养学生的创新、获取信息及终身学习的能力,注重对学生人文素质的培养,突出教材的启发性。②满足中等卫生职业教育护理专业的培养目标要求:坚持立德树人,面向医疗、卫生、康复和保健机构等,培养从事临床护理、社区护理和健康保健等工作,德智体美全面发展的技能型卫生专业人才。③有机衔接高职高专护理专业教材:在深入研究人卫版三年制高职高专护理专业规划教材的基础上确定了本轮教材的内容及结构,为建立中高职衔接的立交桥奠定基础。④凸显护理专业的特色:体现对"人"的整体护理观、"以病人为中心"的优质护理指导思想;护理内容按照护理程序进行组织,教材内容与工作岗位需求紧密衔接。⑤把握修订与新编的区别:本轮教材是在"十一五"规划教材基础上的完善,因此继承了上版教材的体系和优点,同时注入了新的教材编写理念、创新教材编写结构、更新陈旧的教材内容。⑥整体优化:本套教材注重不同层次之间,不同教材之间的衔接;同时明确整体规划,要求各教材每章或节设"学习目标""工作情景与任务"模块,章末设"思考题或护考模拟"模块,全书末附该课程的实践指导、教学大纲、参考文献等必要的辅助内容。⑦凸显课程个性:各教材根据课程特点选择性地设置"病案分析""知识窗""课堂讨论""边学边练"等模块,50学时以上课程编写特色鲜明的配套学习辅导教材。⑧立体化建设:全套教材创新性地编制了网络增值服务内容,每本教材可凭封底的唯一识别码进入人卫网教育频道(edu.ipmph.com)得到与该课程相关的大量的图片、教学课件、视频、同步练习、推荐阅读等资源,为学生学习和教师教学提供强有力的支撑。⑨与护士执业资格考试紧密接轨:教材内容涵盖所有执业护士考点,且通过章末护考模拟或配套教材的大量习题帮助学生掌握执业护士考试的考点,提高学习效率和效果。

全套教材共 29 种,供护理、助产专业共用。全套教材将由人民卫生出版社于 2015 年 7 月前分两批出版,供全国各中等卫生职业院校使用。

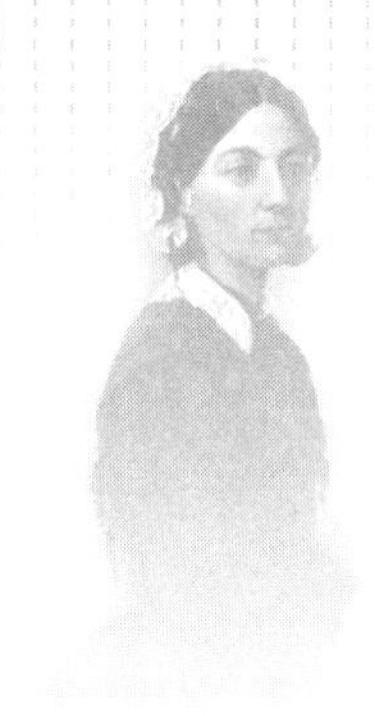

前言

随着急诊医学的飞速发展，急救护理在临床护理工作中发挥着越来越大的作用，在护理专业中的地位越来越重要。急救护理技术是在紧急情况下，对病人实施及时有效救护的技术支撑，是提高急危重症病人抢救成功率的保障，是从业护士必备的专业技术技能。

本教材依照2014年教育部新颁布的《中等职业学校专业教学标准（试行）》，在全国卫生职业教育教学指导委员会的指导下，吸纳一线急救护理专家参与教材编写，力求做到教材内容与职业标准的对接。本教材以满足学生未来职业活动所需的最基本、最常用理论知识和技术技能为主线，同时兼顾学生未来可持续发展所必须深化和拓展的急救护理知识，保证教材的先进性和实用性。在编写过程中，注重理论与实践相结合，知识教育与素质教育相结合，以利于学生职业岗位能力和人文素养的培养。

全书共分九章，涵盖绪论、院前急救与护理、医院急诊科工作、常用急救技术、重症监护、临床常见急症救护、急性中毒病人的救护、意外伤害病人的紧急救护和灾难医学救援等内容。内容编写体现以下特点：按照急救护理工作任务和工作过程程序化教材内容，体现了任务驱动、项目导向的职教理念；推行案例教学，教材中编入了大量教学案例，设计了案例工作任务，以培养学生综合运用知识、解决临床实际护理问题的能力；突出了急救护理技术实训教学的重要性，使理实比例达到了1∶1；在实训内容中创新性地引入了医护合作模拟情景实训，倡导协作精神，使实训教学更加贴合临床实际；在实训教学过程设计中，增加了学生自主学习提示，引导学生养成主动学习的良好习惯。

教材编写过程中，编写团队各位编者严谨求实，精诚合作，对编写内容进行了反复斟酌和修改，同时我们得到了各编者单位的大力支持，在此真诚地表示感谢。由于编者水平和能力所限，时间仓促，难免有疏漏和不妥之处，敬请各位读者斧正。

王为民　来和平

2015年3月

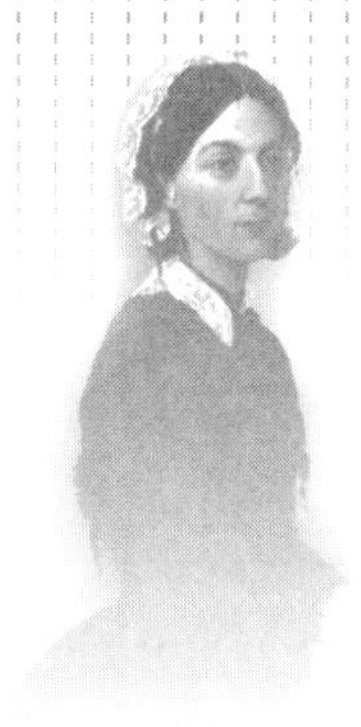

目 录

第一章 绪 论

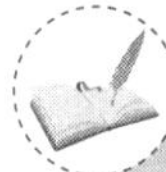

学习目标

1. 具有急救护理人员强烈的责任心，树立“时间就是生命”的危急意识。
2. 掌握急救医疗服务体系的概念、组成及主要职责。
3. 熟悉急救护理工作特点及急救护理人员素质要求。
4. 了解急救护理学的起源、发展历程及急救护理工作范畴。
5. 熟练掌握紧急呼救方法。

急救护理学是以挽救病人生命、提高抢救成功率、促进病人康复、减少伤残率、提高生命质量为目的，以现代医学和护理专业理论为基础，研究急危重症病人抢救、护理和科学管理的一门综合性应用性学科。急救护理技术的实施与护理行为研究是急救护理学的核心内容。

急救护理学是急救医学的重要组成部分。随着民众生活方式的改变，如活动范围的扩大、生活节奏的加快、生活现代化程度的提高及交通运输的多样化，急危重症病人明显增加。另外，自然灾害、突发公共卫生事件多发，促使急救工作越来越受到重视，急救护理专业发展迅速，日趋完善，在社会医疗保健工作中发挥着越来越重要的作用。

第一节 急救护理学发展史

一、急救护理学的起源

急救护理学的起源可以追溯到1854—1856年间的克里米亚战争时期。当时前线战伤的英国士兵死亡率高达42%以上，弗洛伦斯•南丁格尔率领38名护士前往战地救护伤员，使受伤士兵死亡率下降至2.2%。这充分说明了急救护理技术的有效实施在急危重症病人抢救中的重要作用。南丁格尔的出色表现，也奠定了她在现代护理学中的地位。

二、急救护理学的发展历程

急救护理学是随着急救医学发展起来的护理学科。20世纪50年代初期，北欧发生了脊髓灰质炎大流行，许多病人因呼吸肌麻痹而不能自主呼吸，将病人集中起来，辅以“铁肺”治疗并配合相应的特殊护理技术，效果良好。这是世界上最早的呼吸支持治疗技术等急救护理技术的临床应用。20世纪60年代，随着电子技术的发展，心电示波器、电除颤器、呼吸机、血液透析机等得到开发与应用，急救护理技术进入了有抢救设备配合的新阶段，促使急救护理理论与实践进一步创新与发展。到60年代后期，监护设备的集中使用，促成了重症监护病房（intensive care unit，ICU）的建立。1968年麻省理工学院建立急诊医疗服务体系。进入20世纪70年代，英国皇家护理学院（The Royal College of Nursing，RCN）A & E护理团体（Accident & Emergency Nursing Group）成立，该团体的主要工作之一即是为A & E护士不断更新临床急救知识与技术，由此形成了当今急救护理课程的雏形。1975年5月，国际红十字会在前联邦德国召开了急救医疗会议，提出了急救事业国际化、国际互助和标准化方针，要求急救车装备必要的急救设备，国际间统一急救电话号码及交流急救经验等。1979年，国际上正式承认急救医学是一门独立的医学学科，随后，急救护理学也成为护理学中的一门重要学科。

我国急救护理起步于抗日战争和解放战争时期对伤员的战地初级救护和转运。20世纪50年代，我国按照前苏联模式在大中城市建立急救站；70年代开始建设心脏监护病房；80年代各医院相继成立急救中心。1980年10月，卫生部颁发"关于加强城市急救工作的意见"，要求根据条件加强急救工作。1983年卫生部又颁布了"城市医院急诊室（科）建设方案"，对急诊科任务、急诊医疗工作方向、组织和管理，以及急诊工作规章制度作了详细的规定。1986年11月，我国颁布了《中华人民共和国急救医疗法》，从此我国的急救医学、急救护理工作有法可依步入正轨。此后，随着我国经济实力的增强和全社会对急救工作重要性认识水平的提高，急救工作飞速发展，设立了全国统一呼叫号码为"120"，由院前急救、急诊科、ICU构成的急诊医疗服务体系逐步建立。急救车辆、通信工具及急救设备得到了极大改善，急救医疗护理水平有了较大提高，民众急救意识普遍增强，急救护理学的内容和范畴不断扩展，急诊医疗服务体系越来越健全。

2013年12月19日国家卫生和计划生育委员会颁布了《院前医疗急救管理办法》，从机构设置、执业管理、监督管理、法律责任等方面作出了详细规定，并要求于2014年2月正式实施。此办法的实施进一步规范并推动了我国院前急救工作的开展。

第二节 急救护理工作范畴

急救护理工作是急救医学的重要组成部分，随着急救医学的发展，工作范畴不断扩大，内容更加丰富。主要包括院前急救、急诊科救护、重症监护、灾难救护和急救护理人才培训和科研工作等内容。

一、院前急救

院前急救是指急危重症病人进入医院前的医疗救护。包括现场评估与呼救、伤病人检伤分类、现场救护及病人搬运与转送等环节。及时有效的院前急救，对维护病人的生命，防止再损伤，减轻病人的痛苦，为进一步的诊治创造条件，提高抢救成功率，减少致残率均具有极其重要的意义。

院前急救是一项服务于广大民众的公益事业，其服务质量与急救效果不仅取决于专业急救人员的急救水平，还取决于民众急救知识的普及。只有加强院前急救的宣传教育，提高民众急救知识知晓率和自救互救意识与能力，实现非医护人员与专业医护人员的救护配合，做到院前急救社会化、全民化、家庭化，才能提高院前急救成功率。

二、急诊科救护

急诊科是医院急危重症病人的首诊场所，是院前急救的延续，也是急救医疗服务体系的重要环节。急诊科是急危重症病人最为集中、病种最为繁多复杂和抢救管理任务最为繁重的临床一线科室，急诊科实行 24 小时开放，承担急症病人的急诊接诊、急危重症病人抢救、突发公共卫生事件救援等多项急救工作。

急诊科应具备与急救工作相适应的工作环境、设施设备和急救物品等条件，应配备受过专门训练、掌握急救医学专业知识和技能的医护人员，能够对来院的急诊病人提供有效的紧急医护服务，挽救生命，稳定病情，为病人及时获得后续专科诊疗服务提供支持与保障。急诊科是医院的"前沿阵地"，一切医疗护理过程均应突出"急"的特点，其急救质量优劣可反映医院整体医疗护理水平。

三、重症监护

重症监护是指受过专门训练的医护人员，在配备有先进监护和急救设备的重症监护病房（ICU），接受由急诊科和院内有关科室转来的危重病人，对心肺脑复苏术后、休克、昏迷、多器官功能衰竭、严重水电解质酸碱失衡、急性多发性创伤等急危重病人进行全面监护与治疗。重症监护的研究范围不仅限于危重病人的监护与治疗，还包括重症监护病房人员、设备及感染管理等多项相关工作。

四、灾难救援

灾难救援是指对自然灾难（如地震、洪水、火灾、泥石流、台风、海啸等）和人为灾难（如交通事故、化学中毒、放射性污染、战争等）所造成的人员伤害提供迅速有效的紧急救护与援助。灾难救援需要得到政府和社会各界的重视、支持和帮助，尤其是大型灾害事故及战地救援，需要动员社会各界的力量，有组织、有计划地协调工作，统筹合理安排人力、物力、财力，在最短的时间内争取最佳的救援效果。

五、急救护理人才培训和科研工作

随着急救护理事业的迅速发展，民众对急救护理质量要求不断提高，急救护理岗位专业知识与技能更新越来越快，专业化程度越来越高。合格的急救护理人员，应具备多元化的知识与技能。能够独立完成急诊分诊、病情评估、紧急救护、协调配合等工作；能够正确判读急危重症病人的各项监测指标；能够及时发现各项危急值及复杂情况；能够依据急诊病人的个体化需求完成急诊特殊护理程序。

为适应急救护理工作人才需求，教育部将"急救护理学"列为护理专业的必修课程。中等护理专业依据专业培养目标开设了"急救护理技术"。中华护理学会和危重症监护委员会等各级专业协会积极开展专科培训及学术活动，为急救护理人才培养做出了重要贡献。

在实际工作中，医疗机构要组织急救护理人员学习急救医学和急救护理学相关专业知识，有计划地组织急救医学讲座，举办急救技术培训，加强急救护理学研究及信息交流，使急救护理学教学、科研与实践紧密结合，以促进人才培养，提高急救护理人员的专业技术水平。

第三节 急救医疗服务体系

工作情景与任务

导入情景：

杨女士，35岁。某日乘地铁回家，在出地铁口楼梯上，突然体力不支，面部朝下跌倒在楼梯上。杨女士几度抬头似请求路人帮助，但路人行色匆匆，直到3分钟后才有人前去查看并向地铁站人员求助。6分钟后地铁保安到达现场，呼唤杨女士未见应答，上报车控室，车站值班站长赶到现场再询问杨女士，仍无反应，于是拨打“110”和“120”电话，此时杨女士已倒地17分钟。由于事发地地处繁华市区，交通拥堵，急救中心工作人员在杨女士倒地后50分钟才赶到出事现场，经医护人员检查判定杨女士已经死亡。

工作任务：

1. 找出本案例中急救医疗服务体系(EMSS)存在的问题。
2. 如果你是现场第一目击者，请采取正确的方法救助杨女士。

急救医疗服务体系(emergency medical service system，EMSS)是集院前急救、院内急诊科诊治、重症监护病房救治和各专科的“生命绿色通道”为一体的急救网络。院前急救负责现场急救和途中转运救护，急诊科和ICU负责院内救护，该体系既适合于平时的急救医疗工作，也适合于大型灾害或意外事故的急救。

一、急救医疗服务体系的组成

完整的急救医疗服务体系应体现急诊的即刻性、连续性、层次性和系统性。要达到EMSS理想服务效果，需要该系统各组成部分既能履行各自工作职责和任务，又能相互密切联系，环环相扣，协调一致完成该体系的工作任务。即事故或发病现场及时有效的初步救护(包括民众的自救互救和专业急救人员现场急救)、专业转运工具安全快速转运病人、医院急诊科救护、重症或专科监护。

理想的EMSS应包括合理高效的急救网络指挥系统、良好的急救硬件设备配置、专业化的急救人员和完善的卫生法律法规的政策支撑。

(一) 急救指挥中心(站)

目前，我国地市级及以上城市均建有急救中心，急救中心下设若干急救站。设立了统一的“120”急救呼叫电话和通信指挥网络，在市卫生行政部门的领导下，统一指挥全市日常急救工作和上级指派的临时救护任务。其主要职责是从“120”报警呼叫之初就开始有组织地指挥、协调现场急救，合理分诊、分流病人，最大效能地发挥EMSS的优势与作用。急救站在急救中心的领导下，担负一定的现场急救工作，负责对急危重症病人和意外事故伤病员进行现场急救和转运。急救中心(站)还应承担一定的科研、教学任务，充分利用中心(站)的专业优势，开展急救知识的普及与宣传工作。

(二) 医院急诊科

急诊科是院内救护的首诊场所，是院前急救的延续，也是急救医疗服务体系的第二个重要环节。急诊科实行 24 小时开放，承担来院急诊病人的紧急诊疗工作，为病人提供院前急救后续专科医护服务。在我国，许多地市综合医院急诊科还兼有急救站职能，担负院前急救和灾难救援等多项工作任务。急诊科是医院急危重症病人最为集中、病种最多、抢救和管理任务最为繁重的科室，也是容易产生医患纠纷的科室，急诊科在医疗护理过程中除应以“急”为中心外，还应特别关注医患沟通。急诊科是医院的窗口科室，其医护服务水平是医院整体医护水平的缩影。

（三）重症或专科监护

重症或专科监护是指应用现代医学理论、先进的诊断方法和监测技术，由专业化的精干医护人员对急危重症病人进行连续监测、诊断、强化治疗与护理。重症监护病房是实施重症或专科监护的临床单位。作为 EMSS 的重要环节，系统的、高质量的医学监护和救治，是提高急危重症病人抢救成功率，降低死亡率和伤残率的重要保障。

（四）基层急救医疗服务

乡镇卫生院、社区卫生服务站作为最基层的医疗服务机构，在急救医疗服务体系中应发挥越来越重要的作用，使急救网络更加接近现场，为病人提供更加及时有效的急救服务。其主要的工作职责包括在急救专业机构的指导下，学习和掌握现场救护的基本知识及技术操作；负责所在社区的防火、防毒、战伤救护等知识的宣传教育工作；在意外灾害发生时，在急救专业人员到达前及时、正确地组织民众开展现场自救、互救工作。

二、急救医疗服务体系的管理

（一）完善的政策法规

我国的急救医疗服务起步于 20 世纪 50 年代，与发达国家相比还存在一定的差距。1980 年 10 月，卫生部颁布了《关于加强城市急救工作的意见》。近些年来，我国急救事业迅速发展，从急救组织建立、体制管理、救治质量等方面给予了政策性和指导性支持，推动了我国 EMSS 的进程，结合我国国情，逐步建立起了较为系统、完善的 EMSS。目前，我国二级以上医院均设有急诊科，地市级城市均有急救中心或急救站，统一设立了“120”急救呼救电话与网络指挥系统，综合性大医院都建立了重症监护病房，配备了急诊急救专业队伍。有的地市将公安、交警、消防与医疗的报警系统整合，建立了联合救援模式。随着 2013 年 12 月 19 日国家卫生和计划生育委员会颁布的《院前医疗急救管理办法》落实，我国 EMSS 将进一步加强和完善，该体系在抢救伤病员的生命中将发挥越来越大的作用。

（二）合理布局、统筹管理急救网络

我国人口众多，区域经济发展差异较大，卫生资源配置不均衡，EMSS 布局不尽合理，各环节尚存在诸多衔接不良的问题。各地卫生行政部门应根据当地实际情况组建符合本地实际的急救网络，建立急救中心（站）、医院急诊科、社区卫生服务中心等相结合的 EMSS。省市急救中心应发挥 EMSS 核心成员作用，承担本地 EMSS 的统筹管理、院前急救协调指挥、急救信息传播、急救技术培训和科研工作。通过合理布局、科学管理，优化急救网络，充分利用急救资源，取得最佳效益，促进 EMSS 更加完善。

（三）改善 EMSS 硬件配置

1. 建立灵敏、高效的急救通信网络　灵敏高效的急救网络是提高急救应急能力的硬件保障。快速发展的现代信息技术与通信技术，为急救通信网络的建立与发展奠定了基础。急救中心通信系统应当具备系统集成、救护车定位追踪、呼叫号码和位置显示、计算机辅助

指挥、移动数据传输、无线集群语音通信等功能。构建全方位、立体化的急救通信网络，使急救信息的传递在EMSS中畅通无阻。

2. 配备符合院前急救需求的转运工具　急救转运工具不仅是运送病人的载体，也是现场及途中实施急救、监护的场所。救护车应当符合救护车卫生行业标准，标志图案、标志灯具和警报器应当符合国家、行业标准和有关规定。要专车专用。要配备必要的抢救与监护设备，可实施心肺复苏、气管插管、心脏除颤、心电监护、血氧饱和度监测等紧急救护和监护措施。在沿海地区、边远地区及有条件的城市可根据急救需求开展快艇、直升机急救。急救中心要加强急救转运工具管理，制定完善的管理制度，确保转运工具专用并保持功能完备。

（四）加强急救专业人员培训

建立健全急救人员长效培训机制，不断提高专业急救人员技术水平，是保证急救质量的关键。建立院前急救人员准入制度，确保院前急救人员都经过专业培训并具备相应的业务水平和能力。EMSS管理人员需要具有医学资格并接受相关专业管理培训。建立复训制度，有计划地组织急救知识讲座、急救新技术培训，积极开展急救护理学术与信息交流，更新急救理念，使急救护理科研、教学、实践紧密结合，促进急救护理人才培养，适应快速发展的急救事业需求。

（五）普及社会急救

普及社会急救对缩短急救反应时间，提高急救成效具有重要意义。政府及各级各类医疗卫生机构应广泛开展急救知识宣传，树立民众急救意识，普及急救技术，如徒手心肺复苏术、创伤急救技术等。当意外伤害发生时，在专业人员尚未到达现场前，现场民众能正确有效地进行自救和互救，如及时拨打“120”急救电话呼救、对心搏骤停病人尽早给予心脏按压等。社会各部门接到相关呼救信息时，要给予人力、物力、财力和技术等方面全力支持。

三、急救医疗服务特点与人员素质要求

（一）特点

急救医疗服务所面临的服务对象均为急危重症病人，具有起病急、病情重、变化快和病因复杂等特点，特别是在灾难救援时，较多的病人、复杂的病情、恶劣的救护环境、紧缺的救护设备和人力资源均对急救医疗服务构成了极大的挑战。急救人员在抢救病人的过程中需要应用各临床专科技术和急救技术，其业务涉及范围广，工作性质既具有独立性，又有其专业性。从事急救医疗服务工作的护理人员，必须要有临床各专科护理综合运用能力，在最短的时间内用最有效的护理手段对急诊病人作出初步判断，并协助医生或独立开展紧急救护。这对从事急救医疗服务的护士提出了更高的素质要求。

（二）人员素质要求

1. 具备良好的职业道德　面对急危重症病人，急救医疗服务从业护士要有强烈的责任心，牢固树立“时间就是生命”的观念，发扬不怕脏、不怕累、不怕危险的奉献精神，快速高效地抢救病人生命，为病人最大限度地争取抢救与治疗时机。

2. 具有良好的管理与沟通协调能力　急救医疗服务从业护士不仅是各项救护措施的执行者，还是急救环境的维护者，急救设备、药品管理者，急救信息沟通者及各种关系协调者。急救工作过程中，护士需要配合医生正确使用各种抢救仪器，迅速完成各种急救操作，保证用药准确、及时。还需协调病人、医护人员、家属等各方人员关系，排除抢救、护理的各种障碍，顺利开展抢救工作。因此，急救护士良好的管理与沟通协调能力，是顺利完成急救任务的保障。

3. 具备良好的身心素质　急危重症病人病情危重、变化快，随时可能出现大批病人，抢

救工作紧张激烈，工作强度大，面对较多的负性情绪，精神压力大。因此，急救医疗服务从业护士不仅要拥有健康的体魄，有较强的耐力与体力，有吃苦耐劳的品质，还应具备强大的心理承受能力和良好的心理调适能力，要始终保持充沛的精力，随时应对突发事件。急救医疗服务管理者应关注急救医护人员身心健康，定期组织放松活动，提供心理咨询与疏导，减少职业倦怠，提高工作效率，保证工作安全。

4. 掌握扎实的理论知识　急救医疗服务面对的病人常常有多种疾病同时存在，可能涉及内、外、妇、儿各专科急危重症，这就要求从业护士不仅要有扎实的急救理论知识，还要有各专科理论知识和伦理学、社会学、心理学等相关学科知识。要善于将各学科知识融会贯通，善于评判性思维，敏锐观察分析抢救过程中遇到的各种问题。认真思考、科学总结成功经验和失败教训，不断提高工作能力。

5. 熟练掌握常用的急救护理技术　急救医疗服务工作是一个系统工程，需各方面人员协调作战，各环节密切配合，特别是大规模多病人抢救，对急救护士急救技术水平要求很高，必须准确熟练完成各项急救护理操作，否则会影响整体抢救效果。因此，护士日常要加强急救护理技术训练，熟练掌握常用急救护理技术，才能保证急救工作时有效应用。

四、急救警示标志

国际医疗急救标志（文末彩图 1-1）采用蓝、黄两种颜色，具有很强的稳定性和醒目性。标志以圆形为基底，圆环外配以橄榄枝翅膀形状组合，给人以一种平和和安全的感觉，圆环中心采用国际急救标志“生命之星”及蛇与权杖，圆环上还可配以当地急救中心的中英文字符，标志的外形和内涵均具有国际性。

“生命之星”（star of life）是急救医疗服务体系（EMSS）的国际标志，在救护车、救护直升机、救护设备与器材、救护服装上，都会看到“生命之星”的标志。至今，它已是被广泛使用于世界各国 EMSS 的专属标志。生命之星交叉的 6 条臂，象征着 EMSS 的六大功能：①发现；②报告；③反应；④现场抢救；⑤运送途中监护；⑥转至院内救治。

边学边练

实训一　“120”急救中心（站）见习

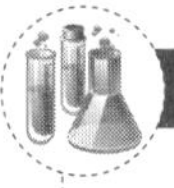

知识窗

蛇与权杖

“生命之星”中间的蛇与权杖有两种不同的典故。第一个是由古希腊神话而来，蛇与权杖是为纪念阿斯克勒庇俄斯（Asclepius）这位伟大的神医。由于阿斯克勒庇俄斯通常以站立的姿势出现在民众面前，且身穿长袍，手持一根权杖，权杖上有一条蛇缠绕而上，而后权杖就变成医学唯一标志。权杖上的蛇是医学与健康的象征，权杖与一对翅膀则是和平的标志。第二个由来是依据圣经第二十一章第九节而来：传说摩西以青铜铸造一条蛇的形状并将他镶在一根柱子上，若有人被毒蛇咬到，只要到柱子下注视着青铜铸的蛇，就会马上获得痊愈。

（王为民）

思考题

一天中午，已有10年护龄的刘护士，正在社区诊所为病人输液，突然隔壁邻居跑进诊所，拉着刘护士来到了不远处的话吧门口。原来一名男子意外触电，现场群众已断开电源，并拨打了“120”电话。刘护士迅速上前查看，男子呼之不应，面色苍白，呼吸已停止，脉搏未触及。刘护士立刻为男子进行心脏按压、口对口呼吸，现场一名目击者也协助刘护士心脏按压，直到十几分钟后救护车到来。经专业急救人员的进一步抢救，该男子终于恢复了心跳和呼吸，一条生命被挽救了回来。刘护士也获得了“最美护士”称号。

请问：

1. 该案例抢救成功的因素有哪些？
2. 公众急救知识的普及对提高急救成功率有何意义？
3. 从我做起，请向你的家人宣教如何正确启动EMSS。

第二章　院前急救与护理

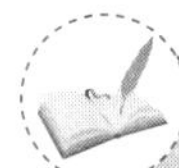

学习目标

1. 具有尊重病人及家属、主动提供紧急医护服务的责任意识。
2. 掌握院前急救原则。
3. 熟悉院前急救的特点、工作任务。
4. 了解我国院前急救的工作模式。
5. 熟练掌握院前急救现场评估、现场救护、搬运与转运技术。
6. 学会院前急救工作中的有效沟通与协作配合方法。

院前急救是指对急危重症和(或)创伤病人在进入医院前进行的医疗救护，包括伤病现场医疗救护、转运及途中监护等环节。广义上是指由目击者或医护人员在伤病现场对病人进行的必要的初步救护，以维持其基本生命体征，减轻病人痛苦的医护行为。狭义上则指专业的急诊急救医务人员为病人提供的现场急救、分诊转运和途中监护等紧急救护服务。院前急救是急诊医疗服务体系中的首要环节和重要组成部分。院前急救工作成效评价，已成为衡量一个地区急救工作水平的重要指标。

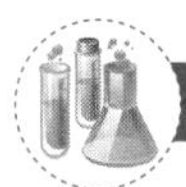

知识窗

第一目击者

按照国际惯例，如今我们把目睹现场事件发生的人员，统称为第一目击者(first responder)或是第一反应人。

无论在家中、办公室、公共场所、街道或工地等，遇到紧急情况时，第一目击者都应本着人道主义和友爱精神去救助他人。立刻利用本人或旁人的手机、小灵通、现场附近的电话等一切可利用的通信工具，拨打“120”救援。

同时选用正确、有效的简单方法施救，维持伤病者的生命，等待医疗人员与救护车的到达，为伤病者尽可能地争取抢救条件和时间。

第一节 院前急救概述

一、院前急救目的与工作范畴

(一) 目的

1. 维持生命 维持和挽救生命是院前急救最根本的目的。

2. 防止伤势和病情恶化 力争降低死亡率，减少后遗症，降低后期医疗成本，为提高病人生存质量奠定基础。

3. 促进康复 给予病人合理、及时的初步救治和提供必要的心理抚慰与疏导，以利其康复。

(二) 工作范畴

1. 承担呼救病人的院前急救，这是主要和经常性的任务。

2. 承担突发意外事故、灾难或战争时的紧急医疗救护任务。

3. 承担大型集会或重要活动、执行特殊任务时的急救医疗保障工作。

4. 承担急救通信网络的枢纽任务即担负急救中心(站)、医院和上级行政部门的通信联络工作。

5. 承担急救知识的宣传与普及工作。

二、院前急救重要性及特点

(一) 重要性

院前急救的新理念一改过去在医院等病人的传统急救医疗模式，而是走出医院到家庭、社区或其他院外第一现场实施紧急救护，使病人在发生危急情况的第一时间就能得到及时的救治，最大限度地减少了病人的“无治疗期”。尽管院前急救是短暂的、应急的，但及时有效的院前急救，可以为挽救病人生命赢得宝贵的抢救时机，为后续院内救治打下良好基础。反之，如果院前急救反应迟缓或施救措施不当，就可能导致严重后果，给病人留下后遗症、残障甚至危及生命。因此，重视院前急救，做好急救医疗服务关键的第一步，对提高病人抢救成功率，减少伤残率和死亡率是至关重要的。

(二) 特点

1. 紧急性 不管是危重病人还是急诊病人，均需立即救治，紧急处理，院前急救要牢固树立“时间就是生命”的观念，不能拖延一分一秒，做到一有呼救必须立即出车，一到现场必须迅速抢救。

2. 随机性 病人何时呼救、重大事故或灾难何时发生、在何地发生均不可预知，因此，院前急救工作表现为极大的随机性，院前急救医护人员每时每刻都应处于戒备状态。一旦出现突发事件，能够即刻展开专业救援。

3. 复杂性 院前急救病人病种多、病情复杂，要求急救人员在较短的时间内对复杂病情进行评估、判断和检伤分类，针对不同病情迅速进行合理的紧急救护。因此，院前急救人员必须要有强烈的同情心和高度的责任心，必须具备扎实的急救知识、熟练的急救技术和一定的急救经验。

4. 艰难性 院前急救的条件大多比较差，人员不足，设备受限，环境恶劣，病人病史不详，缺乏客观资料，运送途中的颠簸等均给现场救护工作带来了极大困难。如果急救现场偏僻，急救人员需要携带急救设备徒步到达现场，搬运病人，体力消耗很大，也给急救工作增加了难度。

5. 社会性和协调性　院前急救活动涉及社会各个方面，不仅逾越了传统的分科范围，也跨出了纯粹的医学领域，这是其社会性强的表现。在工作中要建立有效的调度和协调系统，不但要多学科协调，还要和社会各方协调。

三、院前急救的原则

1. 先排险后施救　到达急救现场，应首先进行急救现场环境评估，排除险情或使病人脱离险情后再实施救护。

2. 先救命后运送　在急救现场，应先争分夺秒挽救病人生命，待生命体征稳定后再进行运送。运送途中不能放松对病人抢救，要密切观察病情变化，确保病人平安到达目的地。

3. 先重伤后轻伤　现场急救最重要的是挽救病人生命。病人有多处伤情时，要先处理危及生命的伤情，再处理一般伤情。遇有成批病人时，应优先抢救危重者，后抢救较轻者。

4. 先固定后搬运　对于创伤骨折的病人，为防止搬运时造成血管、神经等组织的损伤，应就地取材，先实施骨折肢体固定，再移动或搬运病人。

5. 急救与呼救并重　在伤病现场，既要积极实施抢救，又要尽快争取急救援助，有多人参与抢救工作时，急救和呼救可分工同时进行。如现场只有一人时，应先紧急施救，再在短时间内进行呼救。

6. 搬运与医护的一致性　加强各部门的协调合作，做到搬运者与医护人员互相协调、密切配合，减少病人途中的痛苦和死亡，以保证病人安全抵达医院。

四、我国院前急救工作模式

我国院前急救模式目前仍处于发展阶段，急救中心是院前急救的主体，一个城市建有一个急救中心，下设若干急救站。由于我国各地区域规模、经济实力及急救服务能力存在较大差异，各地区所采用的院前急救工作模式也有所不同。如北京模式、广州模式、上海模式、重庆模式和小城市的“三级急救网络”模式等（表 2-1）。

表 2-1　我国院前急救工作模式

模式类型	组织形式	主要代表城市
独立型	有病房、门急诊及院前急救部，送急救中心继续治疗	沈阳，北京（2004 年前）
指挥型	不配备车辆和人员，只负责指挥调度	广州、深圳、珠海、汕头、成都
院前型	不设病房，专门从事院前急救	上海、杭州、北京（2004 年后）
依托型	具备病房、门急诊及院前急救部，依托某当地医院	重庆、海南

五、院前急救质量评价

（一）院前急救时间

1. 急救反应时间　是从接到急救电话到派出救护车抵达急救现场的平均时间。国际目标要求为 5～10 分钟。通信、交通状况、人员车辆配置、急救站点分布和急救半径等因素都会影响急救反应时间。

2. 现场抢救时间　是急救人员在现场对病人实施紧急救护的时间，视病人病情是否达到安全转运条件而定。

3. 转运时间　即从现场到医院的时间。往往取决于交通状况和能够接收院前急危重病人的医院分布等因素。

（二）院前急救效果

急救反应时间、急救设备、急救人员能力和急救技术水平、院前急救系统管理均会影响急救效果。院前心脏骤停病人的复苏成功率是评价院前急救效果的主要客观指标之一。按照标准化急救流程开展院前急救，会改善急救效果。

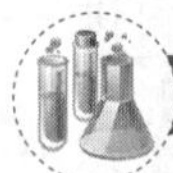

急救白金10分钟

在紧急情况下，从紧急事件发生到最初的10分钟左右是急救或处置的关键时间，在此段时间内进行急救处理可以大大缩短抢救时间和（或）提高抢救成功率，这一时间段叫做“急救白金10分钟”（emergency platinum 10 minutes，EP10M）。

广义EP10M是指以紧急事件发生为起点，到最初的10分钟左右为终点，这一时间段叫广义EP10M，它具有十分重要的社会意义，值得向社会公众进行推广和普及相关的急救。狭义EP10M是指紧急事件发生后，无论经过怎样的程序，以送到医院急诊科或相关科室抢救为起点，到医生进行紧急处理的最初10分钟为止，这一段时间叫狭义EP10M，它对于指导临床医生进行抢救有着极其重要的作用和意义。

第二节　院前急救护理

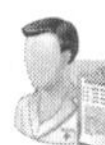

导入情景：

学生小明，下课后手持手机，边看微信边下楼梯，突然右脚踩空跌下楼梯，背部猛烈撞至楼梯对面墙壁后弹落地面。

工作任务：

1. 如你在现场，请对小明进行病情评估。
2. 根据病情评估结果，实施必要的现场急救。
3. 请正确搬运小明。

一、现场评估与紧急呼救

（一）现场评估

1. 环境及病因评估　迅速判断伤病现场是否存在对病人或救护者造成伤害的危险环

境，如现场仍存在危险，应先排除险情，以确保伤病者及救护人员的安全。例如在触电救护现场，必须先切断电源；在中毒事件救护现场，应先做好防毒保护；在地震救援现场，应先使伤病者搬离摇晃的建筑物；在车祸现场，应先将困于车内的伤病者从车内搬离出来，然后再对伤情进行急救处理。快速评估伤病发生的原因，但不要因反复查询病因，耽误病人的抢救。

2．病情评估　对急危重症病人病情评估要突出重点，主要评估意识、瞳孔、呼吸、循环等方面。采用问诊及护理体检的方法，快速果断地判断哪些是直接威胁病人生命的伤情或症状。

进行护理体检时，尽量不要移动病人身体，尤其是对不能确定的创伤病人。体检顺序是：生命体征、意识状态、一般状态、言语表达、四肢活动等。以物理检查为基本方法，有重点地进行系统检查。

（1）判断意识：成人可通过呼唤、拍击肩部、指压人中等方法，观察病人有无反应，判断是否意识丧失。对婴儿则可拍打足跟或掐捏上臂看是否哭泣。

（2）观察瞳孔：观察瞳孔的大小、形状、对光反射。双侧瞳孔缩小应考虑有机磷杀虫药、吗啡、氯丙嗪中毒；双侧瞳孔散大应考虑颅脑损伤、颠茄类药物中毒或濒死状态；单侧瞳孔散大则提示同侧颅内病变或小脑幕切迹疝。

（3）判断呼吸：首先应确保呼吸道畅通，然后通过观察病人胸廓有无起伏、口鼻有无气流等来判断病人是否存在呼吸。无呼吸者，应立即人工呼吸。对有呼吸病人，还应观察呼吸频率、节律、深度等，如有呼吸困难、气道梗阻等情况应及时解除。

（4）触摸脉搏：成人可通过触摸桡动脉或颈动脉来判断有无脉搏，婴儿则应触摸肱动脉。当脉搏细数、面色苍白、皮肤湿冷时，提示病人循环障碍。若脉搏、呼吸消失，则应立即进行心肺复苏。

（二）紧急呼救

1．快速启动 EMSS　在快速现场评估和病情判断后，立即对危重病人实施现场救护，同时应紧急拨打“120”急救电话或大声求救，快速启动 EMSS。有效的呼救对危重病人获得及时的医疗救护至关重要。如果现场目击者只有一人，病人呼吸、脉搏消失，应先拨打“120”电话呼救，再行心肺复苏（原发性心脏骤停）；如果现场有多位目击者，则应呼救与抢救同时进行。

2．电话呼救时说明的内容

（1）首先要说明病人身份（姓名、性别、年龄）及电话号码。

（2）病人所在的确切地点，并尽可能说明周围明显地标。

（3）病人目前的病情状况，特别是最危急的病情或受伤状况，如呼吸、脉搏消失、大出血、昏迷等，同时可征询专业急救人员现场急救办法。

（4）如为灾害事故，有多位伤病员，则要说明伤害性质、发生原因、受伤人数及严重程度。

（5）呼救最后要留下呼救人有效电话号码及姓名，以便调度人员和急救医务人员与呼救人随时保持联系。

无论何种模式，“120”急救电话是我国统一的急救呼叫电话，遇到意外或急危重症时，拨打“120”急救电话是启动急救医疗服务体系最直接、最有效的方法。拨打呼救电话时，语言必须要精练、准确、清楚。

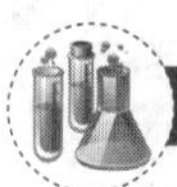

知识窗

急救呼救电话

在紧急事件发生时，为了尽早启动EMSS系统，各国均设有统一的、易于记忆的专门急救呼叫电话：美国为“911”；法国为“15”；日本为“119”。我国1986年将“120”定为医疗急救电话。近年来，中国红十字会系统建立了“999”急救电话，我国香港地区急救电话也为“999”。

二、检伤分类

当急救现场有多名急危重症病人时，为使危重病人能够得到及时有效的抢救，必须对病人进行检伤分类，分清轻重缓急，充分合理利用现场救护资源，有条不紊地开展院前急救，最终达到提高病人存活率和降低伤残率的目的。检伤分类必须遵循检伤、分类、抢救同时并举的原则。执行此项工作的医护人员应具有丰富的急救工作经验和较强的组织能力，以保证检伤分类过程快速、准确、无误，分检时间一般控制在1～2分钟。

（一）检伤

快速完成危重病情评估后，根据实际情况，进一步对病人进行全身系统或有针对性的伤病情检查。体检时尽量不要移动病人，随时处理危急病情。

1. 头部　检查头皮、颅骨、面部有无外伤或骨折；观察眼球表面有无出血及充血，检查视物是否清楚；观察耳、鼻有无血液或脑脊液流出；查看口腔内有无呕吐物、血液、食物或脱落牙齿，如发现牙齿有松脱或有义齿要及时取下。

2. 颈部　观察颈部外形及有无活动异常；检查有无压痛、颈项强直、气管偏移；注意有无颈椎损伤可能，如果怀疑有颈椎损伤，则应立即颈托固定或就地取材固定颈部。

3. 胸部　观察胸廓运动是否对称；检查胸部有无创伤、出血；检查锁骨、肋骨有无压痛及变形以确定是否骨折。

4. 脊柱　主要针对创伤病人，在未确定是否存在脊柱损伤时，切不可盲目搬动病人。检查时可用手平伸向病人后背，自上而下触摸脊柱情况。

5. 腹部　观察腹部有无膨隆、凹陷及腹式呼吸情况；检查腹部有无压痛或肌紧张，判断有无脏器损伤。

6. 骨盆　双手置于病人髋部两侧，轻轻施加压力，检查有无疼痛或骨折存在。另外还要检查有无生殖器损伤。

7. 四肢　观察四肢有无形态及运动异常，观察四肢有无肿胀及压痛；检查时不要遗漏，注意双侧对比。

（二）伤病员分类

根据国际公认标准，灾害现场伤病员通常分为四类：轻度、中度、重度及死亡，分别用绿、黄、红、黑色标志卡作为伤情的分类标记（文末彩图2-1）。

1. 轻度　伤、病情较轻，病人意识清楚，能配合检查，血压、脉搏、呼吸等生命体征正常，如一般挫伤、擦伤。

2. 中度　介于轻伤与重伤之间，病人短时间内无生命危险。如骨折、关节脱位等。

3. 重度　此类伤病员随时有生命危险，需立即抢救。如心室颤动、大出血、窒息、严重中毒、休克等。

4. 死亡　病人意识丧失、颈动脉搏动消失、呼吸停止、瞳孔散大。

三、现场救护

在对伤病员快速评估判断后，急救人员应立即按病情轻重缓急对病人实施救护，救护措施的实施可穿插在评估和体检的过程中。

（一）体位安置

根据病人病情安置不同体位，原则是在不影响抢救的情况下，为病人安置安全舒适体位。

1. 无意识、无呼吸、无心跳者　应立即置复苏体位即仰卧位，并置于坚硬的平面上，即刻进行现场心肺复苏。

2. 意识不清但有呼吸和心跳者　应将病人置于恢复体位即侧卧位，以防止分泌物、呕吐物吸入气管导致窒息。

3. 特殊病情体位要求　急性左心衰竭病人取坐位；胸腹部外伤病人取半卧位；咯血病人取患侧卧位；腹痛病人屈双膝于腹前；毒蛇咬伤下肢时要放低患肢；脚扭伤则应抬高患肢。

（二）安全去除或松解病人衣物

为了便于紧急救护病人，常需适当松解或脱去病人衣物，操作时要掌握一定的技巧，以免因操作不当加重伤情。

1. 脱上衣法　解开衣扣，将衣服向肩部方向推，背部衣服向上平拉。对一侧上肢受伤者，脱衣袖时应先健侧后患侧，提起一侧手臂，使其屈曲，将肘关节、前臂及手从腋窝位拉出。再将衣服从颈后平推至对侧，拉起衣袖，使另一侧上臂脱出。如情况紧急或穿套头衣服，可直接用剪刀剪开衣袖。

2. 脱长裤法　病人平卧，解开腰带及裤扣，从腹部将长裤推至髋下，保持双下肢平直，不可随意抬高或屈曲，将长裤平拉脱去。

3. 脱鞋袜法　应托起并固定踝部，向下、向前顺脚型方向脱去鞋袜。

（三）迅速建立有效的静脉通路

对需要紧急静脉用药者，要迅速建立有效的静脉通路。如需要并有可能，可以选择应用静脉留置针、经外周静脉中心静脉置管术（PICC）、锁骨下静脉穿刺插管术。因周围循环不良，静脉穿刺困难或输液速度不能满足急救需要者，可进行静脉切开。

（四）维持呼吸功能

清除病人口、鼻腔分泌物，保持呼吸道通畅，有条件时给予吸氧，呼吸停止者，立即实施口对口人工呼吸或面罩-气囊通气，或协助医生行紧急气管插管，重度气胸病人要进行穿刺排气。

（五）维持循环功能

密切监测病人脉搏、血压、呼吸等基本生命体征，对急性心力衰竭、急性心肌梗死、高血压急症及休克病人实施心电监护，发现心室颤动心脏骤停，立即进行心肺复苏。

（六）紧急对症处理

对急性哮喘发作病人给予紧急止喘；对颅内压升高病人给予积极降颅压；对抽搐惊厥病人给予镇静抗惊厥处理；对失血性休克病人可紧急应用抗休克裤（图2-2）；对创伤病人给予紧急止血、包扎、固定（详见第四章第四节）。

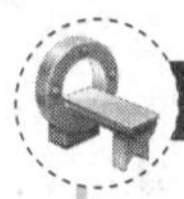

临床应用

抗休克裤的应用

抗休克裤(anti-shock trousers, AST)是利用充气加压原理研制成的裤状止血固定器材(图 2-2)。穿着抗休克裤能有效降低受压部位血管内的压力梯度,使伤口面积变小,出血量减少,对抗休克、骨折固定有一定的作用。是通过对中空气囊充气,使外加压力作用于腹部及下肢血管,达到止血和骨折固定的目的(图 2-2)。

主要适应证:①腹部或腹部以下的活动性出血,急需直接加压止血的创伤病人。②骨盆骨折或双下肢骨折,急需固定或已伴有持续出血而出现低血压者。③动脉收缩压<80mmHg 的低血容量性休克、神经源性休克和过敏性休克的病人。

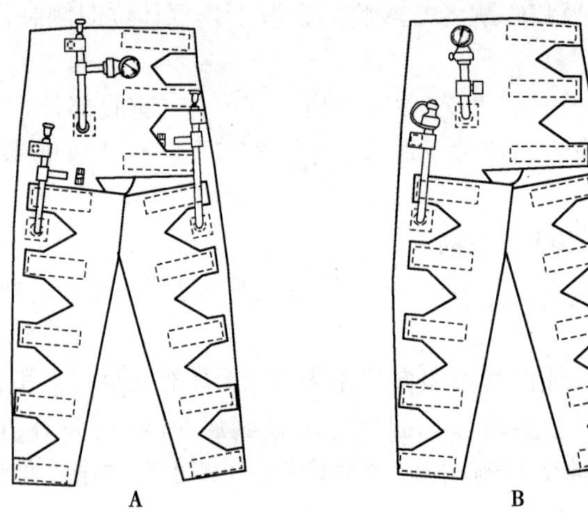

图 2-2 抗休克裤

对脊柱外伤尤其是疑有颈椎外伤的病人,在现场紧急情况下可进行“手锁固定”:

1. 头锁 常用于颈托固定前的临时固定及现场手法牵引复位。方法:病人仰卧位,救助者双膝跪于病人头顶位置,并与病人身体成一直线,救助者先固定自己双手手肘于大腿或地面上,双手掌放于病人头两侧,拇指轻按前额眉骨,示指和中指固定病人两侧面颊颧骨,无名指小指置于耳下,不可盖住耳朵(图 2-3)。

2. 双肩锁 是水平移动病人时的制动手法。方法:救助者位置同头锁,双手在病人颈部两侧,掌心向上,拇指与四指分开,锁紧斜方肌,双手前臂紧贴病人头部使其固定(图 2-4)。

3. 头肩锁 是翻转移动病人时的制动手法。方法:救助者位置同头锁,一手如肩锁般锁紧斜方肌,另一手如头锁般固定病人头部,手掌及前臂需用力将头部夹紧(图 2-5)。

4. 头胸锁 是转换其他制动锁或放置头枕时的制动手法。方法:病人仰卧位,求助者跪于病人头肩部侧方位置,一手肘紧贴病人胸骨,手掌固定病人面颊。另一手肘稳定后固定病人前额,不可掩盖病人口鼻(图 2-6)。

5. 胸背锁 是把坐位的病人躺卧在脊柱板上或脱去头盔时的病人头颈胸背的固定手法。方法:病人坐位,救助者位于病人身体一侧,一手肘部及前臂紧贴在病人胸骨上,拇指、示指分别固定于两面颊部,另一手臂紧贴在背部脊柱上,手指紧锁于枕骨上,双手调整好位置同时用力压锁。手掌不可掩盖病人口鼻(图 2-7)。

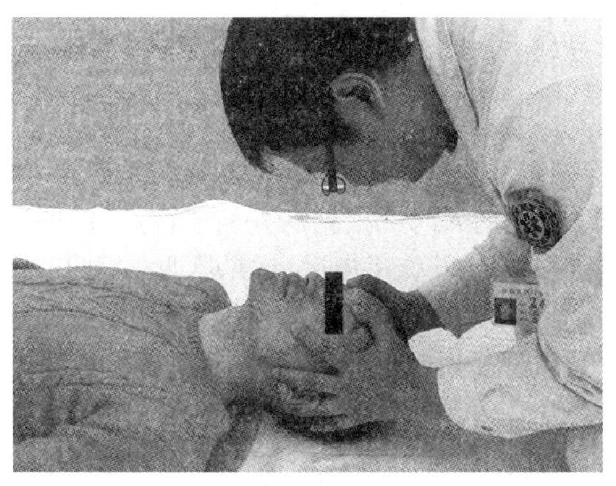
图 2-3 头锁

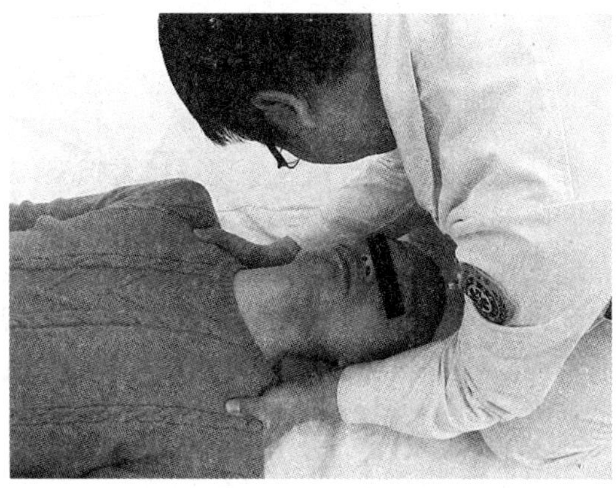
图 2-4 双肩锁

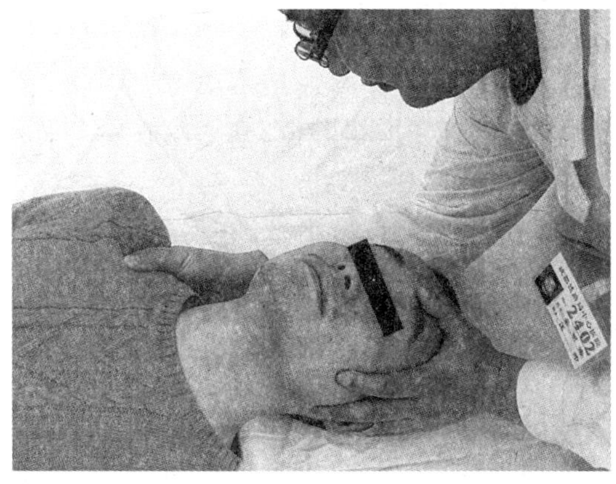
图 2-5 头肩锁

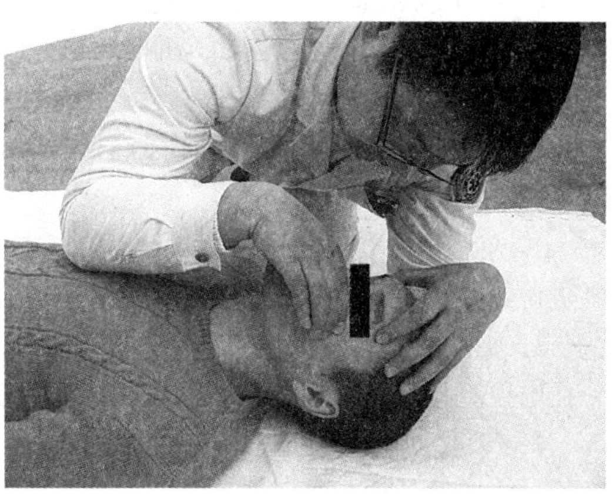
图 2-6 头胸锁

6. 头背锁 当病人处于俯卧位时可用此手法固定。方法与头胸锁相似，救助者一手肘放在病人背部脊柱上，手指锁紧枕骨，另一手掌锁紧顶骨。

7. 双膝制动 当现场救助人员不足时，救助者可取跪姿将仰卧位病人头部夹紧于自己双膝之间，进行临时固定（图 2-8）。

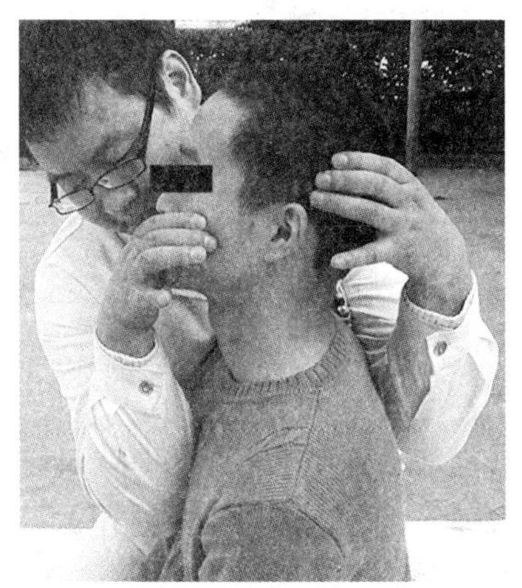
图 2-7 胸背锁

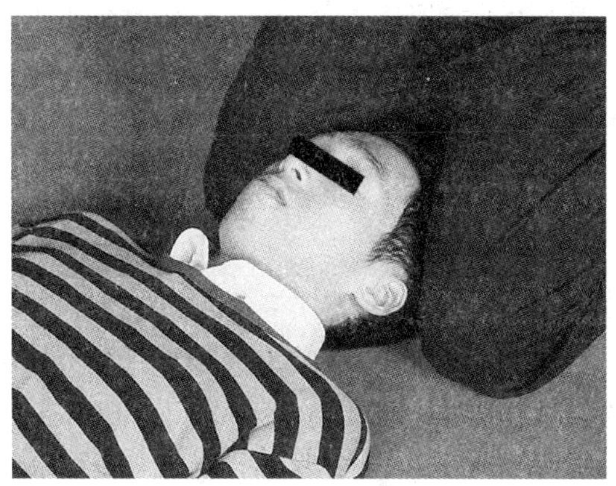
图 2-8 双膝制动

四、搬运与转送

（一）搬运

搬运是指把病人从发病现场搬至担架，从担架搬至救护车、船艇、飞机等，然后再搬下，送到医院内。搬运是急救过程的重要组成部分，搬运病人时应根据病人病情特点，因地制宜地选择合适的搬运工具，最常用的搬运方法是担架搬运及徒手搬运（详见第四章第四节）。搬运不当可能会导致伤病员二次伤害，产生恶劣后果。如脑出血者搬运不当可使出血加重而形成脑疝；脊椎损伤者随便搬动或抱扶行走，可致脊髓损伤，引起截瘫甚至死亡。

（二）转送与途中监护

由于现场救护条件有限，在病人病情允许的情况下，应尽快安全地将病人就近转运至有条件的医院，使病人尽早接受进一步的诊断与治疗。正确、稳妥、迅速地转运病人对病人的抢救、治疗和预后至关重要，如操作不当会加重病情，引发严重后果。

转运病人的车辆、船艇、飞机等，不仅是交通工具，同时也是抢救病人的场所。在转运途中要注意：

1. 根据不同的运输工具和伤、病情安置合适体位，一般采取平卧位，恶心呕吐病人采取侧卧位。

2. 在运送前要评估道路状况，救护车在行驶过程中要尽量保持平稳，在拐弯、上下坡时要防止颠簸，以免病人病情加重或发生坠落。

3. 要密切观察病人的意识、呼吸、脉搏、瞳孔、血压、面色以及主要伤情的变化。途中一旦出现窒息、呼吸停止、抽搐等紧急情况，应立即进行急救处理。

4. 转运途中要加强生命支持，做好输液、吸氧、吸痰、保暖等相关护理，保证气管插管等各种管道的畅通与妥善固定。

5. 做好转运途中抢救、监护、观察等有关医护文件记录，为伤病员的交接做好准备。

6. 加强转运途中心理护理，急症病人普遍有恐惧、焦虑的心理，因而护士要热情体贴，和蔼可亲，言语温柔，给人以充分的信任感，也可给予适度的病情介绍，以减轻或消除其恐惧感。

7. 做好伤病人的交接，安全运送病人到达急救中心或医院急诊科时，应向接诊护士详细交班，如病人现场情况、途中变化、已采取的急救措施及目前情况等，以便对伤病员做进一步的救治及护理。

院外急救任务完成后，应及时补充急救药品，维护急救仪器，并对救护车进行消毒处理，使其处于完好的备用状态，急救人员待命。

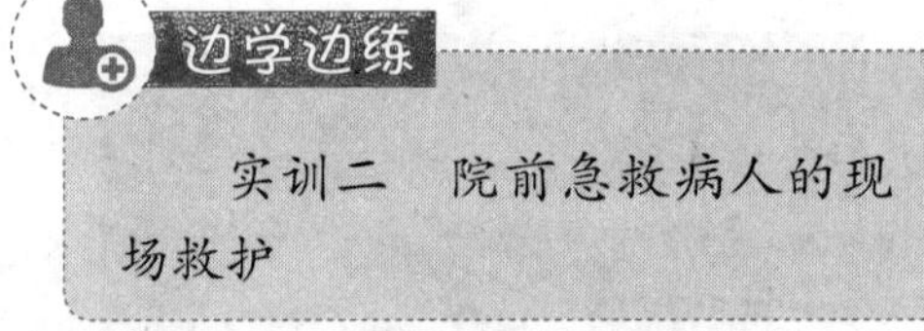

实训二 院前急救病人的现场救护

（王为民）

思考题

1. 张先生，39 岁。建筑施工时不慎从三楼坠落，头面部布满血迹，工友呼叫无反应，随之拨打“120”急救电话，急救人员 5 分钟后来到现场。

请问：

（1）应如何进行快速评估，判断危及病人生命的伤情？

（2）如疑似颈椎损伤，应如何急救处置？

（3）该病人在搬运及转送时应注意哪些问题？

2. 洪先生、李女士、邓先生拼车返乡，在高速路上发生车祸，急救人员到达时看到：洪先生右小腿明显肿胀变形，大喊疼痛；李女士右肩、肘处有大片擦伤渗血，但右上肢活动无受限，可自行行走。邓先生侧卧于地，面色苍白，无反应，体表无明显伤情。

请问：

（1）如何对三名病人进行检伤分类？

（2）根据上述现场情况观察，你判断三人中谁的伤情可能更严重？

（3）对三名病人应如何进行现场急救处理？

第三章　医院急诊科工作

学习目标

1. 具有急诊24小时随时应诊的意识和能力。
2. 掌握急诊科的工作任务、护理工作特点和流程。
3. 熟悉急诊科的设置和设备管理。
4. 了解急诊科的人员管理。
5. 学会急诊常见疾病病人的分诊。

急诊科是急危重症病人到医院的首诊科室，也是EMSS的第二个重要环节。急诊科是医院急危重症最集中、病种最多的科室，也是所有急诊病人进入救治流程、实施院内急救的最主要场所。急诊科除了承担组织抢救有生命危险的急诊病人外，还承担着院前急救、突发公共事件病人的抢救工作。急诊科工作水平的高低，直接体现了一所医院的管理水平和医疗护理质量。

第一节　急诊科的设置与工作任务

一、急诊科的设置

按照卫生部《急诊科建设与管理指南（试行）》要求，急诊科设置和布局应当以方便急危重症就诊、抢救、住院，满足医院的急诊实际工作需要为根本。

（一）急诊科布局与要求

1. 急诊科应当设在医院内便于病人迅速到达的区域，并邻近大型影像检查等急诊医疗依赖较强的部门。

2. 急诊科入口应当通畅，设有无障碍通道，方便轮椅、平车出入，并设有救护车通道和专用停靠处；有条件的可分设普通急诊病人、危重病人和救护车出入通道。

3. 急诊科应当有醒目的路标和标识，以方便和引导病人就诊，与手术室、重症医学科等相连接的院内紧急救治绿色通道标识应当清楚明显。在医院挂号、化验、药房、收费等窗口应当有抢救病人优先的明示。

4. 急诊科应当设有急诊通信装置（电话、传呼、对讲机）。有条件的医院可建立急诊临床信息系统，为医疗、护理、感染控制、医技、保障和保卫等部门及时提供信息，并逐步实现与卫生行政部门和院前急救信息系统的对接。

5. 科室内应当宽敞明亮，通风良好，候诊区宽敞，就诊流程便捷通畅，建筑格局和设施

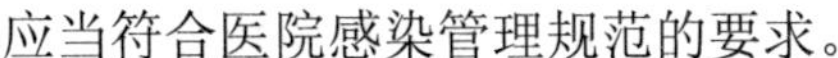

应当符合医院感染管理规范的要求。

（二）急诊科的部门设置

应当设医疗区和支持区。医疗区包括分诊处、就诊室、治疗室、处置室、抢救室和观察室，三级综合医院和有条件的二级综合医院应当设急诊手术室和急诊重症监护室。支持区包括挂号、各类辅助检查部门、药房、收费等部门。

1. 医疗区

（1）预检分诊处：预检分诊是急诊病人就诊的第一环节。预检分诊处应设在急诊科入口明显的位置，标志要鲜明。预检分诊护士一般由有多年急诊工作经验的护士担任。分诊要做到快速，要分清病人的轻重缓急，将危重病人引导至抢救区域，将其他急诊病人快速疏导进入各专科诊室，合理调配医护人员，使病人得到快速诊断和及时治疗。

分诊处应设有诊查台、候诊椅、信号灯及对讲呼叫等装置，以便及时通知医生进行抢救。备齐常用的医疗器械，如血压计、听诊器、体温计、手电筒、压舌板等，以及病人就诊登记本和常用的化验单等。另外，要有一定数量的洗手消毒设备。

（2）急诊抢救室：抢救室是急诊科设置中最重要的部门。抢救室应当邻近急诊分诊处，由专职急救人员负责抢救。抢救室要有足够的面积和空间，根据需要设置相应数量的抢救床，每单元（床）净使用面积不少于 $12m^2$。门要宽大，以方便搬运病人。抢救室内应当备有急救药品、器械及心肺复苏、监护等抢救设备，应当具备必要时施行紧急外科处置的功能。抢救床头设中心供氧装置及中心吸引装置。有条件的医院应设专科小型抢救室如心肺复苏室等。

1）常用的仪器设备有：心电图机、多功能监护仪、呼吸机、除颤起搏监护仪、输液泵、微量注射泵、快速血糖仪、洗胃机等。有条件医院备移动 X 线机、超声诊断仪、床旁血滤机等。

2）常用的物品有：气管插管用品、简易呼吸囊、输液注射用品、洗胃用品、外伤止血、包扎、固定用品、导尿包、气管切开包、静脉切开包、胸穿包、产包等。

3）常用的急救药品有：心血管活性药、呼吸兴奋药、利尿及脱水药、抗心律失常药、镇静药、止血药、常见中毒的解毒药、平喘药、纠正水电解质酸碱失衡类药、各种静脉补液液体、局部麻醉药、激素类药物等。这些药品应放在易操作的抢救车内，便于随时推至床旁抢救。麻醉药品应当专锁专人保管，特殊交接。

（3）急诊诊室：设内科、外科、妇产科、眼科、耳鼻咽喉科、口腔科等急诊诊室，有条件医院可设置神经内科、创伤科、心内科等分科诊室。诊室内除备有必要的检查用具和设备外，还需按各专科特点备有急诊所需的器械和物品，并做到定期清洁消毒、定期检查并保证其功能完好。儿科急诊要与成人诊室分开设置，应设有单独的出入口，避免交叉感染。肠道和传染病急诊要单独设置就诊及治疗区域。

（4）治疗室和处置室：急诊科应当设单独的治疗室和处置室，一般应邻近护士站或在各诊室中央，方便为急诊病人进行各种护理操作。治疗室应当设置无菌物品柜、治疗台、治疗车及输液、注射用品等。处置室是医护人员使用后的物品及一次性物品的集中处理的地方。

（5）清创缝合室及急诊手术室：清创缝合室位置应紧靠外科诊室，分清洁区、污染区，分医护人员入口、病人入口，入口处设洗手池，并有明显标志。设有诊查床、清创台。清创缝合所用的各种用物要备齐，如各种消毒液、清创缝合包、敷料、洗手池、落地灯以及其他照明设备、消毒设施等。急诊手术室邻近急诊抢救室或外科诊室，一般可设 1～2 个手术间，内部结构和设备按照手术室的标准要求，室内应有完善的洗手设备，配备相应的手术器械、手术包、麻醉药、消毒液、抢救设备等，可以完成急诊病人紧急外科手术。

（6）急诊重症监护室（emergency intensive care unit，EICU）：EICU 收治急诊科抢救处置后，病情危重需住院进一步监护治疗的病人。根据医院急诊人数、危重病人比例以及医院其他重症监护室床位情况设定，一般可设 6～8 张监护床，三级甲等医院设置 8～10 张床位，其中设置 1～2 个独立的隔离监护病室。床单元的配备同重症监护室（见第五章第一节），由专职医护人员对各种休克、急性中毒、急性呼吸衰竭、心力衰竭及多脏器功能衰竭的危重病人进行连续监护和强化治疗，发现异常及时处理和抢救。

（7）急诊观察室：可由专职医护人员负责，留观病人为暂时不能确诊、病情可能出现变化，但没有住院指征的病人。观察室病人一般留观 24 小时，原则上不超过 72 小时，平均不得超过 48 小时。应当及时将病人收住院、转院或病情好转出留观。留观室床位的设置根据急诊病人流量和专科特点设置。

（8）急诊病房和创伤病房：随着交通事故和灾害事故增多，创伤病人逐渐增多，为缓解急诊各专科病人入院难的问题和满足急诊学科发展的需要，一些医院设立了急诊病房和创伤病房。病房的设置按照住院病房的标准配备。收治范围涉及多专科疾病，尽量将不同系统疾病的病人分别安置在不同房间，防止院内交叉感染，便于医生和护士的管理。

（9）急诊输液室：如果设有急诊输液室，应当将儿科和成人输液分开或分区。该区域配备专用的输液椅（床）。

2. 支持区　支持部门也应设在急诊区域内，或者能够便捷到达处。

（1）急诊医技部门：包括急诊药房、急诊检验室、急诊超声科、急诊摄片检查室、急诊 CT 室等，医技部门也应 24 小时值班，随时为急诊病人服务。

（2）辅助支持部门：包括急诊挂号处、急诊收费处、急诊住院处、警卫室等部门。目前已经有部分医院对急诊的后勤实行了社会化管理，导医、保洁、病人的运送以及物品的传递等杂务工作，由经过培训的非医务工作者完成，减轻急诊医护人员的工作负担，提高病人满意率。

（三）急诊护理人员的配备

各医院一般根据急诊任务的轻重及医院人员总编制情况确定急诊科的编制。人员配备包括：主任、副主任、主任医师、住院医师（出诊医师）、护士长、护师、护士（出诊护士）、卫生员、担架员、安全保卫人员及有关医技、辅助科室人员。

1. 急诊科应当有固定的急诊护士，且不少于急诊科在岗护士的 75%，护士结构梯队合理。同时应配有一定数量的导诊员，为病人提供系列的服务，包括接诊、送病人到就诊区、陪护病人做超声、X 线及 CT 等辅助检查、为病人送取化验标本等。

2. 急诊护士应当具有 3 年以上临床护理工作经验，责任心强、服务态度好。

3. 急诊护士应经规范化培训合格，掌握急危重症病人的急救护理技能，常见急救操作技术的配合及急诊护理工作流程。

4. 急诊护士应定期接受急救技能的再培训，再培训间隔时间原则上不超过 2 年。

二、急诊科的工作任务

（一）急诊、急救工作

1. 急诊接诊　急诊科 24 小时开放，急诊护士负责接诊，分诊到急诊科就诊的各种病人，经分诊评估后，分出急诊、非急诊；危重、非危重病人，给予分级处理，分区救治，做到迅速、合理、有效。

2. 急诊急救　到急诊科来就诊的病人多是由急救站、基层医院或家人直接送来的有生命危险的急危重病人，如心脏骤停、急性心肌梗死、严重休克、严重创伤、急性中毒、深度昏迷等。急诊护士要与医生紧密配合，组织协调急诊科人力、物力，进行及时、有效的抢救，以挽救病人生命。

3. 院内和院间病人转运　急诊病人经初步处理后，根据各专科特点要运送到ICU、手术室、各专科病区等。需要转外院治疗的病人，要负责与对方医院联系沟通，妥善安排"120"救护车。无论院内或院外转运，均应由医护人员陪护，做到无缝对接，确保转运过程中病人的安全。

4. 院前急救　一些地区的急诊科作为"120"急救中心归属的急救站，承担着随时接受"120"急救中心调度，开展院前急救的工作。

5. 突发公共事件救援　当发生突发事件有人员伤亡时，急诊科医护人员作为一线急救人员，第一时间前往事件现场，参加有组织的现场抢救和有序的病人转送工作，必要时要在现场建立临时抢救室，开展现场救护。

（二）培训与教学

急诊科的培训具有其自己的特点。首先需要对医院的医护人员进行基础急救知识的普及培训，其次是对广大的非医护人员普及急救与自救知识。另外急诊专业护士培养是我国急诊护理专业发展的需要和方向。培训急诊专业医师和急诊专业护士也是急诊科所承担的重要任务。

急诊护理教学和其他临床科室有明显的不同，在培养护士的急救意识、抢救技能、应急反应能力等方面具有独特的教学条件。

（三）科研

目前急诊的科研尚在起步阶段，急诊医护人员应积极开展有关急诊发病机制、病理生理、临床诊断、急救技术以及治疗护理方面的研究工作，分析、研究急诊工作质量的监控，提高急诊急救质量。

第二节　急诊科的护理工作

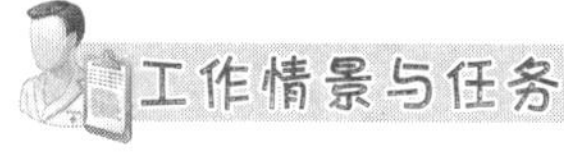

导入情景：

一位50岁的男性急诊病人，到急诊分诊处就诊，自述近期工作忙，熬夜多，抽烟多，非常疲劳，近几天感胸闷、胸痛。

工作任务：

1. 按照分诊流程，分出疾病级别，正确安排病人就诊区域和顺序。
2. 该病人就诊过程中突然昏迷，请按照护理评估方法快速评估病人。

一、急诊科护理工作特点

急诊护理工作应密切配合急诊医疗工作，是专科性与综合性的统一体，实践性强、操作技术要求高，只有"快、准、稳"才能保证"时效合一"。急救护理工作有以下特点。

1. 病情紧急　急诊病人多为突然发病、病情突变或遭受突发意外伤害的病人，其病情急、危、重、变化快速。及时进行有效的救护是抢救成功的关键。这就要求护士要有高度的责任心和敬业精神，做到“争在分秒之间，救在生死边缘”。

2. 可控性小　急诊病人的就诊时间、就诊人数、病种及其危重程度均很难预料，尤其是遇到意外伤害事件，如交通事故、灾害、传染病、急性中毒事件等，病人常集中就诊。因此，必须保持抢救设备、药品随时处于备用、够用状态。要求急诊护士必须具有应急、应变能力。需要不断完善各种应急预案，以使失误减少到最小。

3. 病谱广　急诊病人疾病谱广泛、病种复杂，病情危重，尤其是疑难病例及复合伤常常涉及多个系统、多个脏器、多学科护理知识及技能，这就要求急诊护士必须具备跨学科跨专业领域的护理知识与护理技术，才能胜任急诊护理工作。

4. 需多科协作　由于急诊病人病谱广泛，往往需要多个学科的协调参与。急危重症病人抢救时，更常常需要数名甚至是数科医护人员共同完成抢救任务。此外，灾难医学救援，如空难、地震、水灾及某些群体发病时，病人数量多，病情重，需要医院、交通、公安、消防等多个部门协作，以合理分流疏散，尽快转运。提高医疗机构的利用率，避免因延误病情导致伤残、死亡，这就要求急诊护士有高度协作精神，具备良好的协调、沟通能力。

5. 任务重、责任大　急诊工作的服务对象是需要快速救护的急危重症病人，急诊医护人员长期处在紧张繁忙的环境中，劳动强度大、精神高度紧张，因此，要求选派技术水平高、身心健康、反应灵敏的医护人员担任急诊急救工作。

6. 服务性强　急诊科社会接触面广，医疗中常涉及多种社会因素，易被公众关注。这就要求急诊医护人员要有很强的组织纪律性和明确的岗位责任意识。要重视与病人及其家属的沟通与交流，懂得心理护理的艺术，使病人满意的同时，也为医院带来良好的社会效益。

二、急诊科护理工作流程

完善急诊护理工作流程是提高急诊护理工作质量，提高工作效率的重要保障，急诊护理工作流程包括急诊预检分诊、急诊抢救、治疗护理、病情观察及转送等环节，这些环节紧密衔接，构成了急诊护理工作流程的基本程序。设置科学、高效的急诊护理工作流程，可以使急诊护理管理工作达到规范化、标准化、程序化，最大限度地降低急诊病人的伤残率、死亡率，减少医疗纠纷。

（一）急诊预检分诊

急诊预检分诊是指医护人员对到达医院急诊科的急诊病人，以最短的时间，用最精湛的医学技术，迅速对病人的病情作出一个较明确的判断。

分诊是急诊护理工作中重要的专业技术，所有急诊病人均要通过预检分诊护士的分诊后，才能得到专科医生的诊治。如果分诊错误，则有可能延误抢救治疗时机，甚至危及病人生命，必须要提高分诊工作重要性的认识。为提高急诊病人的分诊准确率和救治成功率，各国都在努力建立完善的急诊预检系统。建立高效的预检分诊信息化系统，有助于提高分诊的准确性，提高分诊速度。

1. 设置预检分诊目的

(1) 在病人到达急诊科时，立即按照治疗的优先次序快速进行分类、分区，确立病人就诊顺序，使病情较重的病人能优先得到救治。

(2) 缩短病人的等待时间，合理地分配和利用急诊医疗资源和时间。

(3) 帮助医疗资源紧张的急诊科，识别出需要立即救治的病人，保证急危重病人的生命安全。

（4）防止急诊就诊高峰时急诊资源的提前耗尽。

（5）引导非急诊病人选择其他更专业的专科医疗服务部门。

2. 分诊要求

（1）急诊预检分诊护士，必须由熟悉业务、责任心强，具有3年以上急诊工作经验的护士来担任。

（2）分诊出危急、危重病人，立即启动急诊绿色通道。

（3）对急诊病人，按轻、重、缓、急分出就诊科室，依次给病人分诊，并做好预检分诊登记，包括姓名、性别、年龄、接诊时间、就诊科室等项目。

（4）遇成批病人时，对病人快速分拣、分类、分流处理，并立即报告上级部门。

（5）对可疑传染病，应隔离就诊，或引导至感染性疾病科就诊。

3. 分诊方法　目前我国多数大型医院根据卫计委发布的《急诊病人病情分级试点指导原则（征求意见稿）》，根据病人的病情，按病人的疾病危险程度采取了“三区四级”方法对病人进行分诊，安排病人分区就诊。

分诊护士根据病人症状、体征、病史结合简单的评估，迅速将病人分诊到三区就诊，从而提高急诊病人分诊准确率，保障急诊病人医疗安全。急诊病人病情分级不仅仅是给病人排序，而且要分流病人，使病人在合适的时间去合适的区域获得恰当的诊疗。

（1）分区：急诊诊治区域分为三大区域：红区、黄区和绿区。红区即抢救监护区，适用于一级和二级病人处置；黄区即密切观察诊疗区，适用于三级病人，原则上按照时间顺序处置病人，当出现病情变化或分诊护士认为有必要时可考虑提前应诊，病情恶化的病人应当立即送入红区；绿区即四级病人诊疗区。

（2）分级：根据病人病情评估结果将病人的病情分为“四级”。一级是濒危病人，急诊科应合理分配人力和医疗资源进行抢救，这类病人应立即送入红区马上开始抢救；二级是危重病人，这类病人应分到红区尽快安排接诊，并给予病人相应处置及治疗；三级是急症病人，应在一定的时间段内安排病人就诊；四级是非急症病人，临床判断需要很少急诊医疗资源的病人，也可以到普通门诊就诊。急诊病人病情分级及分区见表3-1。

表3-1　急诊病人病情分级及分区

级别	病情	病种	分区	区域
一级	濒危病人	病人如果得不到紧急救治，很快会导致生命危险，如心跳呼吸骤停、持续严重心律失常、严重呼吸困难、重度创伤大出血、重度中毒等	红区	复苏室或抢救室
二级	危重病人	来诊时呼吸循环状况尚稳定，但其症状的严重性需要很早就引起重视，有潜在危及生命的可能，病人有可能发展为一级，如心、脑血管意外，严重骨折、腹痛持续36小时以上、开放性创伤，严重影响病人自身舒适感的主诉，如严重疼痛，也属于该级别	红区	抢救室
三级	急症病人	一般急诊急性症状不能缓解的病人，如高热、寒战、呕吐、闭合性骨折等需要急诊处理，缓解病人症状。在留观和候诊过程中出现生命体征异常者，病情分级应考虑上调一级	黄区	急诊各诊室
四级	非急症病人	没有急性发病症状，无或很少不适主诉，可等候，如轻度发热、皮疹等	绿区	急诊各诊室或普通诊室

（二）急诊救治

将进入急诊科的病人，经评估、分诊后，根据不同的病种和病情，给予及时、合理的救治。

1. 急危重病人救治流程　经过分诊立即开通急救绿色通道，护送病人直接进入抢救室立即紧急抢救，或进入急诊手术室施行急诊手术。在紧急情况下，护士可以先采取必要的应急措施，以争取抢救时机，如给氧、吸痰、止血、建立静脉通路、心肺复苏、除颤等。凡是抢救病人都应有详细的病历和抢救记录。病情平稳允许移动时，可转入病房。不稳定者可入监护室继续抢救。需要手术者，应通知手术室作准备。不能搬动的急需手术者，应在急诊手术室进行。

2. 一般急诊病人救治流程　经过分诊后，到专科诊室就诊处理，视病情分别将病人送入专科病房、急诊观察室或带药离院，病情复杂难以确定科别的，按首诊负责制度处理。

3. 传染病病人救治流程　疑是传染性疾病病人应将其进行隔离，确诊后及时转入相应病区或转传染病院进一步处理，同时做好传染病报告工作与消毒隔离措施。

4. 成批病人救治流程　遇成批病人就诊时，护士要协助启动应急预案。做好分诊、登记，做好急救物品、药品、仪器的准备，做好人员的分工、救治区域的分区设置，组织实施有效急救措施，做好病人及家属安抚等协调工作。尽快使病人得到分流处理。复合伤病人涉及两个专科以上的，应由病情最严重的科室首先负责处理，其他科室密切配合，积极参与抢救。

5. 特殊病人救治流程　因交通事故、吸毒、自杀、刑事案件等涉及法律问题者，给予相应处理的同时，应立即通知有关部门。无陪同的病人应先处理，同时设法找到其亲属或联系人。

6. 病人转运流程　对病重者需辅助检查、急诊住院、转 ICU、去急诊手术室或转院，准备转运途中必要的急救物资，提前通知专业科室做好准备，转运途中由医务人员陪送、监护，与专业科室做好交接工作。

7. 其他护理流程　执行口头医嘱流程、交接班流程等，建立完善的护理流程，指导急诊护理工作标准化、流程化，减少差错和失误。

三、急诊护理评估

准确的护理评估对急诊护士分诊、抢救等工作至关重要，通过急诊护理评估，可使急救护理工作系统化、程序化，从而提高急救护理质量。护理评估包括初步评估和进一步评估两个步骤。在病人的急诊就诊全过程中要注重落实，动态评估。

（一）初级评估

初级评估又称快速评估，是指对来院急诊就诊病人进行有重点地快速收集资料，并将资料进行分析、判断、分类和分科，一般应在 30 秒至 1 分钟内完成，对危重病人，应做到“即进即评估”，即病人进入急诊分诊或抢救室，护士应立即进行评估。分诊护士采取初级评估方法筛选出一级、二级病人，立即分诊到红区就诊。

快速评估遵循 A—B—C—D—E 顺序，包括：气道、呼吸、循环、神经功能损伤状况及暴露。可简单记忆为 ABCDE。主要目的是快速识别有生命危险需要立即抢救的病人，如果发现其中任何一项不稳定，均应立即抢救。

1. A——气道情况（airway）　护士采用询问方式与病人对话，如果病人回答清楚，可以判定气道通畅。观察病人是否有胸腹起伏、有无气道异物梗阻，对创伤病人同时注意固定颈椎予以制动。

2. B——呼吸功能（breathing） 检查病人是否有自主呼吸，如果病人有呼吸，观察呼吸困难的表现。观察有无烦躁、焦虑、意识改变。对于外伤病人应注意张力性气胸、连枷胸合并肺挫伤及开放性气胸所造成的通气功能障碍。

3. C——循环情况（circulation） 检查有无脉搏、皮肤颜色和毛细血管充盈度。脑组织灌注不足会导致意识改变，大量失血时，面部和四肢可呈现灰白或苍白色、皮肤湿冷等休克表现。

4. D——神经功能损伤（disability） 评估病人有否神经功能的缺损或障碍，基本的神经功能评估包括清醒程度及瞳孔反应，清醒程度可应用 AVPU 法或格拉斯哥昏迷评分量表（GCS）。① AVPU 法是指：A（alert）病人完全清醒；V（vocal）病人对语言刺激有反应；P（pain）病人对疼痛刺激有反应；U（unresponsive）病人对任何刺激都没有反应。②评估神经功能的另一个基本方法是评估病人双侧瞳孔大小及对光反应情况。如果病人的清醒程度较差，瞳孔大小不等，对光反应迟钝，提示病人出现脑部损伤较重。

5. E——暴露病人（exposure） 评估时可移除病人的衣服，充分暴露病人，保证观察和评估的全面性，但要注意保温。

以上评估过程中发现有生命危险，应立即停止，先行抢救。

（二）进一步评估

护士进行初步评估后，如果没有即刻危及生命的情况存在时，需要进一步评估。适用于非危重急诊病人的进一步分诊及抢救室病人采取必要抢救措施后的评估。

进一步评估主要包括从头到脚收集病人的主观和客观信息。进一步评估一般内容包括：①病人身份信息，如姓名、年龄、地址、保险等情况；②病人生命体征信息，如血压、脉搏、呼吸、体温等。

1. 创伤评估顺序 经过初步处理（颈椎保护、止血等简单措施）后，进行进一步评估。

（1）询问病史和损伤经过。

（2）头面部评估：有无出血、挫伤、骨折、伤口、颅内高压等。

（3）颈部评估：有无压痛、畸形等。

（4）胸部评估：呼吸运动是否对称，是否有血气胸及骨折、压痛等。

（5）腹部评估：有无压痛、反跳痛、肌紧张等。

（6）骨盆评估：有无压痛，要注意骨盆骨折可伴有多量的失血，单处骨折可失血 500ml 以上。

（7）四肢评估：有无畸形肿胀、骨擦感。

2. 非创伤评估顺序 接诊初步评估后，如病人无危及生命的症状和体征，应应用护理体检方法尽快进行进一步评估。

护理体检，即用护理观察方法（看、问、闻、触）来分析病人的主诉与现病史，评估其症状和体征，如了解疼痛或不适的性质、部位与范围、程度、病程、持续时间、相关症状和体征等，并注意鉴别。在评估过程中可以应用以下技巧和方法进行辅助。

（1）SOAP 公式：是 4 个英文单词第一个字母的缩写。适用于所有急诊就诊的病人急诊分诊和抢救评估流程。

S（subjective，主诉）：病人或家属提供的最主要资料。

O（objective，客观情况）：评估看到的病人实际情况。

A（assess，估计）：综合上述情况对病情进行分析，得出初步诊断。

P（plan，计划）：组织抢救程序和进行专科分诊。

（2）PQRST法：适用于疼痛病人的问诊分析。

P（provoke，诱因）：疼痛的诱因是什么，怎样可以使之缓解或加重。

Q（quality，性质）：疼痛是什么样的性质，病人是否可以描述。

R（radiate，放射）：疼痛位于什么地方，是否向其他部位放射。

S（severity，程度）：疼痛的程度如何，若将无痛至不能忍受的疼痛用1～10的数字来比喻，询问病人的疼痛相当于哪个数字。

T（time，时间）：疼痛的时间有多长，何时开始的，何时终止，持续多长时间。

（3）TRTS评分：①呼吸频率：10～30次/分钟为4分；>30次/分钟为3分；6～9次/分钟为2分；1～5次/分钟为1分。②收缩压：>90mmHg为4分；76～90mmHg为3分；50～75mmHg为2分；<50mmHg为1分。③格拉斯哥昏迷评分量表（GCS）：评分范围为3～15分，最高15分（无昏迷），最低3分，总分越低，表明昏迷程度越深，通常总分在8分以上恢复机会较大，7分以下预后不良，3～5分者有潜在死亡危险。

（4）CRAMS评分法：包括循环（circulation）、呼吸（respiration）、腹部（abdomen）、运动（motor）、语言（speech）每项各2分，总分为10分，如果得分≤8分为重度创伤，得分≥9分为轻度创伤。

不同专科疾病所应用的评价手段，量表等都有所不同，分诊护士在评估时，应灵活应用。分诊护士的评估应具有高度的灵活性。在评估的过程中不能仅将精力放在某一位病人上，应该同时关注到每一位来诊病人及其病情的严重程度，灵活、高效安排病人就诊。

（三）常见危重病情的判断

1．生命指征　对急诊病人首先是掌握生命体征情况，因为突发的急症病情是不稳定的，有可能是致命的。

2．意识障碍及精神症状　意识障碍范围很广，包括嗜睡、昏睡、昏迷及精神障碍。严重的意识障碍一般均能认识到病情危重，而对轻度意识障碍及精神症状，常认识不足。老年人发生轻度意识障碍，如嗜睡时应想到严重感染。如出现精神症状，亦应想到病情严重。凡躯体性疾病引起意识或精神异常，即使症状轻微，亦是病情严重的表现。烦躁不安应理解为一种意识障碍，呻吟不息是病痛超过其耐受能力的表现，应得到重视。

3．呼吸异常　监测呼吸频率是判断病情的先导。在四大生命指征中，呼吸常不被重视，其原因可能是量化概念不如血压、心率明显。呼吸困难除从解剖及神经调节的角度来理解以外，更应从病理生理的角度来理解，如呼吸衰竭、ARDS、急性肺水肿等均可反映呼吸异常，而这些病理生理改变常存在于各科的危重病人中。

（1）喉头梗阻：是最危急的呼吸困难，其表现为吸气性呼吸困难、三凹征、失声。

（2）端坐呼吸：常见于急性左心衰竭、哮喘、气胸。

（3）深大呼吸：应考虑酸中毒，常见有糖尿病酮症酸中毒、尿毒症、休克等。

（4）原因不明的呼吸困难：所谓原因不明是指除外一般的心肺疾病、血液及神经系统疾病所致的呼吸困难，应考虑心包疾病和肺梗死。

（5）肝硬化合并呼吸困难：应考虑肝肺综合征。

（6）尿毒症合并呼吸困难：应考虑急性左心衰竭、肺水肿、尿毒症肺。

（7）严重贫血合并呼吸困难：应考虑急性左心衰竭。

（8）呼吸肌麻痹所致的呼吸困难：可无呼吸急促，而是主诉气憋。可见于吉兰-巴雷综合征和周期性瘫痪。

（9）易并发急性肺损伤及 ARDS 的几种疾病：①肺炎：肺炎合并呼吸困难表明病情危重。糖尿病病人如合并肺炎或肺部感染，因有毛细血管病变，易发生低氧血症。老年性肺炎如呼吸急促在 25～30 次 / 分，亦表明病情危重。②急性重症胰腺炎：急性胰腺炎病情程度判断是很重要的，因严重型或坏死型胰腺炎死亡率高，而肺脏为最易受损伤的器官。据文献报告，70% 急性胰腺炎病人合并不同程度呼吸功能不全。急腹症病人如伴有呼吸急促，应考虑急性胰腺炎。③严重腹腔感染：严重腹腔感染病人也可因呼吸急促来就诊。

4. 休克　休克是常见的急危重症。表现为组织缺氧，如四肢厥冷、冷汗、指压痕、呼吸急促、心率加快、少尿、血压下降、脉压减小。早期血压可正常，甚至升高。

5. 抽搐　常见的病因有脑血管病、肺心病、癫痫、颅内感染、尿毒症、中暑、肝性脑病、低血糖、高渗昏迷、颅内压升高、中暑等。在炎热的夏季，如有高热、昏迷、抽搐病人，应多考虑中暑，特别是有超高热的病人。

6. 腹胀　腹胀是一个不令人注意的症状，通俗的说有“气胀”和“水胀”。“气胀”是指胃肠功能衰竭导致肠麻痹，叩诊鼓音。如病人有严重的基础疾病，有呼吸或循环功能衰竭表现，再伴有腹胀，则应考虑胃肠功能衰竭，常比呼吸循环衰竭更难处理。“水胀”指腹腔积液，有移动性浊音，常见于重症胰腺炎、宫外孕、腹膜炎等。重症胰腺炎时可两者并存。

7. 脑干征兆　眩晕是常见急症，老年病人多数是椎基底动脉供血不足，而预后绝大多数是好的。但少数可能是椎基底动脉闭塞，即脑干或小脑梗死，可引起呼吸骤停而致命。

8. 血液病危象

（1）Hb<30g/L，易引起急性左心衰竭。

（2）WBC<1.0×10^9/L，易发生败血症；WBC>100.0×10^9/L，如见于急性白血病，易发生颅内出血。

（3）PLT<10.0×10^9/L，易发生严重出血，特别是伴有黏膜出血，如鼻出血，口腔、眼结膜出血，病情更为严重者，易发生脑出血。

（4）皮肤出血倾向，应熟悉出血点（<2mm）、紫癜（2～5mm）、瘀斑（>5mm）的基本概念，前两者常提示血管与血小板疾患，而后者则提示是凝血机制障碍。特别应警惕流行性脑脊髓膜炎或金黄色葡萄球菌败血症，前者发病急骤，发热后立即出现，后者往往发热后几天出现。

（四）护理评估的合理应用

1. 急诊护士先用初级评估方法对病人进行危重程度评估，将迅速评估出来的危重病病人分诊到红区立即抢救。

2. 由于急诊护士的护理评估往往缺少客观检查资料的支持，因此，进行分诊时应当适当使用降阶梯思维模式，从严重疾病到一般疾病，从迅速致命疾病到进展较慢疾病依次鉴别，当鉴别出现困难时，采取疑病从重原则进行处理。

3. 合理运用次级评估方法、分诊公式进行问诊和查体，利用评估结果，使用降阶梯思维模式，对其他急诊病人进一步分诊和评估观察。

4. 急诊病人就诊过程中急诊护士要进一步动态评估，重视病人新出现的不舒适主诉，关注沉默不语的病人。

5. 合理运用护理评估方法，结合必要、及时的急救技术，保证病人安全。

第三节　急诊科的工作管理

一、急救应急预案

急诊科工作具有急危重症病人集中、病人发病急、病情重、变化快、死亡率高以及随机性强、易发医疗纠纷等特点。急救应急预案就是为迅速、有序地对急危重症病人以及批量病人开展有效救治而预先制定的实施方案。

（一）基本要求

1. 内容简要，明确具体　无论是常见急症应急预案还是突发事件或批量伤员应急预案，均要求内容简明扼要，描述清楚、具体，体现标准化与程序化。

2. 分级负责，责任明确　预案在启动、响应、增援等各环节中要体现分级负责、责任明确的特点，要有明确的时效要求。

3. 培训演练，快速反应　建立定期培训制度，使应急人员明确各自职责，熟练掌握急救程序、急救措施、急救配合，保证急救工作迅速、有效、协调开展。

（二）应急预案类型

1. 常见急症应急预案　内容涵盖常见急症的病情评估、急救处理措施及处理流程，如心脏骤停、严重外伤、急性中毒、过敏性休克应急预案等。

2. 突发事件应急预案　内容包括突发事件的请示报告、病人安全处理措施、评价与反馈等，如停水、停电、火灾、病人跌倒等。

3. 灾难批量伤员应急预案　内容涵盖急救组织体系、人员物资增援、检伤分流、急救绿色通道运行、各类人员职责分工，以及预案的启动、运行、总结和反馈等。

（三）应急准备

1. 人员准备　根据预案类型，合理调配人力资源，尽可能做到团队合作，特别是批量伤员应急人员准备时，要根据伤（病）人人数及病情，成立若干个急救小组，每组均搭配医生、护士、急救工人，以保证应急措施的高效。

2. 物资准备　急诊科除正常使用的抢救物品、药品、器材、设备外，应另增备隔离衣、手术衣、无菌手套、消毒剂等，以备紧急时使用。各种物品由护士长保管，定期检查以保证其处于良好备用状态。大量使用物资时，应由医院突发性卫生事件指挥小组负责调配。

（四）预案启动与运行

应由医院领导、科室负责人、医生、护士、各专科专家等共同组成急救应急组织体系，统一指挥，协调调度，各司其职，确保急救工作按预案有序运行。

二、急诊科主要管理制度

（一）急救绿色通道管理制度

1. 急救绿色通道　是指医院为急危重症病人提供的快捷高效的服务系统。进入急救绿色通道，急危重症病人一律实行优先抢救、优先检查和优先住院原则，医疗相关手续酌情补办。

2. 医院内设立急救绿色通道管理小组，一般有业务副院长领导，由急诊科主任、护士长和各相关科室领导组成。

3. 急救绿色通道由医师根据病种、病情开启，按照医院相关规定及时关闭。

4. 进入绿色通道的范围原则上是所有生命体征不稳定和预见可能危及生命的各类急危重病人，但具体到将哪些病人纳入绿色通道，根据各医院的医疗人力资源、医疗配置、医疗水平、绿色通道管理制度、病人结构等安排，主要包括：

（1）急性创伤引起的体表损伤出血、开放性骨折、内脏破裂出血、高压性气胸以及其他可能危及生命的创伤。

（2）急性心肌梗死、急性心力衰竭、急性脑卒中、急性颅脑损伤、急性呼吸衰竭、急性休克等危重病人。

（3）气道异物或梗阻、急性中毒、电击伤、溺水等意外伤害。

（4）宫外孕、产科等大出血、消化性溃疡穿孔、急性肠梗阻等急腹症。

（5）就诊时无意识、无家属、无姓名（不知姓名）的“三无”人员也在绿色通道管理范畴内。

5. 进入绿色通道的病人要求各专业科室及辅助科室均应当按照绿色通道要求，就诊过程中一律畅通，按照要求时限做好相关工作。

（二）急诊工作制度

1. 急诊科全年 24 小时开诊。急诊科工作人员严格执行首诊负责制等各项工作制度和技术操作规程。掌握急救医学理论和抢救技术。建立各种危重病人抢救技术操作程序和突发公共卫生事件应急预案。严格履行各级人员职责，规范接诊、规范检查、规范治疗。

2. 急诊病人就诊时，护士首先分诊，做好登记。值班医师在接到急诊通知后，立即接诊病人，进行处理。

3. 进入绿色通道的病人，按照绿色通道的要求进行诊治。

4. 从事急诊工作的医护人员，对急诊病人要有高度的责任心和同情心，及时、正确地按照规范、流程进行救治，严密观察病情变化，做好各项记录。

5. 病危、重症病人应在急诊科就地组织抢救，待病情稳定后再护送专科病房。

6. 对需立即进行手术治疗的病人，应在做好相应术前准备后及时送手术室进行手术，急诊医师应与病房或手术医师做好交接。

7. 任何科室或个人不得以任何理由或借口拒收急、危、重症病人。

8. 遇重大抢救病人须立即报告医务部、护理部、门诊部等。凡涉及法律纠纷的病人，在积极救治的同时，要及时向有关部门报告。

9. 各相关部门应积极配合急诊工作，检验、影像、药剂、介入等应 24 小时提供服务。

（三）抢救室工作制度

1. 抢救室专为抢救病人设置，其他任何情况不得占用。抢救室应有危重症抢救流程图。

2. 一切抢救药品、物品、器械、敷料均须放在指定位置，并有明显标记，不准任意挪用或外借。

3. 药品、器械用后均需及时清理、消毒，消耗部分应当及时补充，放回原处，以备再用。

4. 每班核对一次物品，班班交接，做到账物相符。

5. 抢救时，抢救人员要遵照各种疾病的抢救规范、流程进行工作。

6. 每次病人抢救完毕后，及时做好抢救登记，书写抢救记录，总结抢救经验。

（四）急诊首诊负责制

1. 急诊医师必须及时接诊病人，不得以任何理由推诿。

2. 危重症病人如需检查和住院者，首诊医师应陪同或安排医务人员陪同护送。

3. 不属于本科（专业）的病人，但病情危重，应先给予积极抢救、做好相应的病情记录，同时电话通知相应科室医师紧急会诊。

4. 经会诊确属其他科（专业）疾病者，应转其他科室诊疗，认真交接并做好交接记录。

5. 病人或家属向本科内任何一位医护人员反映病情时，该医护人员必须立即去查看病情或亲自告知病人的责任医师，不得让病人或家属再去找其他医护人员。

（五）急诊留观制度

1. 病人病情较重，不符合住院条件，进行急诊观察。观察病人需有医师的医嘱。留观时间原则上不超过 72 小时。

2. 急救中心要登记观察病人情况，包括病人真实姓名、年龄、性别等。病人门诊交纳费用。医保病人严格履行医保相应流程。

3. 急诊科值班护士应主动巡视病人，按时进行诊疗护理并及时记录、反映情况。认真地进行交接班工作，必要时应书面记录交接。

4. 值班医师要及时征求病人或家属对诊疗方案的意见，签署相关知情同意书或在病历中签字确认。

5. 病人病情加重或诊断不清，要及时收入院。病情好转后，转为门诊治疗。

（六）仪器、设备管理制度

现代化的急救监护设备在急诊工作中发挥着越来越重要的作用，而相应的使用规则和管理也趋于完善。使仪器处于 100% 的完好状态，既充分发挥仪器设备的功能，又能延长使用寿命，是急诊护理质量管理的目标之一。

1. 仪器的管理要求

（1）医院的医疗设备处有急诊科设备明细账，急诊科科室内也应有设备明细，记录要清楚，账物相符。除护士长负责管理外，另设一名护士专门负责管理仪器设备，定时进行清点、检测、维护等，做好相关记录。

（2）所有的仪器设备要做到定位、定人、定班、定时管理，做好日常清洁、检测。挂备用功能完好标识。如有损坏或故障，悬挂故障标志，立即报告维修科室以便及时排除故障，使之保持在随时备用状态。

（3）所有仪器设备制定仪器使用规范和操作流程，操作流程塑封卡挂在仪器旁，以便于指导操作使用。

（4）操作人员必须经过培训，正确掌握使用方法、适应证、注意事项。未经过培训的人员不得随意使用仪器。

2. 仪器的维修和保养

（1）医院的设备管理部门应当定人、定科、定型、定期的负责维修和保养。

（2）科室如有仪器故障，由护士长或专职护士负责联络，修理人员到科室或送到维修科进行检修。

（3）检修后的仪器必须检测合格后方可投入使用。

（4）保养要做到“五防一上”：防潮、防震、防热、防尘、防腐蚀，定期上油。

3. 消耗品和固定设施的管理

（1）消耗医疗用品的管理：由于急诊病人数量和病情是不可预测的，所以消耗性物品的领取往往不能固定。可采取基本基数科内固定，各急诊单元以各自任务的侧重不同领取相应物品并固定基本数量。一旦某单元物品不够，其他单元可集中起来支援，以利抢救。根据需要配备突发事件应急物资，在批量病人抢救中，物资供应尚未到达情况下，可以立即启用。

（2）固定设施的管理：固定设施主要指急诊的木制物品、管道系统、电路系统等，为保证工作正常运转，要定期维修和更新。各区域的护士负责每天检查管道系统正常与否，对中心氧气和负压吸引管道的检查尤为重要，如有异常通知护士长或主管护士，立刻联系相关科室来及时检修。

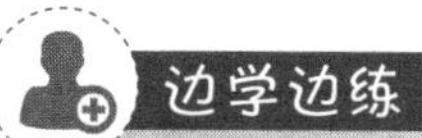

边学边练

实训三 医院急诊科见习

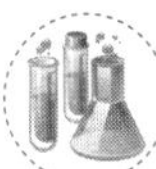

知识窗

三级医院急诊科质量管理评价指标参考值

1. 急救物品完好率100%。
2. 急诊分诊正确率>95%。
3. 病历合格率≥90%。
4. 急诊危重病人在就诊5分钟内应得到处置。急诊会诊医生10分钟到位。
5. 急诊病人留观时间≤48小时。
6. 急危重症抢救成功率≥80%。
7. 危重病人护理合格率≥90%。
8. 抢救记录于抢救结束后6小时内补记。
9. 挂号、划价、收费、取药等服务窗口等候时间≤10分钟。

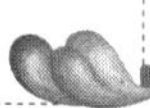

（赵丰清）

思考题

1. 周大爷，68岁。今晨随老年团外出登山旅游时感胸部不适，加重2小时，自感胸部疼痛难忍，出冷汗，左肩左臂也明显疼痛，由导游和朋友送来急诊就诊。

请问：

（1）作为分诊护士，应对周大爷进行哪些方面的紧急评估？

（2）若评估时发现周大爷表情痛苦、大汗淋漓，面色苍白，血压80/50mmHg，脉搏120次/分，呼吸28次/分。按急诊分诊标准应归为哪一类？依据是什么？下一步救治程序和措施是什么？

2. 赵女士，59岁，既往有高血压病史20年，今晨起床时感左手麻木，无力，端水杯困难，由家人送来急诊就诊。

（1）应对赵女士主要进行哪些护理评估？

（2）若评估查体：意识清楚，语言表达流畅，血压175/100mmHg，脉搏95次/分，呼吸22次/分。赵女士应属哪一级病人？应如何安排下一步就诊程序？

第四章　常用急救技术

学习目标

1. 具有“时间就是生命”的急救意识和应变能力；具有尊重病人和快速有效沟通的能力；具有爱伤观念、评判性思维和团队合作能力。
2. 掌握心脏骤停、心肺脑复苏、基本生命支持、高级生命支持的概念。
3. 熟悉心脏骤停的原因、类型；熟悉建立人工气道的适应证、禁忌证和护理配合。
4. 熟练掌握心肺复苏术、体外非同步电除颤术；熟练掌握球囊-面罩通气技术；熟练掌握外伤止血、包扎、固定、搬运的技术；熟练掌握气管插管护理配合与插管后护理。

第一节　心脏骤停与心肺脑复苏

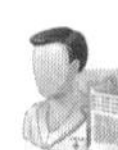

工作情景与任务

导入情景：

张先生，50岁，某公司经理。平时身体健康，近期由于工作繁忙，有胸闷疲劳感，今天上班期间，突感心前区疼痛、胸闷、呼吸急促、面色苍白，站立不稳，急呼同事。同事到达时，发现张先生已倒在地上，心跳、呼吸已停止。

工作任务：

1. 请立即启动EMSS，正确安置张先生体位。
2. 请正确为张生生实施心肺复苏。

心脏骤停（sudden cardiac arrest，SCA）是临床的急危重症，可迅速导致病人死亡，需即刻进行心肺复苏。高质量的心肺复苏不仅可以挽救病人生命，还可改善复苏后生存质量。

一、心脏骤停

（一）概述

心脏骤停是指心脏突然停止搏动而不能将血液排出，导致病人出现意识丧失、大动脉搏动消失、自主呼吸停止等临床征象。一般心脏停搏3～5秒，病人即出现头晕；停搏10秒可引起晕厥；停搏60秒出现瞳孔散大；停搏4～6分钟，脑组织即可发生不可逆损害。

（二）发生原因

心脏骤停的原因可分为心源性和非心源性两大类。

1. 心源性心脏骤停　各种心脏疾病，如冠状动脉硬化性心脏病、病毒性心肌炎、原发性心肌病、先天性心脏病、风湿性心脏病等。

2. 非心源性心脏骤停　如呼吸停止、麻醉、手术意外、严重的电解质紊乱和酸碱失调、严重创伤、药物中毒和过敏、电击和溺水等意外伤害。

（三）临床表现

1. 突然摔倒，意识丧失，面色苍白或青紫。
2. 呼吸停止或叹息样呼吸，继而停止。
3. 大动脉搏动消失，触摸不到颈、股动脉搏动。
4. 双侧瞳孔散大。
5. 可伴有抽搐和大小便失禁等。

突发意识丧失、呼吸停止和大动脉搏动消失是心脏骤停的典型“三联征”。

（四）心电图表现

1. 心室颤动（ventricular fibrillation，VF）　简称室颤，是心脏骤停最常见的类型。心室肌发生极不规则、快速而不协调的颤动，心电图表现为 QRS 波群消失，代之以大小不等、形态各异的颤动波，频率为 200～400 次 / 分（图 4-1）。

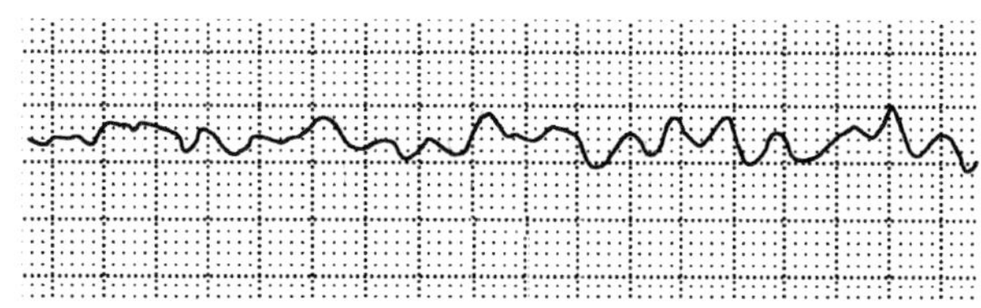

图 4-1　心室颤动

2. 无脉性室性心动过速（pulseless ventricular tachycardia，PVT 或 VT）　因室颤而猝死的病人，常先有室性心动过速。心电图特征为连续出现 3 个或 3 个以上的室性期前收缩，QRS 波群形态畸形，时限超过 0.12 秒，ST-T 波方向与 QRS 波群主波方向相反，心室率通常为 100～250 次 / 分，心律基本规则，但大动脉没有脉搏。

3. 心室静止（ventricular asystole）　心房、心室完全失去电活动能力，心电图显示房室均无激动波，呈一条直线，或偶见 P 波（图 4-2）。

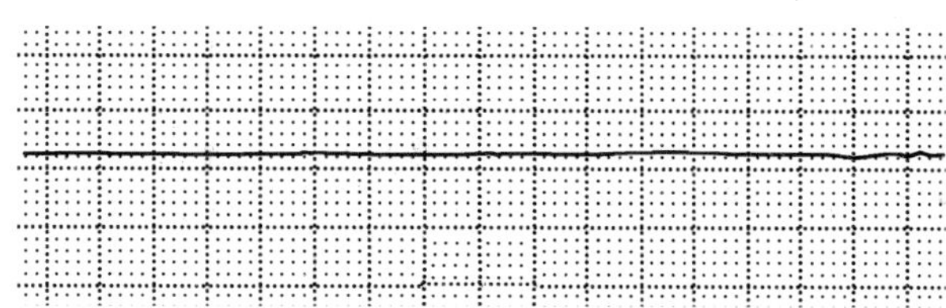

图 4-2　心室静止

4. 无脉性电活动（pulseless electrical activity，PEA）　也称心电 - 机械分离，是指心脏有持续的电节律性活动，但无有效的机械收缩功能，丧失排血功能。心电图可有不同种类的电活动（图 4-3）。

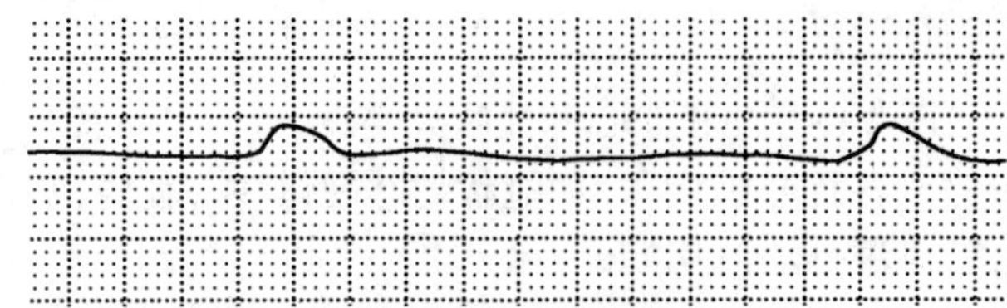

图 4-3 无脉性电活动

以上四种类型心律失常，其中以室颤最为常见，多发生于急性心肌梗死早期或严重心肌缺血时，是冠心病猝死的最常见原因，可占 60%～80%，如早期实施 CPR 和非同步电除颤，抢救成功率可提高。尽管心脏骤停在心脏活动方面和心电图表现上各有其不同的特点，但在血流动力学上有相同的结果，有着相同的临床表现，即心脏丧失了有效的收缩和排血功能，血液循环停止。

二、心肺脑复苏

心脏骤停病人的抢救，包括心、肺、脑复苏 3 个主要环节。心肺脑复苏（cardio pulmonary cerebral resuscitation，CPCR）是使心脏骤停病人迅速恢复循环、呼吸和脑功能所采取的抢救措施。完整的 CPCR 包括基础生命支持（basic life support，BLS）、高级心血管生命支持（advanced cardiovascular life support，ACLS）和心脏骤停后综合治疗 3 个阶段。心肺复苏（cardio-pulmonary resuscitation，CPR）是针对心跳、呼吸骤停所采取的急救措施，及时高质量的 CPR 是提高抢救成功率的保障。目前临床上采用《2010 美国心脏协会心肺复苏与心血管急救指南》为标准。

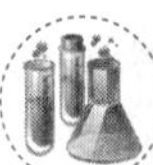

知识窗

心肺复苏与心血管急救指南

心肺复苏与心血管急救指南〔Guidelines for Cardiopulmonary Resuscitation（CPR） and Emergency Cardiovascular Care（ECC）〕简称 CPR 与 ECC 指南，是基于对复苏文献资料的大量研究，并由多名国际复苏专家和美国心脏协会心血管急救委员会及专业分委会进行深入探讨和讨论后编写。按惯例每 5 年修订一次。目前应用的版本为《2010 美国心脏协会心肺复苏与心血管急救指南》。

（一）基础生命支持

基础生命支持包括胸外心脏按压（circulation，C）、开放气道（airway，A）、人工呼吸（breathing，B）、电除颤（defibrillation，D）。基础生命支持的主要目标是使病人恢复循环，向心、脑及全身重要器官供氧，延长机体耐受临床死亡的时间。CPR 的基本程序是 C—A—B。成人基础生命支持具体操作步骤如下：

1．快速评估、判断，启动 EMSS

（1）评估环境：发现病人突然意识丧失，急救人员要首先确定现场环境有无威胁病人和急救人员安全的因素，如有应及时脱离危险，再实施急救，否则尽可能不移动病人，就地急救。

（2）判断意识及呼吸：通过“轻拍重喊”判断病人的反应，轻拍病人的双肩部，靠近病人双耳边大声呼叫：“你怎么了？”观察病人有无反应来判断意识，无反应的病人应采取平卧位，同时暴露胸腹部皮肤，直接观察有无胸腹部起伏，判断呼吸情况，时间 5～10 秒。已不再推荐传统的“一看二听三感觉”，而是精简为“一看”。当判断病人意识丧失，无呼吸或仅有叹息样呼吸时，应立即求助 EMSS，并即刻开始 CPR。

（3）启动 EMSS：单人急救时，应先拨打“120”电话求助 EMSS，之后立刻返回病人身边开始实施 CPR。两人以上急救时，一人立刻开始 CPR，另一人求助 EMSS。如是未经 CPR 培训的现场救助人员，可听从“120”电话指导后进行 CPR 操作。

2. 循环支持（circulation，C）

（1）检查大动脉搏动：已有证据表明，急救人员花很长时间去检查脉搏，也常难以确定脉搏是否存在，已经不再强调检查脉搏的重要性。非专业人员无须检查动脉搏动。专业急救人员在 10 秒内不能明确地触及大动脉搏动，应立即开始胸外心脏按压。成人检查颈动脉搏动，方法是并拢右手示指和中指，由病人气管正中部位向近侧旁移 2～3cm，在胸锁乳头肌内侧轻触颈动脉搏动。

（2）胸外心脏按压：①复苏体位：病人仰卧于坚实平面上，头、颈、躯干保持在同一轴面上，上肢置于体侧，松解衣领裤带，暴露胸部。②按压部位：在胸骨中下 1/3 交界处，即乳头连线与胸骨交界处（图 4-4）。③按压姿势：急救人员站于或跪于病人身旁，一个手掌根部置于按压部位，另一手掌根部叠放其上，双手指紧扣，手指尽量上翘以避免触及胸壁，着力点在掌根部。按压时，身体稍前倾，使肩、肘、腕于同一轴线上，与病人身体平面垂直（图 4-5）。用上身重力按压，按压与放松时间相同，放松时手掌不离开胸壁。“用力、快速”按压，但不能冲击式按压。④按压频率：至少 100 次 / 分。⑤按压深度：胸骨下陷至少 5cm。⑥按压 / 通气比：目前推荐按压 / 通气比为 30∶2，每 5 组为一周期，时间大致 2 分钟。⑦ 2 人以上 CPR 时，每隔 2 分钟，应交替做 CPR，以免按压者疲劳使按压质量下降，轮替时动作要快，尽量减少中断按压时间。⑧分析心律、检查脉搏和其他治疗措施中断胸外心脏按压时间≤10 秒。有条件的情况下，可以使用心肺复苏机替代人工胸外心脏按压（图 4-6）。

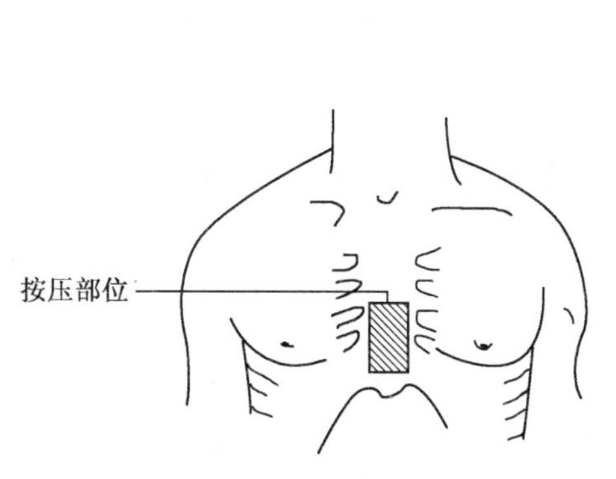

图 4-4 胸外心脏按压部位

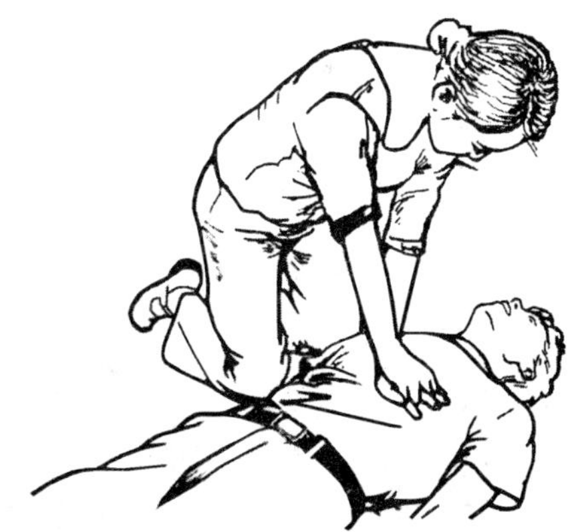

图 4-5 胸外心脏按压姿势

强调高质量心脏按压：按压频率至少 100 次 / 分；按压深度至少 5cm；保证按压后胸廓恢复原状；尽量减少因检查或治疗造成胸外按压中断。

3. 开放气道（airway，A） 开放气道以保持呼吸道通畅，是进行人工呼吸的首要步骤。将病人头偏一侧，清除口中污物、呕吐物，取下活动义齿，然后按以下手法开放气道。

（1）仰头抬颏法：适用于头颈部无明显损伤的病人。病人仰卧位，救护者一手置于病人前额，手掌用力使头向后仰，另一手的示指和中指放在颏部向上抬颏，使下颌尖、耳垂连线与地面垂直（图 4-7）。

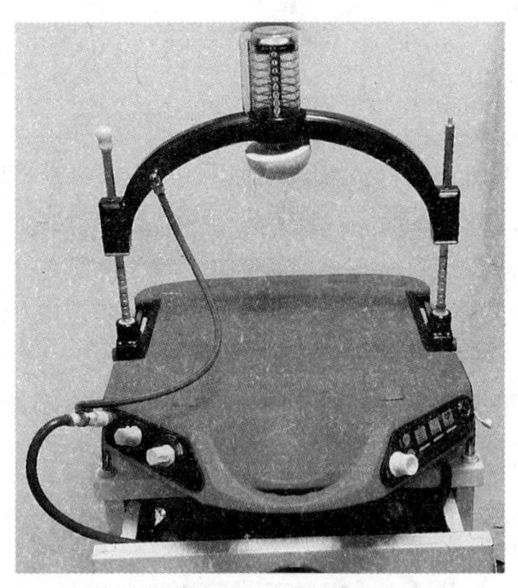

图 4-6 心肺复苏机

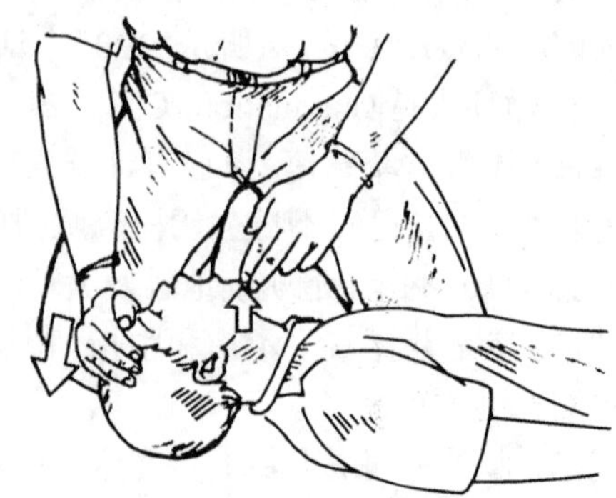

图 4-7 仰头抬颏法

（2）托颌法：适用于怀疑有颈椎损伤的病人。病人平卧，救护者站于病人头侧，肘部放置在病人头部两侧，用两手同时将左右下颌角托起，使其下齿高于上齿，头后仰。动作过程中要避免搬动颈部（图 4-8）。

4．人工呼吸（breathing，B）

（1）口对口人工呼吸：吹气前应选用合适的通气防护装置。急救者用仰头抬颏法保持病人气道通畅，用压前额手的拇指、示指捏紧病人的鼻翼，防止吹气时气体从鼻孔逸出。急救者正常呼吸，用口封罩住病人口唇，将气吹入病人口中，连续缓慢吹气 2 次，每次吹气至使病人胸廓抬起。吹气毕，抢救者头稍抬起并侧转换气，同时松开捏鼻翼的手，让病人的胸廓及肺依靠其弹性自动回缩，排出肺内的气体（图 4-9）。

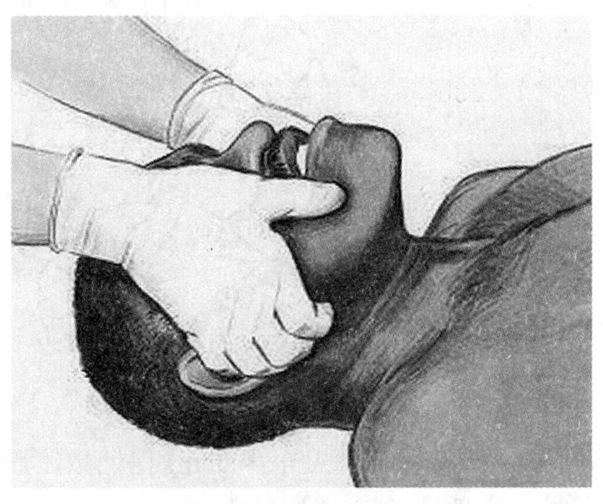

图 4-8 托颌法

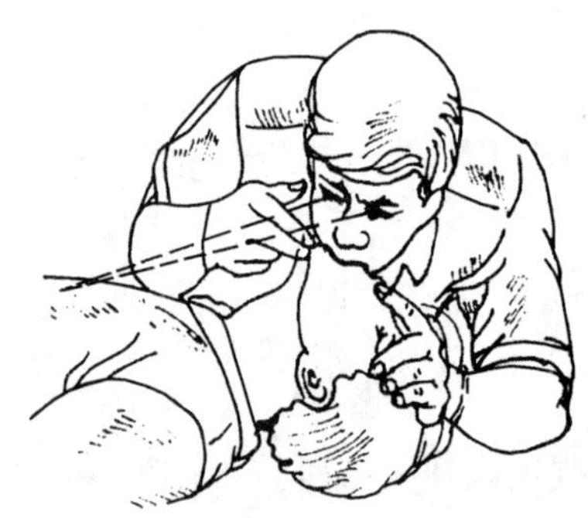

图 4-9 口对口人工呼吸

（2）口对鼻人工呼吸：适用于口周外伤或张口困难的病人。在保持气道畅通的条件下，救护者于深吸气后以口唇紧密封住病人鼻孔周围，用力向鼻孔内吹气。吹气时应用手将病人颏部上推，使上下唇合拢，呼气时放开。其他要点同口对口人工呼吸。婴幼儿可口对口鼻人工呼吸。

（3）经口咽通气管或面罩通气：口咽通气管多为“S”形，急救人员将口咽通气管放入病人口咽部，用口含住通气管外口吹气。通气面罩可使口腔周围保持密闭状态，急救人员口对面罩外口吹气，见病人胸廓起伏后将口离开面罩，病人呼出气通过活瓣排出。

（4）球囊-面罩通气：急救人员站于病人头端，将头后仰，并托牢下颌使其朝上，以保持气道通畅。急救人员一手将面罩紧扣于口鼻上，另一手挤压呼吸囊，将气体送入病人肺中，成人挤压频率为10～12次/分。具体操作详见本章第三节。

成人胸外心脏按压和人工呼吸的比例为30∶2。对于儿童和婴儿，有2名医护人员配合抢救时比例为15∶2。一旦建立了高级人工气道，急救人员不必再保持按压和通气30∶2，只需持续胸外按压至少100次/分，人工通气每6～8秒一次，即8～10次/分。

5．早期除颤（defibrillation，D） 心脏骤停80%～90%由心室颤动引起，单纯CPR一般不可能终止心室颤动，恢复有效循环。电击除颤是终止心室颤动和无脉性室速最迅速、最有效的方法。

（1）除颤时机：在无胸外心脏按压时，心室颤动在数分钟内即转为心室静止，早期除颤是决定心脏骤停病人存活的关键，除颤每延迟1分钟病人存活率下降7%～10%。

2010年CPR与ECC指南中重新确认2005版建议：①如果任何施救者目睹发生院外心脏骤停且现场有自动体外除颤器（automated external defibrillator，AED），施救者应从心脏按压开始心肺复苏，并尽快在3～5分钟内使用AED。②对于院内有心电监护病人发生心脏骤停时，从心室颤动到给予电击的时间不应超过3分钟，并且在等待除颤仪期间应进行CPR。③对于非目击的心脏骤停（>4分钟），则应先进行5个循环30∶2（大约2分钟）CPR，然后再电击除颤，其目的是先使心肌获得灌注，以使除颤更加有效。除颤后要立即给予5个循环30∶2的高质量CPR，再检查心律和脉搏，必要时再进行另一次电击除颤。

（2）除颤能量：高能量一次除颤的观点已经得到一致认可，因为使用高能量电击一次能消除90%以上的室颤。若除颤不能消除室颤，则此种室颤可能属于低幅波室颤，通常是由于心肌缺氧所致，应先行2分钟CPR，使心肌恢复供氧后再分析心律，决定是否除颤。

目前生产的AED和除颤仪几乎都是双向波除颤仪，使用直线双向波型除颤仪首次除颤能量为120J，使用双向方波除颤仪时能量为150～200J，之后除颤能量可相同或选择更高能量。若使用单向波除颤仪除颤能量为360J。小儿首次除颤能量可考虑2J/kg。

（3）操作方法：按以下电除颤操作流程操作（图4-10）。

（4）注意事项：①除颤前要确定心电图类型。②除颤电极放置要准确，两电极板之间的距离应超过10cm，如病人带有植入性起搏器，应避开起搏器至少10cm。③电极板与皮肤要密切接触，两电极板之间的皮肤应保持干燥，以免灼伤。④放电前一定确定所有人不接触病人、病床，以免发生触电。

知识窗

自动体外除颤器（AED），俗称“傻瓜除颤器”，于1979年年初用于临床，其最大特点是可完成心电图分析、除颤，不受使用者判读心电图能力的限制。可遵循语音提示“建议电除颤，不要触摸患者，按除颤键”完成除颤。也可按语音提示等待自动分析心律。还可按AED的节拍器频率进行心脏按压（100次/分），按压力度达不到要求时机器会提示。

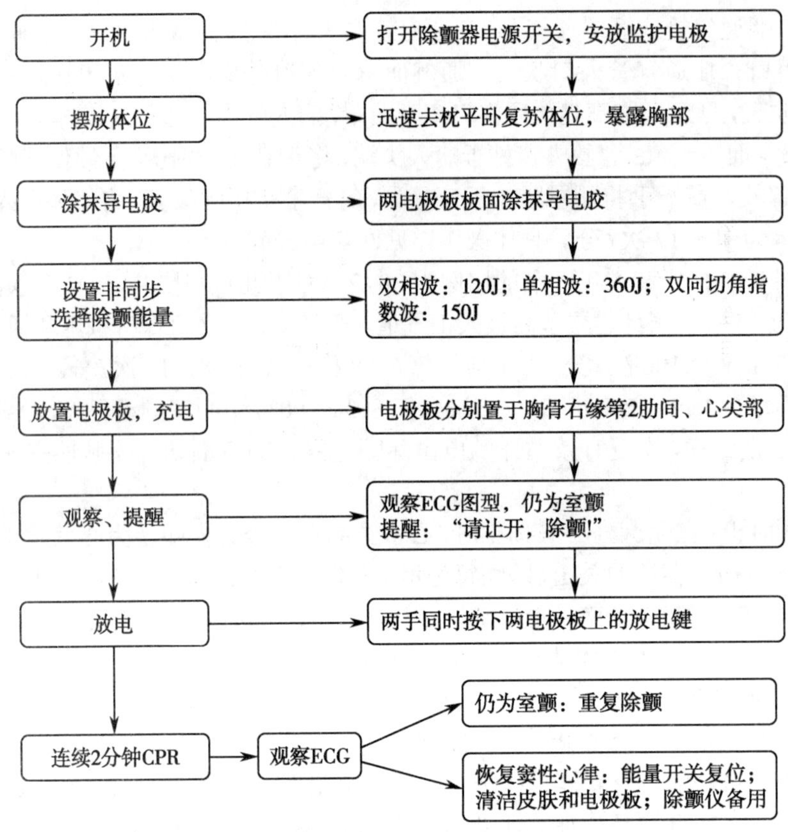

图4-10 非同步电除颤流程图

6. 心肺复苏效果的判断及心肺复苏的终止

（1）复苏有效的表现：①自主呼吸开始出现。②可触及大动脉搏动。③面色及口唇由发绀转为红润。④病人出现眼球运动、睫毛反射、肢体抽动或发出呻吟声。⑤瞳孔由大变小，对光反应恢复。⑥收缩压在60mmHg以上。

（2）心肺复苏的终止：①病人对任何刺激无反应。②无自主呼吸。③摸不到脉搏、测不到血压。④心肺复苏30分钟后心脏自主循环仍未恢复，心电图为一直线。

《2010美国心脏协会心肺复苏与心血管急救指南》对成人、小儿和婴儿的关键生命支持步骤总结如表4-1。

表4-1 2010版心肺复苏建议

内容	成人	小儿	婴儿
识别	无反应（所有年龄）		
	没有呼吸或不能正常呼吸（即仅仅是喘息）	不呼吸或仅仅是喘息	
	对于所有年龄，在10秒内未扪及脉搏（仅限医务人员）		
心肺复苏程序	C—A—B		
按压速率	每分钟至少100次		
按压幅度	至少5cm	至少1/3前后径 大约5cm	至少1/3前后径 大约4cm

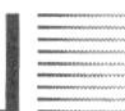

续表

内容	成人	小儿	婴儿
胸廓回弹	保证每次按压后胸廓回弹　医务人员每2分钟交换一次按压职责		
按压中断	尽可能减少胸外按压的中断　尽可能将中断控制在10秒以内		
气道	仰头抬颏法（医务人员怀疑有外伤：推举托颌法）		
按压—通气比率（置入高级气道之前）	30∶2 1或2名施救者	30∶2　单人施救者 15∶2　2名医务人员施救者	
通气：在施救者未经培训或经过培训但不熟练的情况下	单纯胸外按压		
使用高级气道通气（医务人员）	每6～8秒1次呼吸（每分钟8～10次呼吸） 与胸外按压不同步 大约每次呼吸1秒时间 明显的胸廓隆起		
除颤	尽快连接并使用AED。尽可能缩短电击前后的胸外按压中断。每次电击后立即从按压开始心肺复苏		

（二）高级心血管生命支持

高级心血管生命支持是在BLS基础上建立和维持有效的通气和血液循环，改善并保持心肺功能及治疗原发疾病。包括建立静脉输液通道、药物治疗、气管插管、机械通气等一系列维持和监测心肺功能的措施。

1. 明确诊断　尽可能迅速地进行心电监护和必要的血流动力学监测，明确引起心脏骤停的病因，及时采取相应的救治措施。

2. 控制气道

（1）口咽通气管和鼻咽通气管：口咽通气管主要应用于意识丧失、无咳嗽和咽反射的病人。鼻咽通气管适用于有气道堵塞或因牙关紧闭、颌面部创伤不能应用口咽通气管者。

（2）气管插管：有条件时，应尽早做气管插管，因其能保持呼吸道通畅，防止肺部吸入异物和胃内容物，便于清除气道分泌物，并可与简易人工呼吸器、麻醉机或通气机相接以行机械通气。

（3）环甲膜穿刺：遇有插管困难而严重窒息的病人，可用环甲膜穿刺针或16号粗针头刺入环甲膜，接上“T”形管输氧，可立即缓解严重缺氧情况，为下一步气管插管或气管切开赢得时间，为完全复苏奠定基础。

（4）气管切开：需长期进行呼吸支持的病人，可切开气管前壁，插入气管套管，能保持较长期的呼吸道通畅，易于清除气道分泌物。

3. 机械通气　机械通气是目前临床上使用的确切而有效的呼吸支持手段。具有纠正低氧血症、缓解组织缺氧和纠正呼吸性酸中毒等作用。当复苏病人无自主呼吸时需要采用控制通气模式，设置所需通气参数，有规律、强制性通气。机械通气时应根据病人全身情况、血气分析结果，选择合适的通气模式，调整呼吸机参数，减少机械通气并发症，达到最佳效果。

4. 循环支持

（1）为提高复苏成功率，可使用心脏辅助循环泵进行循环支持。必要时也可采取开胸按压。

（2）药物治疗：增加心肌血液灌注量、脑血流量；减轻酸血症，使其他血管活性药物更能发挥效应；提高室颤阈或心肌张力，为除颤创造条件。

1）给药途径：①静脉给药：为首选给药途径，以上腔静脉系统给药为宜。为保证复苏用药准确、迅速进入血液循环及重要脏器，必须建立可靠的静脉输液通道。最好的输液途径为经肘静脉插管到中心静脉。②骨髓腔给药：如果无法建立静脉通道，可选择骨髓内通路给药，其效果相当于中心静脉通道。③气管给药：某些药物可经气管插管或环甲膜穿刺注入气管，用量是经静脉给药剂量的2～2.5倍。

2）给药时机：应当在CPR过程中和检查心律后尽快给药，其顺序为：CPR→检查心律→给药→电除颤。

3）常用药物：①肾上腺素：是CPCR的首选药物，可经静脉、气管内给药，应避免与碳酸氢钠、氯化钙在同一条静脉通路应用。②血管加压素：CPCR时，可使用血管加压素，代替第一或第二剂肾上腺素，经静脉或骨髓腔给药，气管内给药是静脉给药剂量的2倍。③胺碘酮：能提高VF/VT对电除颤的成功率。对CPR、电除颤和肾上腺素无反应的VF/VT，推荐首选胺碘酮。④利多卡因：作为无胺碘酮时的替代药物。⑤碳酸氢钠：可用于纠正酸中毒，CPR中主张少用、晚用、慢用，在血气分析监测指导下使用。

（三）心脏骤停后治疗

心脏骤停病人在早期心肺复苏成功后，大部分病人需要给予复苏后治疗。包括对病人可救治性作出判断，对病人进行脑复苏及采取各种强化治疗措施和发病原因的治疗，其中重点是脑复苏。

1. 脑复苏　脑复苏的目的是防治脑缺血缺氧、减轻脑水肿、保护脑细胞、恢复脑功能所采取的各种综合治疗措施。包括降低脑细胞的代谢，促进脑循环再流通，加强氧和能量的供给，纠正脑水肿和降低颅内压。

（1）维持血压：由于心脏骤停后，脑血流自主调节功能丧失而依赖脑灌注压，所以在心肺复苏后应维持血压在正常或稍高水平，来恢复脑循环。但还要注意防止血压过高而加重脑水肿。

（2）维持呼吸：脑缺氧是引起脑水肿和阻碍呼吸的主要因素，因此在继续进行有效的人工通气、及时监测动脉血气分析结果和促进自主呼吸的同时，应及早保持呼吸道通畅，加压给氧，防止肺部并发症。在机械性通气时，应密切注意监测所选择的通气参数、通气模式、呼吸频率、节律、血氧饱和度等反映呼吸功能的各种指标。

（3）高压氧治疗：能快速、大幅度地提高氧含量和氧储备，增加血氧弥散量及有效弥散距离。对纠正细胞缺氧，特别是脑水肿导致的细胞缺氧效果更好。有条件者应尽早使用。

（4）低温治疗：为了保护大脑和其他脏器功能，对复苏后的病人应采取降温措施。降温对于防止脑水肿，降低颅内压，恢复中枢神经系统功能非常重要，时间越早越好。通过物理降温法，如冰袋、冰帽、冰槽等，或输入低温液体使体温降至32～35℃，这时脑组织的温度可降至28℃，维持12～24小时。

（5）脑复苏药物的使用：①脱水剂：在低温和维持血压的基础上，及早使用脱水剂，可减轻脑水肿，降低颅内压，促进脑功能的恢复。常用脱水剂有20%甘露醇、50%葡萄糖等。在脱水治疗时应密切观察病人的血压。②冬眠药物：可消除低温引起的寒战、解除血管痉挛、改善血流灌注、可辅助物理降温。常选用冬眠Ⅰ号。③激素：可降低颅内压、改善脑循环、稳定溶酶体膜、防止细胞自溶和死亡。首选地塞米松。④其他药物：促进脑细胞代谢药物、钙离子通道阻滞剂、巴比妥类药物、铁离子螯合剂、氧自由基清除剂等。

2. 复苏后的监测　护士应熟练掌握复苏治疗的配合、药品及各种器械物品的供给、病人病情的观察。复苏后监测的主要内容包括：

（1）循环系统监测：每 15 分钟测一次血压、脉搏，通过心电监护仪观察心律、心率，通过口唇及皮肤的颜色、四肢的温度及湿度判断循环功能。

（2）呼吸系统监测：保持呼吸道通畅，给予氧气吸入，通过血气分析，控制氧流量及氧浓度，防治肺部并发症。

（3）纠正酸中毒及电解质紊乱：密切观察病人出现的症状、体征及各种化验指标。对呼吸性酸中毒病人，通过迅速开放气道、给氧来纠正。代谢性酸中毒病人可通过呼吸支持和碱性药物碳酸氢钠来纠正，同时纠正电解质紊乱。

（4）密切观察病人的各个脏器功能，积极防治脏器功能障碍。

（5）加强基础护理，预防各种并发症。

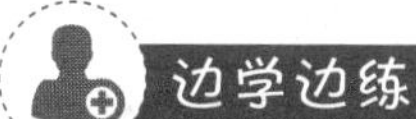

实训四　心肺复苏术

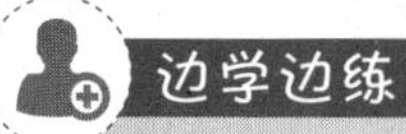

实训五　体外非同步电击除颤技术

第二节　人工气道的建立

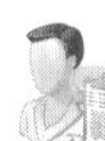

工作情景与任务

导入情景：

王先生，30 岁。因头面部、口腔等部位严重烧伤急诊收入院，经医生会诊后认为有气管切开的手术指征，随后在全麻下行气管切开术。

工作任务：

1. 协助医生安置好王先生气管切开的体位。
2. 指出王先生气管切开的正确部位。
3. 做好王先生气管切开后的护理。

气道梗阻和缺氧是危重病人死亡的主要原因之一。因此，及时建立人工气道，保持呼吸道通畅，是抢救急诊病人的基本条件，是基本生命支持的重要措施。

一、口咽通气管置入术

口咽通气管置入术是将口咽通气管插入咽喉部使气道畅通的一种简便方法。

（一）适应证

1. 咳嗽或咽反射丧失的无意识病人。
2. 舌后坠及上呼吸道肌肉松弛引起气道梗阻者。
3. 手法开放气道无效者。
4. 气管插管时代替牙垫。

5. 癫痫发作抽搐时保护舌及牙齿。

（二）禁忌证

1. 喉头水肿病人。

2. 气管内有异物者。

3. 咽部有占位性病变者。

4. 频繁呕吐者。

（三）操作方法

1. 选择合适的口咽通气管（成人一般用 8～11 号），长度：门齿至耳垂。病人取仰卧位，头向后仰，清除口腔和咽部的分泌物，保持呼吸道通畅。

2. 右手持口咽通气管，使口咽通气管的凹面面向头部插入口腔，直至接近舌根时，将口咽通气管旋转 180°，向下推送口咽通气管远端至会厌上方。将手掌放于通气管外口，感觉有气流呼出，即插入成功（图 4-11）。

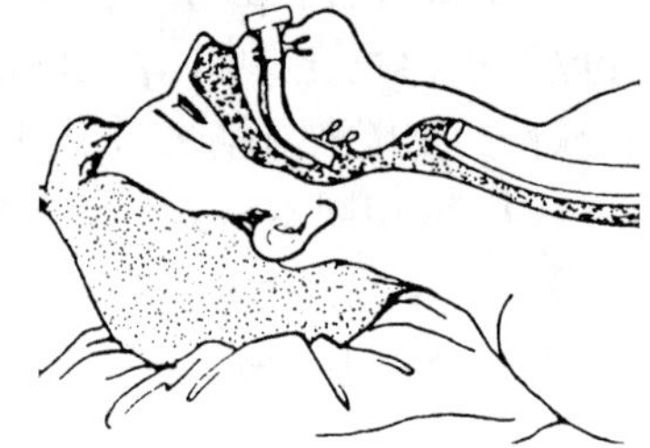

图 4-11 口咽管通气术

（四）注意事项及护理配合

1. 选择的口咽通气管不宜过长，避免通气管抵达会厌，引起完全性梗阻。

2. 置入口咽通气管后立即检查自主呼吸，若自主呼吸不存在，应使用适当装置进行辅助通气。

3. 加强口腔护理，保持口腔清洁，及时清除口腔内的分泌物。

4. 口咽通气管是非确定性的紧急人工气道通气术，不能完全代替气管插管或气管切开。若口咽管放置失败或无效，应选择气管插管或气管切开。

二、鼻咽通气管置入术

鼻咽通气管置入术是将鼻咽通气管插入咽喉部使气道畅通的一种简便方法。

（一）适应证

1. 牙关紧闭，不能经口吸痰者。

2. 各种原因引起的上呼吸道不完全性梗阻，无法放置口咽通气管者。

（二）禁忌证

1. 鼻腔内有病变者。

2. 颅底骨折的病人。

（三）操作方法

病人取仰卧位，选择一侧鼻腔，清除分泌物，滴入 1～2 滴 1% 麻黄碱。鼻咽通气管外涂含利多卡因的润滑剂。将鼻咽管沿与面部垂直的方向插入鼻孔。插入深度为病人鼻翼至耳垂的长度（图 4-12）。检查通气，病人若鼾声消失，说明呼吸通畅。固定鼻咽通气管。

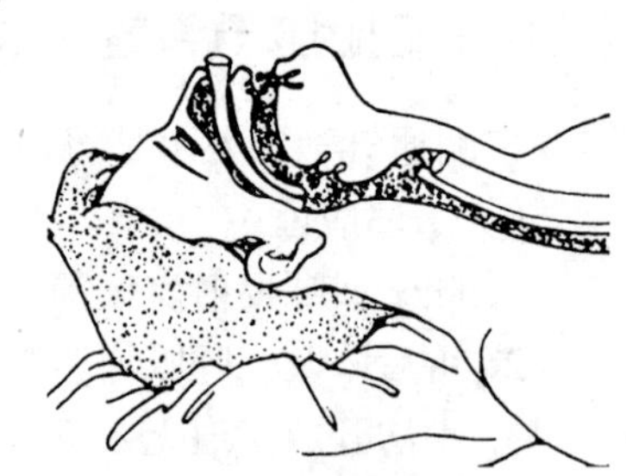

图 4-12 鼻咽管通气术

（四）注意事项及护理配合

1. 导管不可插入过深，以免进入食管，出现胃胀气，或刺激咽喉部引起喉痉挛。

2. 操作时动作要轻柔，防止损伤鼻黏膜。

3. 加强鼻腔的护理，保持鼻腔内清洁，及时清除分泌物。

三、喉罩置入术

（一）适应证

1. 心肺复苏时急救和插管困难者。

2. 气管镜检查、头颈部手术、头面部烧伤换药时常规通气道。

（二）禁忌证

1. 饱食、腹内压过高、有胃内容物反流误吸危险者。

2. 咽喉部病变致张口度小而难以置管者。

3. 肺顺应性降低或气道阻力高需正压通气者。

（三）操作方法

根据年龄与体重选择合适的喉罩，检查是否漏气并润滑，备注射器、胶布、吸引装置等。病人仰卧，头颈部轻度后仰，清除口腔内分泌物。操作者左手向下推下颌，右手持喉罩，罩口朝向下颌，沿口腔中线向下置入，贴咽后壁继续插入直至不能再推进。最后气囊充气封闭。

（四）注意事项及护理要点

1. 术前应禁食。

2. 术中应密切观察有无呼吸道梗阻表现。

3. 术后要密切观察病人呼吸情况及时发现并发症，如呼吸道梗阻、反流或误吸、喉罩周围漏气、气囊压力过高引起的神经损伤等。

四、气管内插管术

气管内插管术是抢救急危重症病人的一项重要措施。它有利于清除呼吸道的分泌物，保持气道通畅，减小气道阻力，保证有效通气，为吸氧、加压人工呼吸、气管内给药等提供条件。气管内插管术根据插管途径可分为经口腔插管（图 4-13）和经鼻腔插管；根据插管时是否用喉镜显露声门，分为明视插管和盲探插管。经口明视插管术是临床应用最广泛的一种气管内插管方法。

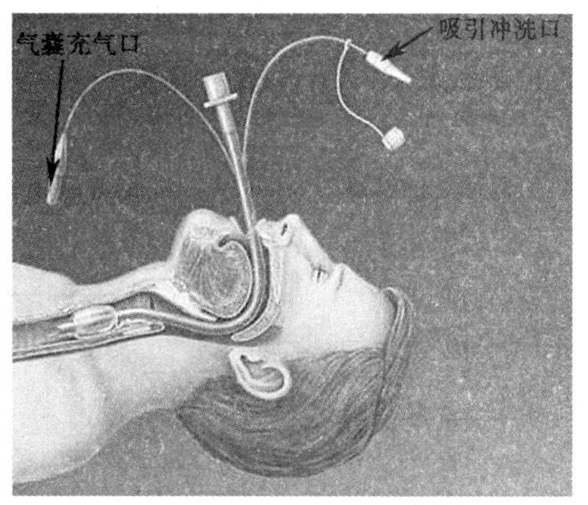

图 4-13　经口腔气管插管

（一）适应证

1. 呼吸功能不全或呼吸困难综合征。

2. 心肺脑复苏者。

3. 呼吸道分泌物不能自行咳出，需行气管内吸痰者。

4. 各种全身麻醉或静脉复合麻醉手术者。

5. 大手术呼吸道难以保持通畅者。

6. 婴幼儿气管切开前需行气管插管定位者。

（二）禁忌证

1. 喉头水肿、急性喉炎、喉头黏膜下血肿、插管创伤可致严重出血者。

2. 喉部烧灼伤、肿瘤或异物存留者。

3. 动脉瘤压迫气管者。

4. 下呼吸道分泌物潴留所致呼吸困难者。

5. 颈椎骨折脱位，或疑有颈椎骨折脱位者。

（三）操作方法

操作流程见图 4-14。

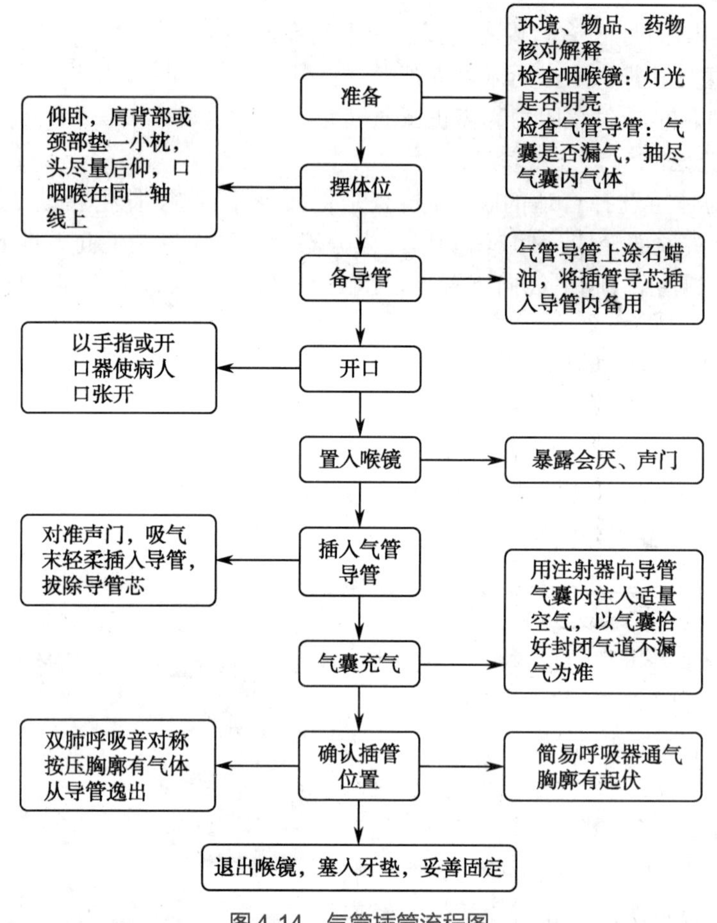

图 4-14 气管插管流程图

（四）注意事项及护理配合

1. 术前检查喉镜是否明亮，套囊是否漏气。评估病人意识状况，如病人清醒、嗜睡或浅昏迷，咽喉反应灵敏时，应行咽喉部表面麻醉，然后插管。呼吸困难严重者，插管前应先高浓度吸氧 1 分钟，改善缺氧和二氧化碳潴留状态。

2. 气管导管选择要合适。成年男性一般选择 7.5～8.5mm 气管导管，成年女性一般选择 7.0～8.0mm 气管导管。紧急时男女均可选 7.5mm 气管导管。

3. 插管动作要轻柔、迅速，减少由操作不当引起的并发症。勿使缺氧时间过长而致心跳、呼吸骤停。30 秒内插管未成功应给予 100% 氧气吸入后再重新尝试。

4. 导管插入深度适当，太浅容易脱出，太深易插入右主支气管，导致单侧肺通气，影响通气效果。适宜的深度为：自门齿起计算，男性约 22～24cm，女性约 20～24cm。

5. 导管插入后应立即检查两肺呼吸音是否对称，防止肺不张出现。妥善固定气管导管，避免导管随呼吸运动上下滑动和意外拔管。导管太长时气道阻力增加，也不利于充分清除气道深部的分泌物，可适当剪短口外留置的导管长度。

6. 气管插管导管气囊管理 ①若充气过多或时间过长，可压迫气管黏膜导致缺血、坏死，故气囊充气要适当，以气囊恰好封闭气道不漏气为准。②注气时采用最小漏气技术或最小容量闭合技术，将听诊器放在颈前气管处听漏气声，刚好听不到漏气声时说明气囊充气恰好封闭气道（图 4-15）。③用气囊测压器（图 4-16）准确监测气囊内压，高容低压气囊导管其气囊压力在 25～30cmH_2O，既能有效封闭气道，又不高于气管黏膜毛细血管灌注压。④导管留置时间不超过 72 小时。

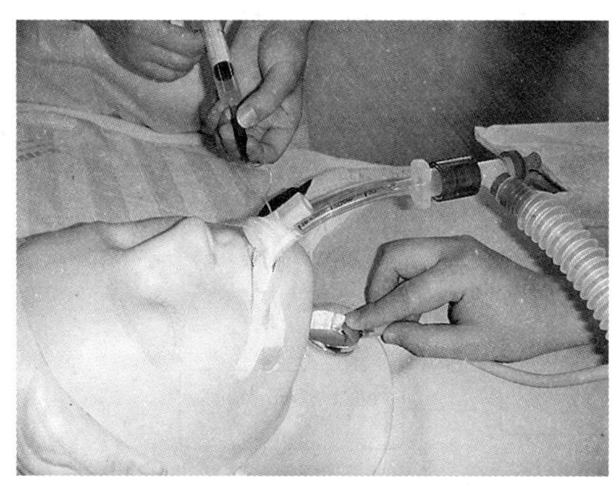

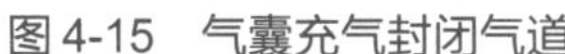

图 4-15 气囊充气封闭气道

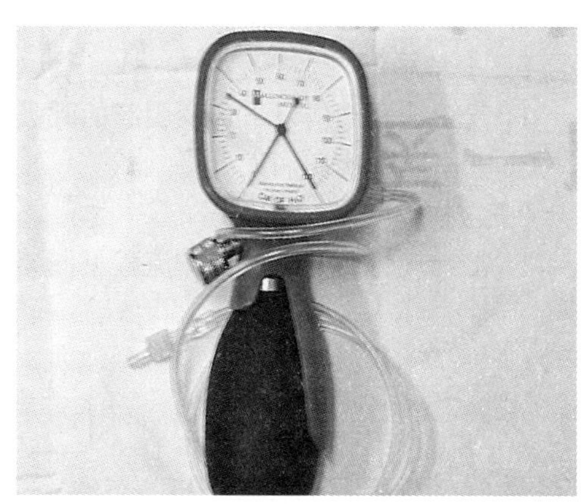

图 4-16 气囊测压器

7. 适时吸痰，保持气道通畅，同时注意吸入气体要湿化，以防分泌物稠厚结痂堵塞气道而影响通气。

8. 气管插管病人需禁食，易导致口腔内细菌繁殖，引起口腔疾病和肺部感染。因此，要加强对病人口腔护理和面部清洁护理。每日更换固定带，监测导管深度，判断是否发生移位。

9. 经常变换头位，以免颈项强直、体表压伤或咽喉损伤。

10. 导管留置时间不宜过长，导管留置时间超过 72 小时后病情仍不见改善者，可考虑做气管切开术，以免引起喉头水肿或损伤。

11. 作好护理记录。准确记录插管方法、深度、气囊压、插管前后病情变化及处理措施。

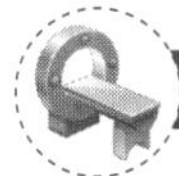

临床应用

气囊充气技术

最小漏气技术：即在吸气高峰允许有小量气体漏出。方法：由 2 人同时操作，在机械通气时，一人将听诊器放于病人气管处听取漏气声，另一人用 10ml 注射器向气囊内缓慢注气，直到听不到漏气声为止，然后换用 1ml 注射器从 0.1ml 开始抽出气体，同时观察病人的通气量，直到在吸气高峰听到有少量气体漏出而病人的通气量无明显改变为止。

最小闭合容量技术：一人听诊，一人向气囊缓慢注气，直至听不到漏气为止，然后抽出 0.5ml 气体时又可听到少量漏气声，再从 0.1ml 开始注气，直至吸气时听不到漏气声为止。

五、气管切开置管术

气管切开也是开放气道的一项抢救技术，它可保证有效的通气，也便于加压给氧、吸痰、气管内给药等。

(一) 适应证

1. 迅速解除呼吸道梗阻者。
2. 有气管异物者。
3. 需要长时间应用呼吸机辅助呼吸者。
4. 预防性气管切开者。

(二) 禁忌证

1. 气管切开部位以下病变引起的呼吸道梗阻。
2. 有出血性疾病病人。

(三) 操作方法

1. 常规气管切开术　操作流程见图 4-17。

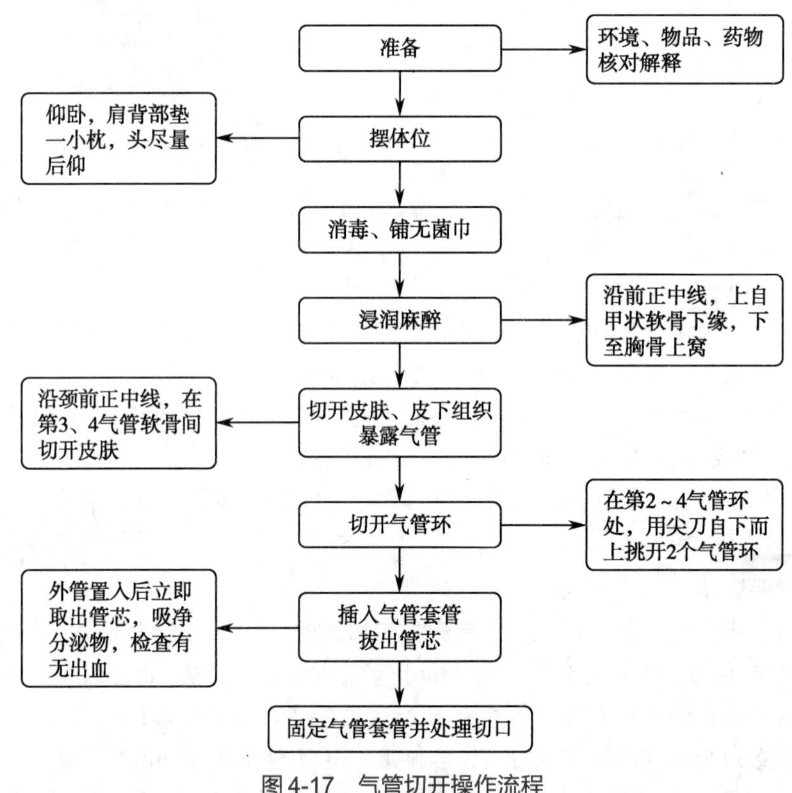

图 4-17　气管切开操作流程

2. 经皮气管切开术

1) 用物准备：一次性 Portex 成套器械盒（手术刀片、穿刺套管针、注射器、导丝、扩张器、气管扩张钳、气管套管）。

2) 病人准备：病人取仰卧位，肩部垫高，头后仰并固定于正中位，使下颌、喉结、胸骨切

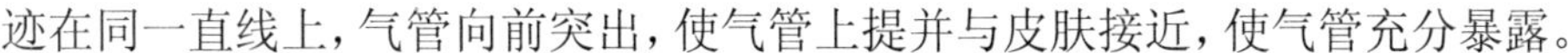

迹在同一直线上，气管向前突出，使气管上提并与皮肤接近，使气管充分暴露。

3）操作步骤：①定位：第2、3或第3、4气管环之间的正前方。②插管前吸纯氧，充分吸痰，并监测血氧饱和度、心电图和血压。③皮肤消毒、铺巾。④在切开部位皮肤上作一约1.5cm的横行或纵行切口，钝性分离皮下组织。⑤注射器接穿刺套管针并抽吸生理盐水或2%利多卡因5ml，沿中线穿刺，回抽见气泡，确认进入气管内。拔出针芯，送入穿刺套管。沿套管送入导丝，导丝进入10cm，抽出套管。⑥扩张气管前壁：先用扩张器再用扩张钳顺导丝分别扩张气管前组织及气管前壁。气管前壁扩张后会有气体从皮肤切口溢出。⑦置入气管套管：沿导丝将气管套管送入气管，拔出管芯和导丝，吸引管插入气管套管，证实气道通畅后，将气囊充气。⑧固定气管套管，包扎伤口，处理用物。

（四）注意事项及护理配合

1. 严格掌握气管切开的适应证和禁忌证。术前不用过量镇静剂，以免加重呼吸抑制。

2. 皮肤切口要保持在前正中线上，防止损伤颈部两侧大血管引起出血。严禁切断第1气管软骨环和甲状软骨，以免引起喉腔狭窄。

3. 根据病人的年龄、性别选择合适的气管套管（小儿0～3号，成人4～6号），如需呼吸机辅助呼吸或有误吸可能者，应准备带气囊的气管套管。

4. 经常检查气管套管是否固定适度。一般在固定带和皮肤之间松紧以能伸进1指为宜，套管太松容易脱出，太紧影响局部血液循环。

5. 保持套管通畅。内外套管保持清洁，视分泌物多少和黏稠度，每隔1～4小时将内套管更换、清洗、消毒一次。从拔出内套管到重新放回，每次间隔时间不可超过30分钟，否则外套管管腔容易因分泌物干稠结痂而堵塞。

6. 保持呼吸道湿润通畅。不用机械通气者，用生理盐水湿纱布覆盖气管套管，每2～4小时向呼吸道内滴入湿化液。痰液黏稠不宜咳出时，行雾化吸入。

7. 室内温度保持在18～22℃左右，相对湿度60%～70%以上，如病人突然出现呼吸困难、发绀、烦躁不安时，应立即检查气道有无堵塞，并及时报告医生，配合处理。

8. 防止伤口感染。由于痰液污染，术后伤口易于感染，故至少每日换药一次，遵医嘱使用抗生素。

9. 对小儿、不合作或意识障碍的病人应约束肢体，防止自行拔管造成窒息、大出血等意外情况发生。

10. 置管期间，密切观察病人有无皮下气肿、出血、脱管、肺部感染等并发症的发生，如有异常情况，应立即通知医生，及时处理。

11. 若病人痰液减少、意识好转或能自行咳嗽，全身情况好转后，即可考虑拔管。拔管前先试行堵管，即先半堵，后全堵各24小时，若病人呼吸正常、排痰功能良好，即可拔管。拔管24小时内应严密观察呼吸情况，若发现呼吸异常或痰液增多时，应重新插管。拔管后，消毒伤口周围皮肤，用蝶形胶布固定，然后再覆盖以无菌纱布，2～3天后创口即可愈合。

12. 病人床旁应备有吸引器、氧气、气管切开包、气管套管、照明灯等抢救物品，以备急用。给氧时不可将导管直接插入内套管内，应该用面罩法给氧。

六、环甲膜穿刺术

环甲膜穿刺术是在紧急情况下的气道开放技术。其目的是通过穿刺环甲膜，建立起一个临时的新的呼吸通道，以紧急缓解病人的窒息、缺氧、呼吸窘迫等状况。它是院前保证呼吸气道通畅的简便实用的急救技术，只有在非常紧急的情况下才实施，为后续的救治赢得宝贵时间。

（一）适应证

1. 婴幼儿气道异物　在实施海姆立克手法冲击腹部未能成功排出异物，病人出现窒息表现时，应立即进行环甲膜穿刺。

2. 急性上呼吸道严重梗阻，来不及或无条件实施气管切开者。

3. 牙关紧闭，经鼻气管插管失败者。

4. 颈部活动极度受限，如颈托、颈胸部瘢痕致颈部不能有效后仰，而又出现窒息的紧急情况下。

（二）禁忌证

1. 已明确呼吸道梗阻发生在环甲膜水平以下者。

2. 有出血倾向者慎用。

（三）操作方法

1. 用物准备　环甲膜穿刺针或用于通气的粗针头，无菌注射器，1% 丁卡因，供氧装置等。

2. 操作步骤

（1）摆放体位：病人取去枕仰卧位，肩部垫一小枕，头尽量后仰。

（2）确定穿刺部位：颈正中线甲状软骨下缘与环状软骨弓上缘之间。

（3）局部消毒、麻醉：1% 丁卡因局部麻醉。

（4）穿刺：术者消毒左手示指和中指，并用二指固定环甲膜两侧，右手持环甲膜穿刺针从环甲膜处垂直刺入，当针头刺入气道时，即可感到有落空感，将针芯取出，穿刺针管口有空气排出，病人可出现咳嗽反射。

（5）供氧：连接上呼吸装置，持续给氧。

（6）整理用物，做好记录。

（四）注意事项及护理配合

1. 穿刺针不要进针太深，避免损伤喉后壁，穿刺部位如有明显出血，应及时止血，以防血液流入气管内。

2. 如有血凝块或分泌物堵塞穿刺针头，可用注射器注入空气，或用少许生理盐水冲洗，以保证其通畅。

3. 穿刺完成后，必须回抽空气，确认针头在喉腔内。

4. 本技术属应急措施，实施时应争分夺秒，但穿刺针留置时间不宜太长，一般不超过 24 小时。有条件时尽早行气管切开。

5. 在万分紧急的情况下，可直接穿刺。

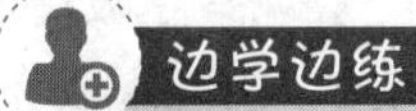

实训六　人工气道的建立与管理

第三节 球囊-面罩通气术

导入情景：

范女士，42岁。诊断为颅脑损伤、全身多处骨折、失血性休克。体检：T 35.8℃，P 106次/min，R 8次/min，BP 80/50mmHg。病人昏迷，鼾式呼吸，双侧瞳孔不等大，左侧约4mm，右侧约3mm，无对光反射。入院后医嘱：给予简易呼吸器辅助呼吸、心电监护，并给予升压、扩容、呼吸兴奋药，留置导尿等对症处理。

工作任务：

1. 请正确连接球囊-面罩，检测气囊功能。
2. 请正确对范女士进行球囊-面罩通气操作。

球囊-面罩通气术是通过面罩，挤压呼吸囊使空气或氧气直接进入肺内维持和增加机体通气功能，纠正低氧血症，改善换气功能的一项简单通气技术。

一、适应证

1. 现场呼吸功能衰竭或呼吸停止病人的抢救。
2. 临时代替呼吸机或转运病人时使用。

二、禁忌证

1. 大量胸腔积液者。
2. 有严重活动性咯血者。
3. 面部严重损伤者。

三、操作方法

1. 选择大小合适的面罩，面罩下缘置于嘴唇与下颌之间，上缘置于鼻梁上。

2. 正确连接球体、面罩和储氧袋（图4-18）。打开安全阀，调节氧流量（8～10L/min），使储氧袋充满氧气。

3. 操作者站于病人头端，使病人平卧头向后仰，摘除义齿，清除呼吸道分泌物，解开衣领、腰带，托起下颌。

4. 将面罩与口鼻紧贴，勿漏气，固定好面罩。单人操作时，一手拇指和示指"C"形压紧面罩，中指、无名指和小指呈"E"形紧提下颌下缘，将面罩紧密置于面部，即单人"EC"手法（图4-19），另一手挤压呼吸囊。双

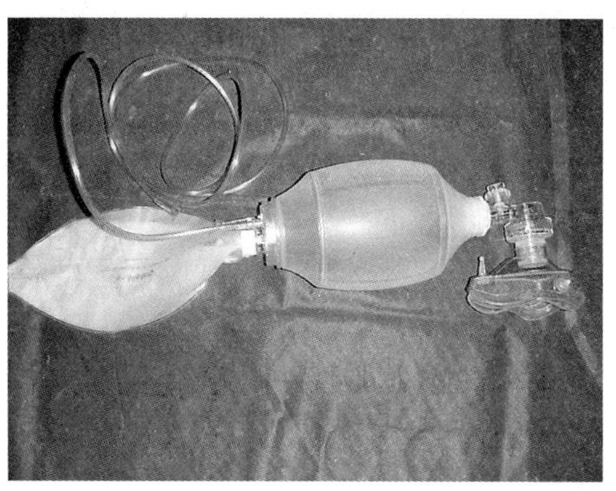

图4-18 简易呼吸器连接

人操作时，一人双手“EC”手法（图 4-20）固定面罩，即双手拇指和示指呈“C”形压紧面罩，中指、无名指和小指呈“E”形紧提下颌下缘，另一人挤压呼吸囊。

四、注意事项与护理要点

1. 挤压球囊时间应大于 1 秒，挤压频率参照《2010 美国心脏协会心肺复苏与心血管急救指南》建议：无脉搏，按照 30∶2 按压 - 通气比例进行。有脉搏，每 5～6 秒给予 1 次呼吸（10～12 次 / 分）。若已建立高级气道，则每分钟给予 8～10 次呼吸。通气量以见到胸廓隆起即可，约 400～600ml。病人有自主呼吸时，挤压气囊的频率应与病人自主呼吸的频率同步进行。

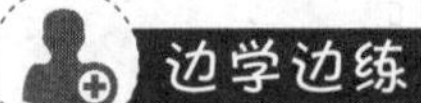

实训七　球囊 - 面罩通气术

2. 密切观察病人生命体征、神志、呼吸形态。如有气道压力异常增高，提示呼吸道阻塞，应找出原因，立即吸痰，使气道通畅。

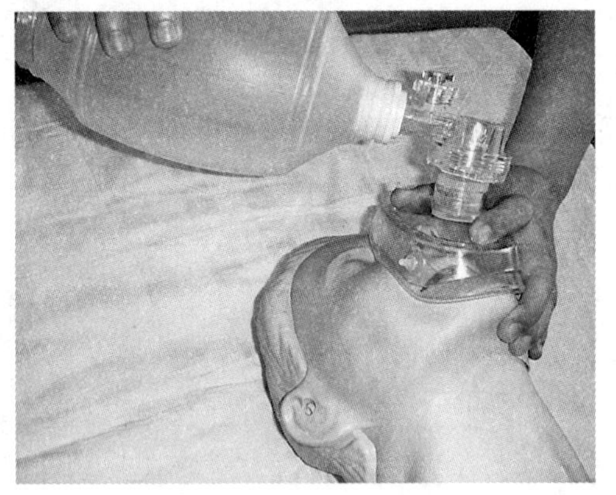

图 4-19　单人“EC”手法

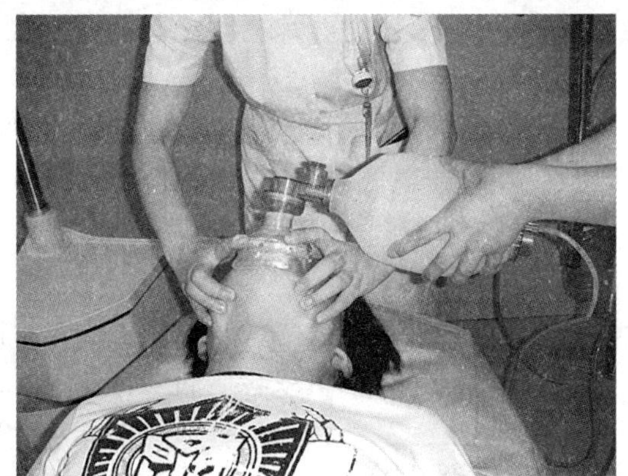

图 4-20　双人“EC”手法

第四节　创伤急救技术

工作情景与任务

导入情景：

病人男，20 岁。因车祸倒地，诉说腹部及右腿疼痛，可见右大腿中段前侧有一处 8cm 长伤口，出血不止，骨端外露。

工作任务：

1. 如果你在现场，请采取正确的方法为病人止血。
2. 请正确处置开放性骨折。

创伤是指机械性致伤因素作用于人体所造成的组织结构完整性的破坏或功能障碍。严重创伤不仅有伤区局部损伤，还可能导致致命性大出血、休克、窒息及意识障碍。急救时应先维持生命体征，防治休克，对伤口止血、包扎、伤肢固定，再将伤员安全、迅速地转运到医院接受进一步治疗。

一、止血

止血是现场救护的一种重要技术。凡出血的伤口均需止血，止血是为了防止伤口继续出血而危及病人的生命。因此熟练掌握各种止血方法非常必要。

（一）加压包扎止血法

此法适用于四肢、头颈、躯干等体表血管损伤时的止血。骨折或关节脱位时不宜使用。

方法：先将无菌纱布或洁净敷料覆盖在伤口上，再用绷带或三角巾适当加压包扎，力量以能止血而肢体远端仍有血液循环为度。较深大的出血伤口，可先用敷料填充，再用绷带加压包扎。

（二）指压迫止血法

多用于头面部及四肢中等或较大的动脉出血的临时止血，是止血短暂应急措施。

方法：用手指压在出血部位的近心端，将出血动脉压迫闭合在骨面上，阻断血流，达到迅速和临时止血的目的。

1. 头顶部出血　手指对准伤侧下颌关节处，用拇指压迫颞浅动脉的搏动止血。

2. 面部出血　面部血供主要来自两侧面动脉，手指对准伤侧下颌骨下缘与咬肌前缘交界处的面动脉搏动点，将面动脉压向下颌骨，用拇指向内向上压迫面动脉止血。

3. 头颈部出血　用拇指或其他四指放在胸锁乳突肌内侧，将颈总动脉向颈椎体上按压（图 4-21）。禁止同时压迫两侧颈总动脉，以免造成脑缺氧。

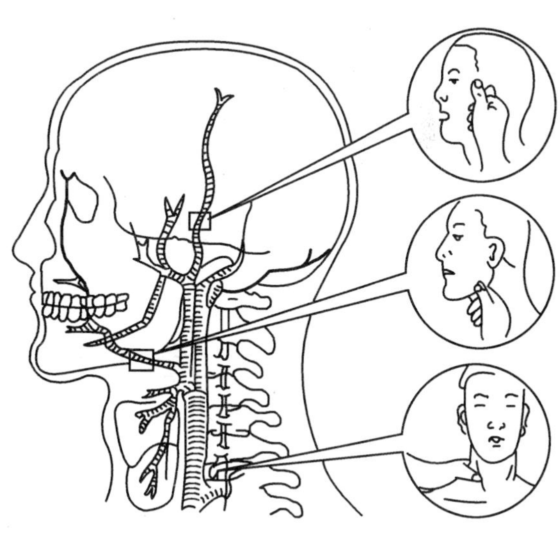

图 4-21　头颈部出血常用指压部位

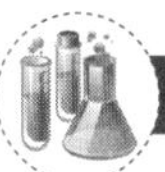

知识窗

出血的分类及特点

动脉出血：颜色鲜红，随心脏搏动出血呈喷射状，发生在血管断裂的近心端，需急救才能止血。

静脉出血：颜色暗红，出血不间断、均匀、缓慢，呈涌泉状，发生在血管断裂的远心端，多不能自行停止。

毛细血管出血：颜色鲜红，出血呈水珠状或片状渗出，可自行停止。

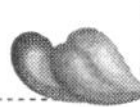

4. 肩部、腋部、上臂出血　用拇指压迫同侧锁骨上窝中部，对准第 1 肋骨面，压住锁骨下动脉止血。

5. 前臂出血　用拇指压迫上臂肱二头肌内侧沟中部的搏动点，将肱动脉压向肱骨止血。

6. 手部出血　压迫手腕横纹稍上方内外侧的尺、桡动脉止血（图 4-22）。

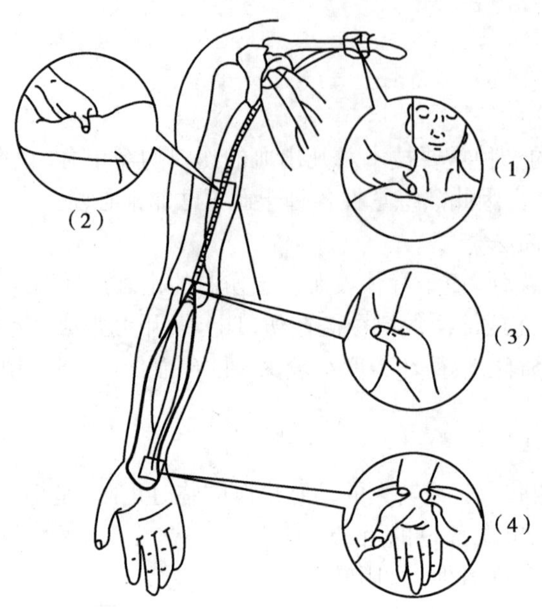

图4-22 上肢出血常用指压部位

7. 下肢出血 用双手拇指重叠用力压迫腹股沟韧带中点稍下方的股动脉搏动点止血(图4-23)。

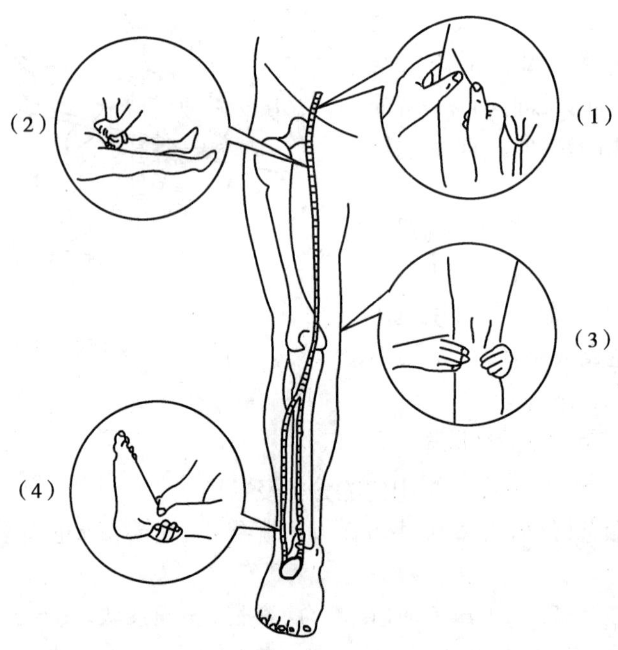

图4-23 下肢出血常用指压部位

8. 足部出血 用两手拇指分别压迫足背中部近足踝处的胫前动脉和内踝与跟腱之间的胫后动脉搏动点止血。

(三)止血带止血法

1. 橡皮止血带止血法

(1)适应证:适用于四肢创伤经压迫止血不能控制的大出血,如腘动脉和肱动脉损伤引起的大出血，股动脉出血不能用加压包扎止血时，应立即使用止血带。

(2) 操作方法：①在肢体伤口的上方加衬垫。②用左手的拇指、示指、中指持止血带的头端。③用右手持止血带的尾端绕肢体一周后压住头端，再绕肢体一周，然后左手示指、中指夹住尾端后，将尾端从止血带下拉出，打成一活结。放松止血带时，将尾端拉出即可(图4-24)。

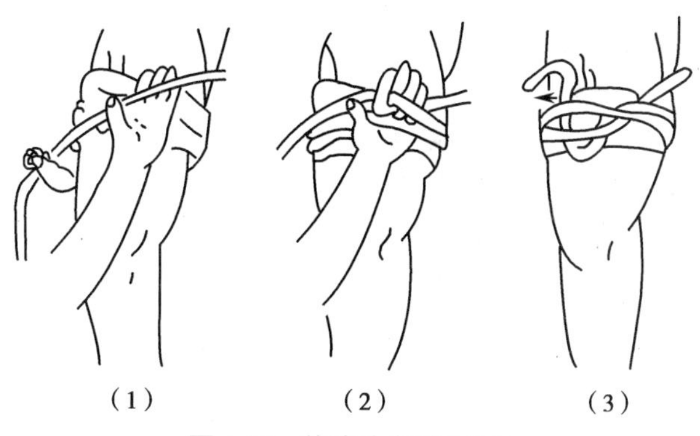

图4-24 橡皮止血带止血法

(3) 注意事项：①止血带绑扎松紧要适宜，以刚好使远端动脉搏动消失为好。②上止血带后必须记录时间，一般每隔1小时放松止血带2～3分钟，秋冬季节或环境气温较低时可1.5小时放松止血带1次。③止血带下必须放衬垫，以防勒伤皮肤。④止血带止血部位要正确，应扎在伤口的近心端。上肢出血止血带扎在上臂的中上1/3处，因上臂中下1/3处有神经紧贴骨面，不宜扎止血带。下肢出血止血带应扎在股骨中下1/3处。

2. 充气压力止血带止血法

(1) 适应证：充气压力止血带主要用于出血量较大的四肢出血，可使手术视野清晰，便于手术的顺利进行。

(2) 操作方法：①使用前检查充气气囊是否漏气。②在肢体上加衬垫。③止血带与搭扣缠扎妥当后，应外加绷带固定，防止充气时松脱。④手术前先用驱血带将肢体驱血(肢体恶性肿瘤除外)，立即充气加压到所需压力，一般上肢为300mmHg，下肢为600mmHg。⑤手术结束，旋开气阀慢慢放松等指针降至“0”后，取下止血带。

(3) 注意事项：正确记录充气时间，充气后可连续使用1小时，最多不超过1.5小时，必要时可放松一次，隔5～10分钟再充气使用。

3. 其他止血带　有卡式止血带、全自动止血带、计时止血带、按压止血带等，新型止血带避免了普通止血带带来的一些缺点，操作方便简单、止血效果好。

二、包扎

包扎是外伤急救常用的方法，主要用于创伤后有伤口的病人，具有保护伤口、减少污染、固定敷料、压迫止血、促进伤口早期愈合的作用。

(一) 包扎材料

1. 绷带　长度和宽度有多种规格。

2. 三角巾　三角巾制作简单，使用方便。用边长为1m的正方形白布，将其对角剪开即成两块三角巾。

3. 便捷材料　现场急救时可就地取材制作绷带或三角巾，如毛巾、床单撕成条形，利用最便捷的方法，以最快的速度对伤口进行包扎。

（二）包扎方法

1. 绷带包扎法

（1）环形包扎法：适用于四肢、额部、胸腹部等粗细相等部位的小伤口。操作时将绷带做环形重叠缠绕，包扎完毕将带尾中间剪开分成两头，打结固定。

（2）蛇形包扎法：适用于由一处迅速延伸到另一处或作简单的固定。方法：将绷带从伤口远心端开始作环形重叠缠绕两周，然后以绷带宽度为间隔斜形上缠，包扎完毕，绷带环形重叠缠绕两周后，将带尾中间剪开分成两头，打结固定。

（3）螺旋形包扎法：适用于周径基本相同的上臂、大腿等部位的伤口。方法：将绷带从伤口远心端开始作环形重叠缠绕两周，然后后一圈压住前一圈 1/2～1/3，伤口包扎完毕，绷带环形重叠缠绕两周后，将带尾中间剪开分成两头，打结固定。

（4）螺旋反折形包扎法：适用于周径不相同的前臂、小腿等部位的伤口。方法：将绷带从伤口远心端开始作环形重叠缠绕两周，然后后一圈压住前一圈 1/2～1/3 的同时反折成一等腰三角形，伤口包扎完毕，绷带环形重叠缠绕两周后，将带尾中间剪开分成两头，打结固定。

（5）"8"字形包扎法：适用于关节、手掌、手背部位的伤口包扎。方法：将绷带从伤口远心端开始作环形重叠缠绕两周，然后后一圈压住前一圈 1/2～1/3 的同时按"8"字走行缠绕，伤口包扎完毕，绷带环形重叠缠绕两周后，将带尾中间剪开分成两头，打结固定。

（6）回反形包扎法：适用于残端或头部的伤口。方法：将绷带先环形重叠缠绕两周，然后从中间开始，前后来回反折，后一圈压住前一圈 1/2～1/3，伤口包扎完毕，绷带环形重叠缠绕两周，将带尾中间剪开分成两头，打结固定。

各种绷带包扎法见图 4-25。

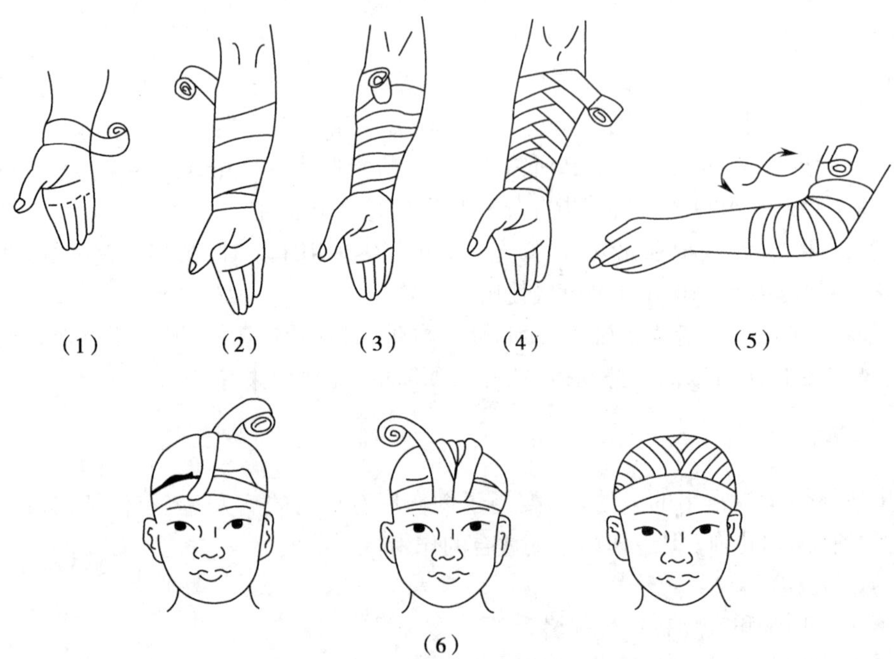

图 4-25 绷带包扎基本方法

（1）环形包扎法；（2）蛇形包扎法；（3）螺旋包扎法；（4）螺旋反折包扎法；（5）"8"字形包扎法；（6）回返式包扎法

2. 三角巾包扎法　主要用于创伤后现场包扎伤口。将三角巾叠成带状、燕尾状、双燕尾状、蝴蝶形等用于不同部位包扎(图4-26)。

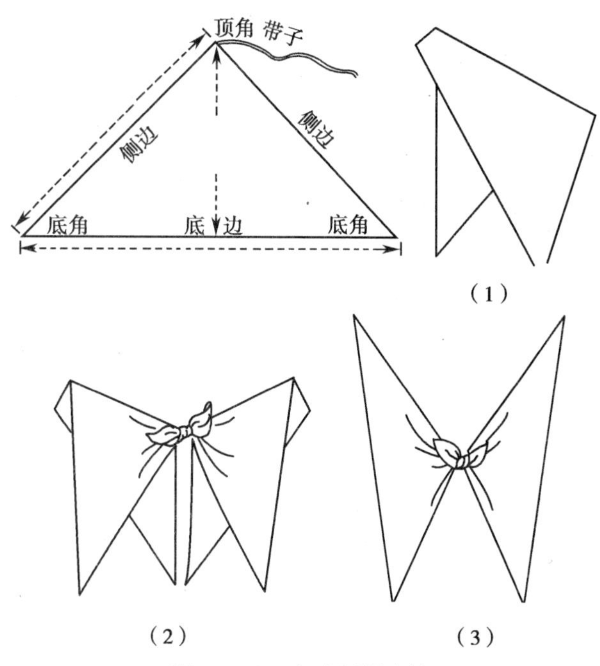

图4-26　三角巾折叠方法

(1) 燕尾式;(2) 双燕尾式;(3) 蝴蝶式

(1) 头顶部包扎法:将三角巾的底边向外向上反折3cm,正中置于前额处,高度齐眉,顶角经头顶垂于枕后,然后,把两底角经耳后拉紧,在枕后交叉并把顶角压在下面,再拉两底角在前额打结(图4-27)。

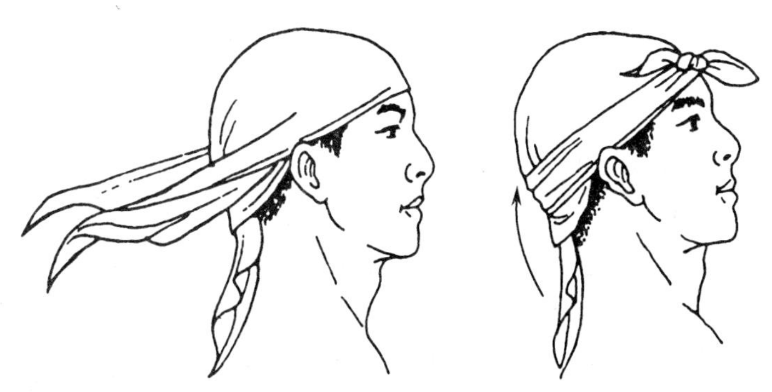

图4-27　三角巾头顶部包扎法

(2) 单肩包扎法:将三角巾折叠成燕尾式,尾角向上,放在伤侧肩上,大片向上盖住肩部及上臂上部,燕尾底边包绕上臂上部打结,两燕尾角分别经胸、背拉到对侧腋下打结(图4-28)。

(3) 双肩包扎法:将三角巾折叠成燕尾角等大的燕尾巾,夹角朝上对准项部,燕尾披在两肩上,两燕尾角分别经左右肩拉到腋下与燕尾底角打结。

(4) 胸部包扎法:将三角巾顶角越过伤侧肩部,垂于背后,使三角巾底边中央位于伤部下方,并在底部反折2横指,两底角拉至背后打结,再将顶角上的带子与底角结打在一起(图4-29)。

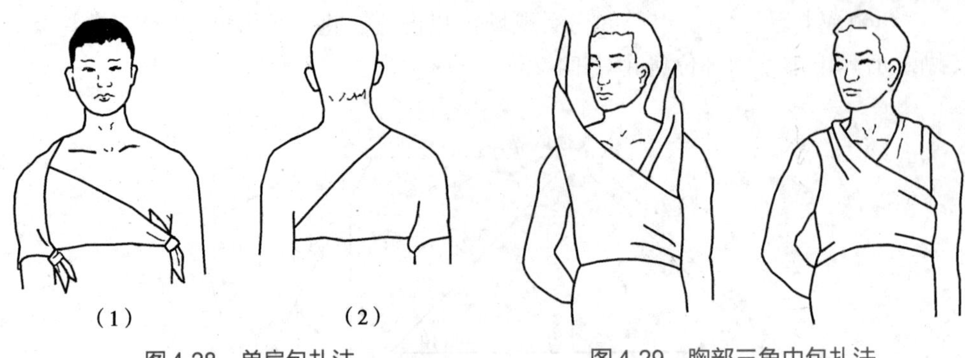

图 4-28 单肩包扎法　　图 4-29 胸部三角巾包扎法

(5) 背部包扎法：包扎背部方法与胸部相同，只是位置相反，结打于胸部。

(6) 下腹、臀部包扎法：三角巾顶角朝下，底边横放于脐部，拉紧两底角至腰部打结，顶角经会阴部拉至臀上方，顶角带子与底角余头打结（图 4-30）。

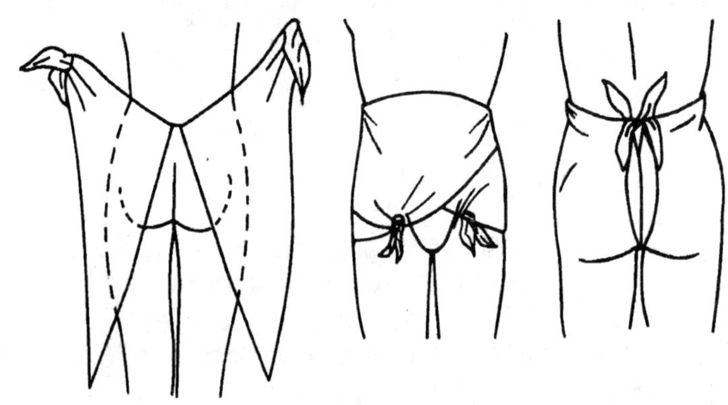

图 4-30 臀部三角巾包扎法

(7) 上肢包扎法：将三角巾一底角打结后套在伤侧手上，另一底角沿手臂后侧拉至对侧肩上，顶角包裹伤肢，前臂屈至胸前，拉紧两底角打结（图 4-31）。

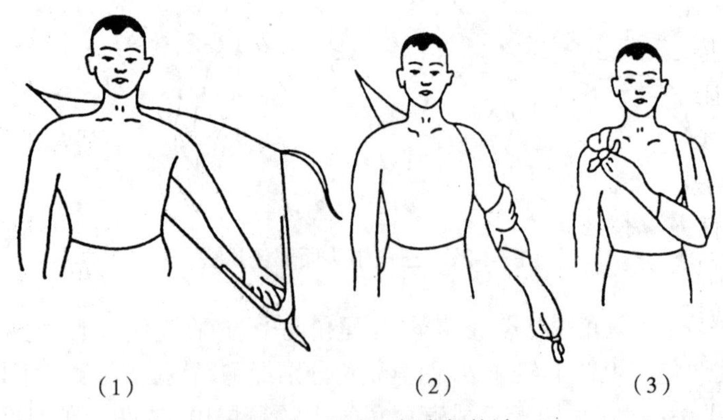

图 4-31 上肢三角巾包扎法

(8) 手（足）部的包扎法：将手（足）放于三角巾的中间位置，指（趾）尖对准顶角，将顶角提起反折覆盖于手（足）背上，然后将两底角绕过腕（踝）关节打结（图 4-32）。

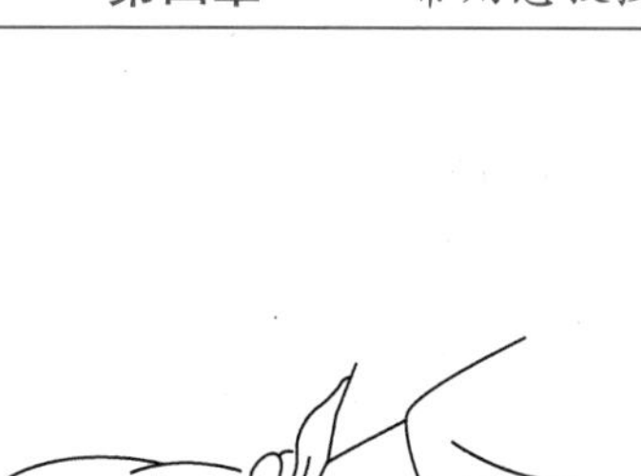

(1)　　(2)　　(3)

图 4-32　手（足）三角巾包扎法

（三）注意事项

1. 包扎的动作要轻、快、准、牢。避免触碰伤口，增加伤员的疼痛、出血和感染。

2. 包扎时应先简单清创并盖上消毒纱布再包扎。

3. 选择宽度合适的绷带，包扎应松紧适度，用力均匀，以防滑脱或压迫神经血管，影响远端血液循环。

4. 包扎时方向应自下而上、由左向右、自远心端向近心端包扎。四肢包扎要暴露出指趾末端，以便观察肢端血液循环。

5. 包扎时使病人的位置保持舒适，皮肤皱褶处用衬垫保护，包扎的肢体必须保持功能位。

6. 包扎结束打结时不要在伤口上打结，以免压迫伤口而增加伤员痛苦。

三、固定

固定是针对骨折采取的急救措施。通过固定可以限制骨折部位的移动，从而减轻伤员的疼痛，避免骨折断端因摩擦而损伤血管、神经及重要脏器，固定也有利于防治休克，便于伤员的搬运。

（一）固定材料

1. 夹板　是最理想的固定材料。现临床使用的有木质夹板、铁丝夹板、塑料制品夹板、充气式夹板、真空夹板等。

2. 敷料　衬垫，如棉花、衣物等，也可用绷带、三角巾固定。

3. 颈托、颈围或器具。

4. 如抢救现场一时找不到夹板，可就地取材，用竹板、木棒、镐把等代替。

（二）固定方法

急救时通常有夹板固定和自体固定两种固定方法。夹板固定时，要根据骨折部位选择合适的夹板，并辅以棉垫、纱布、三角巾、绷带等。自体固定是用三角巾或绷带将健肢和伤肢捆绑在一起，适用于下肢骨折固定，固定时应将下肢拉直，并在两下肢之间骨突出处放置衬垫，以防局部压伤。

1. 锁骨骨折固定　用毛巾垫于两腋窝前上方，将三角巾折叠成带状，两端分别绕两肩呈“8”字形，尽量使两肩后张，拉紧三角巾的两头在背后打结（图 4-33）。

2. 肱骨骨折固定　用一长夹板置于上臂后外侧，另一短夹板放于上臂前内侧，在骨折部位上下两端固定，肘关节屈曲成 90°，用三角巾将上肢悬吊，固定于胸前（图 4-34）。

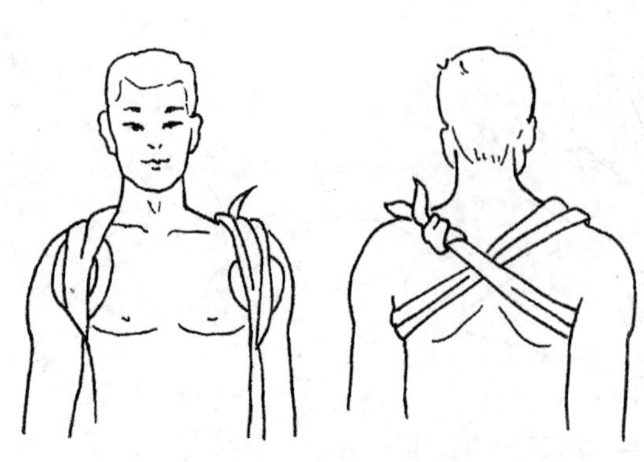

图 4-33 锁骨骨折临时固定法

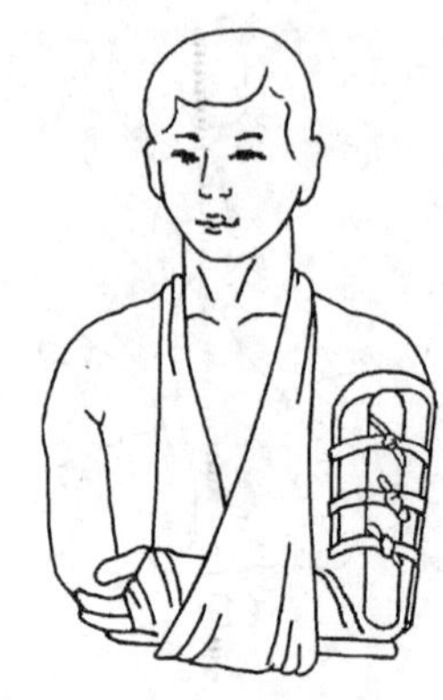

图 4-34 肱骨骨折临时固定法

3. 前臂骨折固定 使伤员屈肘 90°，拇指向上。取两块夹板分别置于前臂的掌、背两侧，然后用绷带固定两端，再用三角巾将前臂悬吊于胸前。

4. 股骨骨折固定 取一长夹板（长度自腋下或腰部至足跟）置于伤腿外侧，另一夹板（长度自大腿根部至足跟）放置于伤腿内侧，用绷带或三角巾分段将夹板固定牢靠（图 4-35）。也可用自体固定法（图 4-36）。

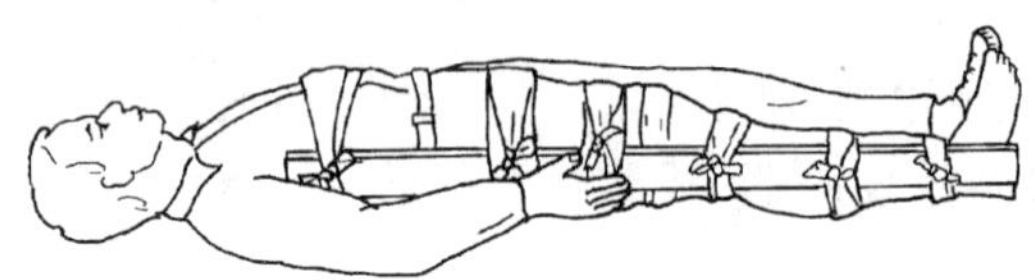

图 4-35 股骨骨折临时固定

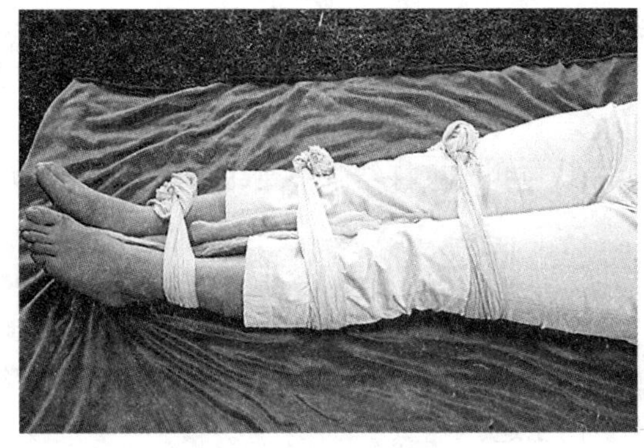

图 4-36 股骨骨折自体固定

5. 小腿骨折固定 取两块夹板（长度自大腿至足跟）分别置于伤腿内、外两侧，用绷带分段将夹板固定牢靠。

6. 脊柱骨折固定 颈椎骨折时，病人取仰卧位，尽快给病人上颈托（图 4-37），无颈托时可用沙袋或衣服卷填塞头、颈两侧，防止头左右摇晃，再用布条固定（图 4-38）。胸腰椎骨折时应平卧于硬板床上，用衣服等垫塞颈、腰部，用布条将病人固定在木板上。

（三）注意事项

1. 固定骨折部位前如有伤口和出血，应先止血、包扎，然后再固定骨折部位，如有休克先抗休克。

2. 开放性骨折如有骨端刺出皮肤，切不可将其送回伤口，以免发生感染。夹板长度须超过骨折的上、下两个关节，骨折部位的上、下两端及上、下两个关节均要固定牢固。

3. 夹板与皮肤间应加棉垫，使各部位受压均匀且易固定。

4. 肢体骨折固定时，须将指（趾）端露出，以观察末梢循环情况，如发现血运不良应重新固定。

5. 固定中避免不必要的搬动，不可强制伤员进行各种活动。

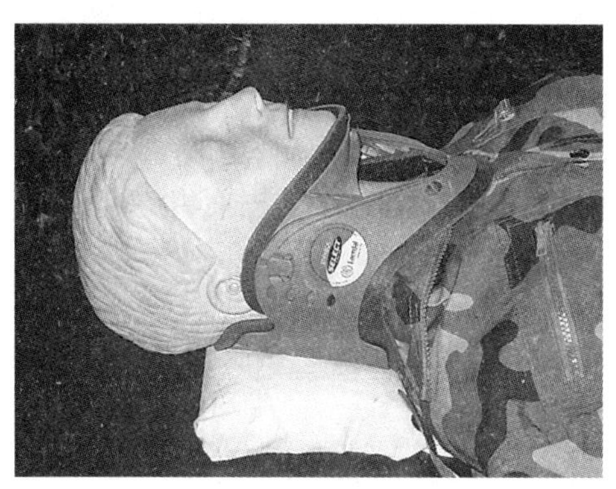

图 4-37　颈托固定

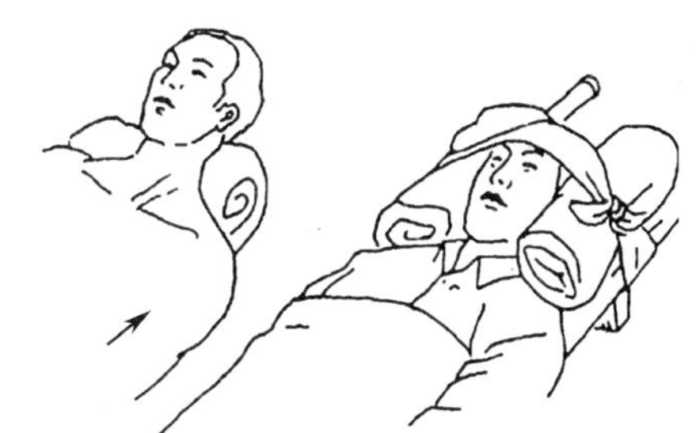

图 4-38　颈椎骨折固定

四、搬运

现场搬运伤员的目的是及时、迅速、安全地将伤员转运至安全地方，防止再次受伤，并迅速送达医院，接受进一步治疗。正确的搬运方法是急救成功的重要环节，而不恰当的搬运可以造成二次损伤。

（一）徒手搬运

适用于现场无担架，转运路途较短、病情较轻的伤员。

1. 单人搬运　①扶持法：适用于清醒并能够站立行走的伤员。救护者站在伤员一侧，使伤员靠近救护者，用一臂揽着救护者的头颈，救护者用外侧的手牵着伤员的另一手腕，救护者另一手伸过伤员背部扶持其腰部，使其身体略靠着救护者，扶持行走。②抱持法：适用于体重较轻的伤员。如伤员能站立，救护者站于伤员一侧，一手托其背部，一手托其大腿，将其抱起，伤员若意识清楚，可让伤员双手抱住救护者的颈部。③背负法：适用于老幼、体轻、清醒的伤者。救护者站在伤员前面，微弯背部，将病人背起，胸部创伤者不宜采用（图 4-39）。④拖行法：适用于体重较重的伤员，不能移动，现场又非常危险需立即离开者。拖拉时不要弯曲或扭转伤员的颈部和背部。

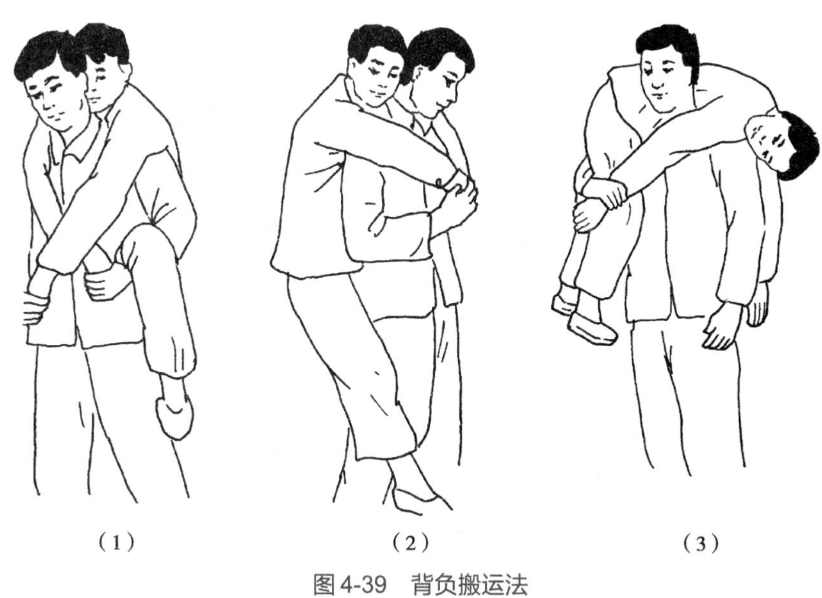

图 4-39　背负搬运法

2. 双人搬运 ①椅托法：两救护者同向站于病人两侧，各以一手伸入病人大腿之下而互相紧握，另一手交替支持病人背部。②拉车法：两个救护者，一人站在病人头部，两手插到腋前，将病人抱在胸前，另一人站在病人足部，跨在病人两腿中间，两臂环抱病人两膝部，两人步调一致将病人慢慢抬起（图4-40）。③平抬法：两人平排将病人平抱，亦可一左一右将病人平抬。

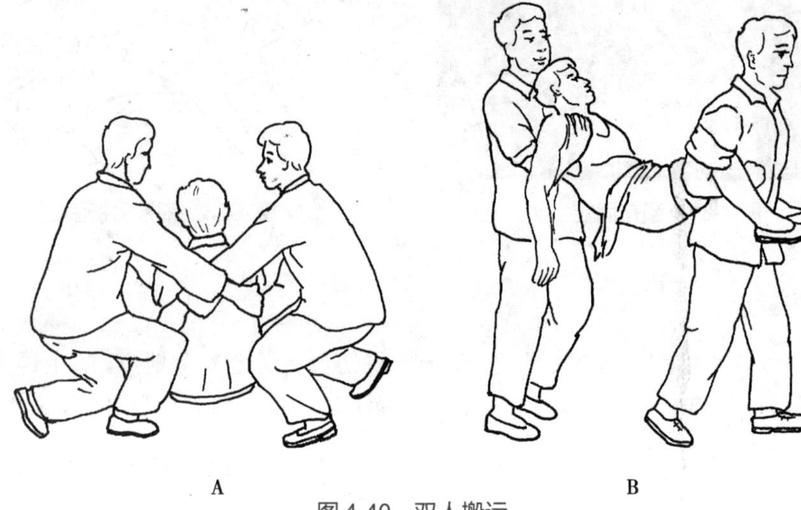

图4-40 双人搬运
A. 椅托式；B. 拉车式

3. 三人搬运或多人搬运术 适用于路程较近但体重较重的病人。可以三人并排将病人抱起步调一致前行（图4-41），第四人可固定头部，也可六人面对面从两侧将病人抱起。

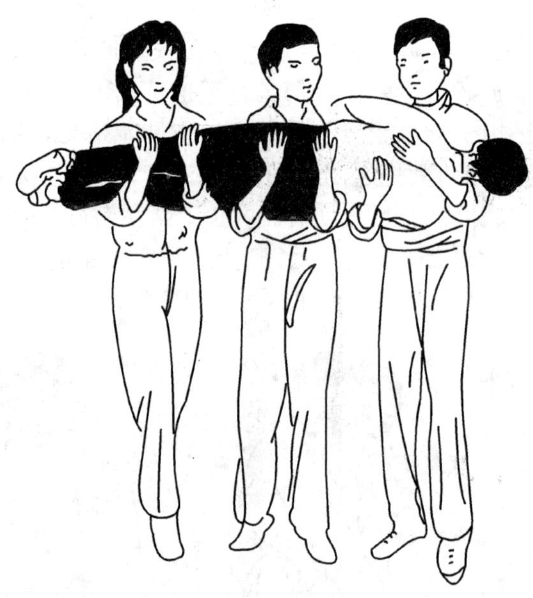

图4-41 三人搬运

（二）担架搬运

方便省力，适用于病情较重、转运路途较远或不宜徒手搬运的伤员。

1. 担架种类 ①四轮担架：可平稳地将伤员由现场推至救护车、飞机舱内，也可在医院内转接伤员。②铲式担架：适用于脊柱损伤等不宜随意翻动和搬运的危重伤员。③帆布折叠式担架：适用于一般伤员的搬运，不宜转运脊柱损伤的伤员。④楼梯担架：方便转运病人上下楼梯。⑤脊柱板担架：用于搬运脊柱损伤的病人。⑥船式担架：方便病人在山区、水面或空中救援搬运（图4-42）。

2. 搬运方法 ①2～4名急救人员组成一组，将伤员平稳托起移上担架，妥善固定，脚在前，头在后，以方便后面的担架员观察病情。②抬担架时要步调、行动保持一致，平稳前进。③向高处抬（如上台阶）时，前面的担架员要放低，后面的担架员则要抬高，以使伤员身体保持在水平状态。向低处抬（如下台阶）时，则相反。④后面的担架员应边走边观察伤员的病情如神志、呼吸、面色等，如有病情变化，应立即停下抢救，放担架时要先放脚后放头。

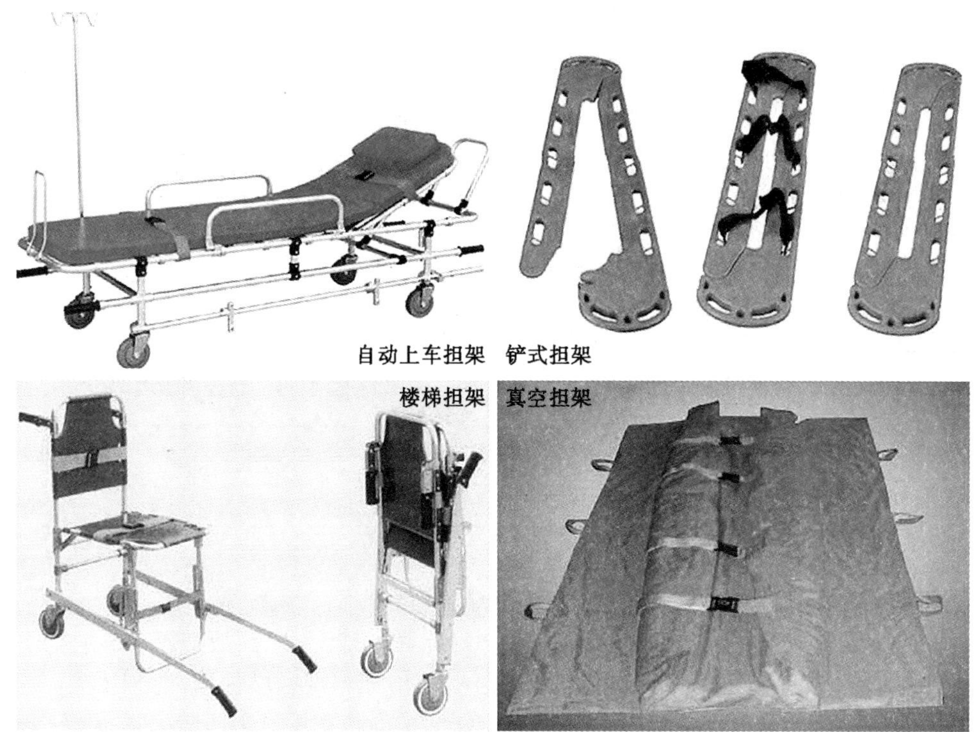

图 4-42 新型担架种类

(三)特殊病人的搬运

1. 腹部内脏脱出伤员的搬运　伤员双腿屈曲，腹肌放松，仰卧于担架上。腹部内脏脱出，不应回纳以免造成感染，可用一清洁的碗盆扣住内脏，再用三角巾包扎固定，然后搬运。

2. 昏迷或有呕吐窒息危险伤员的搬运　使病人侧卧或俯卧于担架上，头偏向一侧，保证呼吸道通畅的前提下搬运。

3. 骨盆损伤伤员的搬运　用三角巾将骨盆作环形包扎，搬运时使病人仰卧于硬板或硬质担架上，双膝略弯曲，其下加垫(图 4-43)。

4. 身体内带有刺入物伤员的搬运　先包扎好伤口，固定好刺入物，方可搬运。搬运时要避免碰撞、挤压，以防刺入物脱出或继续深入。

5. 脊柱损伤者搬运　从受伤现场至救治医院，整个搬运过程必须采取正确的方法，以防骨折进一步造成神经损伤。①严禁抱持、拖拽、背驮等可能使脊柱弯曲、移位的搬运方法。②应采用脊柱板、门板、黑板等不变形的硬质器具搬运。③先将伤员四肢伸直，双上肢放于体侧，脊柱板放于伤员一侧，由 3 人或 4 人同侧托起病人的头部、肩背部、腰臀部及双下肢，平放于硬质担架或硬板上。建议使用铲式担架。④整个搬运过程要求“轻柔、协调、同步”，以防躯干扭转。⑤颈椎损伤者，最好先用颈托固定，要有专人手锁固定伤者头颈部，保持颈部与躯干在同一轴线上，保证伤员平起平落，用沙袋、衣服卷、固定器固定在伤员的躯体两侧，或用大幅宽布将伤员与担架固定在一起，以防搬运途中因颠簸而导致肢体摆动，从而加重脊髓的损伤。⑥搬运时动作要协调一致，多人搬运可通过口令来保证步调一致(图 4-44)。

实训八　创伤急救技术

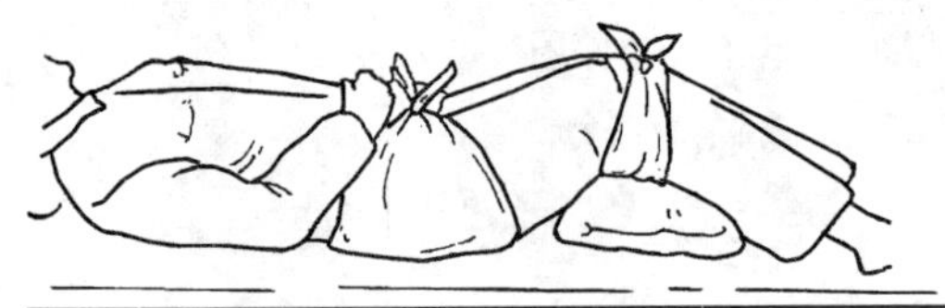

图 4-43　骨盆伤搬运

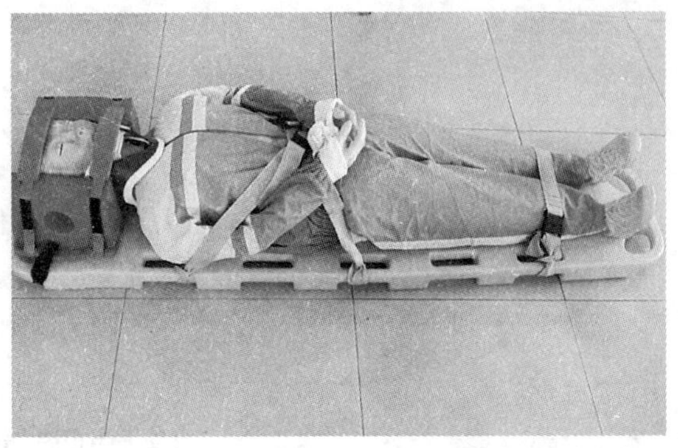

图 4-44　脊柱伤搬运

（来和平）

思考题

1. 胡女士，70 岁。因支气管哮喘合并感染，静滴青霉素 3 天疗效不佳。未作头孢菌素皮试而直接换用头孢唑林钠 2.0g 加生理盐水 20ml，静脉推注，当药液推入 4ml 时，病人突然出现呼吸困难，口唇发绀，呼吸减慢不规则而停止，继而出现四肢抽搐，意识丧失，血压未测出，瞳孔散大，大动脉搏动消失，心音消失，诊断为头孢唑林钠过敏反应引起心脏骤停。

请问：

（1）如何判断心脏骤停？

（2）如果你在现场对该病人如何进行基本生命支持？

（3）完整的心肺脑复苏应包括哪几部分？

2. 吴先生，50 岁。于 2014 年 3 月 1 日 19：05 晚饭后突然晕厥，当即倒地，意识丧失，呼吸停止，家人拨打“120”电话，同时行胸外心脏按压和人工呼吸，“120”急救人员 10 分钟后到达，经进一步胸外按压和电除颤后，病人恢复呼吸和心跳，后急送本院急诊。今晨转入 ICU，体格检查：意识不清，GCS 评分 5 分，T 38.9℃，双侧瞳孔对称，直径 6mm，对光反射存在，呼吸 28 次 / 分，心率 120 次 / 分。

请问：

（1）如何对病人进行高级心血管生命支持？

（2）脑复苏中常用哪些药物？给药途径如何选择？

（3）脑复苏的措施有哪些？

3. 病人男，45 岁，建筑工人。工作时不慎从数米高处跌下，当时卧地不起并诉说有腰痛，双下肢不能活动。由同事背至医院，检查见第 2 腰椎处有后突畸形，有压痛，双下肢感觉及运动功能丧失。

请问：

（1）对病人的现场急救是否妥当？

（2）对该病人急救时应注意什么？

第五章　重症监护

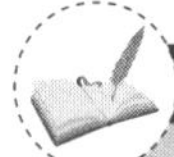

学习目标

1. 具有重症监护危急意识和责任意识；具有细致严谨的工作态度和协作沟通能力。
2. 掌握 ICU 的病人收治范围与收治程序。
3. 熟悉 ICU 的概念、ICU 的感染控制。
4. 了解 ICU 的设置、ICU 的管理。
5. 熟练掌握心电、血压、SpO_2、CVP 监测技术及输液泵、微量注射泵的使用。
6. 学会呼吸机应用、动静脉置管的护理配合。

第一节　重症监护病房

重症监护病房（intensive care unit，ICU）或称加强监护病房。ICU 是医院危重病人集中监护治疗的场所，是集中了一批经过专业培训的医护人员，应用先进的医疗仪器设备和先进的诊疗、护理技术，对危重病人集中进行严密、动态监测、强化治疗与护理的场所。

一、ICU 建设标准

（一）ICU 布局设置

1. 位置　ICU 应设置在通道宽敞、靠近电梯处，以方便病人转运；靠近手术室、复苏室、放射科、检验科、血库等，以便于病人紧急检查和抢救。

2. 床位　ICU 床位设置应根据医院规模和总床位数来确定。综合性医院综合 ICU 床位数应占全院总床位的 2%～8%，床位利用率以<75% 为宜。每张床占地面积不小于 $9.5m^2$，以 15～$18m^2$ 为宜，床间距大于 1m，有功能完善的设备带或功能架，每床应配备不少于 20 个电源插孔，其上配置氧气、压缩空气和负压吸引插口。病床应使用多功能床并配有防压疮床垫。

3. 室内环境　室温要求保持在（24±1.5）℃，湿度 55%～65%，聚光和中心照明，自然采光好，通风良好。地面、墙面、天花板应尽量使用高吸音材料，减少噪声。

4. 中心监护站　设置在所有病床的中央地区，能直接观察到所有病人为佳。

（二）ICU 人员编制

一般综合性 ICU 医生与床位的比例为 0.8∶1 以上，护士与床位的比例为 2.5∶1～3∶1，还应配有物理治疗师、感染控制师、放射检查人员、心理治疗师等医疗辅助人员、设备维修人员和勤杂保洁员。

（三）ICU 装备

包括监测设备和治疗设备两种。

1. 监测设备　多功能监护仪、呼吸功能监护仪、心脏血流动力学监测仪、脉搏血氧饱和度监测仪、血气分析仪、心电图机以及影像监测设备（X 线机、超声设备）等。

2. 治疗设备　呼吸机、除颤器、输液泵、微量注射泵、起搏器、主动脉内球囊反搏器、血液净化仪、中心供氧、中心吸引装置等。

（四）ICU 功能要求

1. 能够实施各种监测技术以及操作技术。
2. 有持续性生命体征监测和有创血流动力学监测的能力。
3. 有心肺复苏的能力和紧急做心脏临时性起搏的能力。
4. 有呼吸道管理及氧疗能力。
5. 有对各个脏器功能较长时间支持的能力。
6. 有进行全肠道外静脉营养支持的能力。
7. 有对各种检验结果做出快速反应的能力。
8. 在病人转送过程中有生命支持的能力。

二、ICU 模式

1. 专科 ICU　一般由临床一级或二级科室所设立，是专门为收治某个专科危重病人而设立的，如心内科 ICU（CCU）、呼吸科 ICU（RCU）等。

2. 部分综合 ICU　是由医院内较大的一级临床科室为基础组建的 ICU，介于专科 ICU 与综合 ICU 之间，如外科 ICU、内科 ICU、麻醉科 ICU 等。

3. 综合 ICU　是一个独立的一级临床科室，受院部直接管辖，收治医院各科室的危重病人，其重症监护能力代表全院最高水平。

三、ICU 的收治对象及收治程序

（一）ICU 的收治对象

ICU 收治病人范围包括急性、可逆、危及生命的器官或系统功能衰竭，经过重症监护和治疗短期内有望得到恢复的病人。存在各种高危因素有生命危险，经过重症监护和治疗可降低死亡风险的病人。慢性器官或系统功能不全急性加重且危及生命，经重症监护和治疗有可能恢复到原来或接近原来状态的病人。主要收治的病人包括：①创伤、休克、感染等引起的多器官功能障碍病人。②心肺复苏术后需长时间给予治疗支持的病人。③严重多发伤、复合伤。④各种物理、化学因素导致的危急重症病人。⑤急性心肌梗死、严重心律失常、急性心力衰竭并有严重并发症病人。⑥各种术后需重症监护病人。⑦严重水、电解质和酸碱失衡病人。⑧严重代谢障碍性疾病病人。⑨各种原因昏迷、休克及各器官系统功能不全病人。⑩器官移植术后病人。

（二）ICU 的收治程序

重症病人转入 ICU 前必须由 ICU 医生会诊后方可转入，ICU 护理人员要了解病人的诊断、治疗、病情发展情况及转入目的，并做好相应的准备。转入时，一般由原科室医生、护士及家属陪同。病人入 ICU 的具体接收流程如图 5-1。

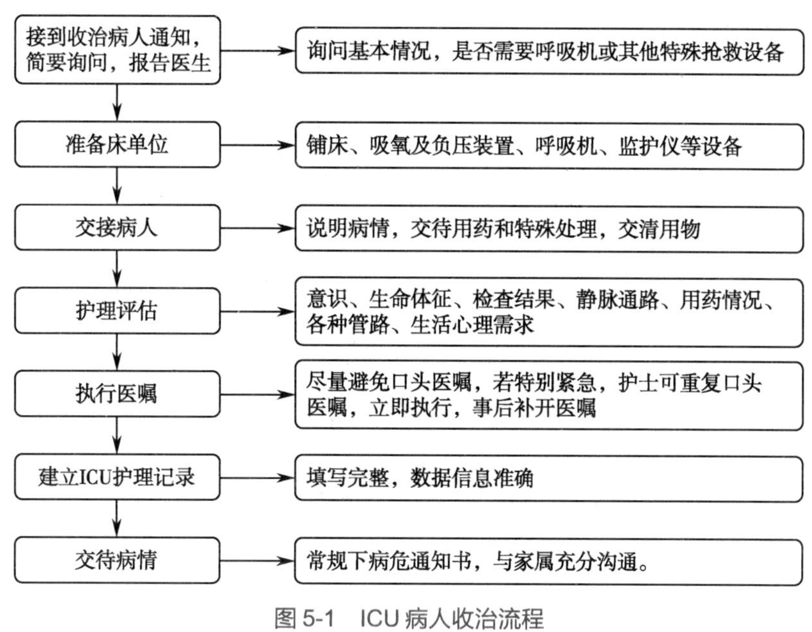

图 5-1 ICU 病人收治流程

第二节 ICU的管理

一、ICU 人员管理

（一）组织领导管理

ICU 实行院长领导下的科主任负责制，科主任负责科内全面工作，定期查房，组织会诊和主持抢救任务。ICU 有自己的专业团队及一整套强化治疗手段。医生的配备采取固定编制与轮科、进修医师相结合。护士长负责监护室的管理工作，包括安排护理人员工作、检查护理质量、监督医嘱执行情况及护理文书书写情况等。护理队伍是 ICU 的主体，主要承担监测、护理、配合医生抢救与治疗等任务。

（二）规章制度管理

ICU 必须建立健全各项规章制度，除执行医院各项制度外，还应制定符合 ICU 工作特征的制度。如 ICU 诊疗及护理操作常规、病人转入、转出 ICU 制度、抗生素使用制度、抢救设备操作及管理制度、特殊药品管理制度、ICU 院内感染防控制度、不良医疗事件防范与报告制度、危重症会诊制度等。

二、ICU 设备管理

ICU 所有抢救与监护设备均应处于备用状态，要保证随时可用。设备管理要求：设备使用者要掌握仪器的操作及性能。设备要定期检查和维修，及时清洁、消毒、保养。要设专人负责，一般不得外借或挪用。要建立设备档案，登记造册，每班都要进行交接并记录。要做到“四定四防”：定人、定位置、定数量、定品种；防潮、防热、防腐蚀、防震。

三、ICU 感染管理

ICU 是危重病人最集中的治疗和护理单元，是院内感染的高发区。因此，降低院内感染的发生率是提高抢救成功率的关键。感染控制措施主要包括：

1. 合理划分病房功能分区，要有合理的医疗流向（包括人员流动和物品流动）。

2. 设置隔离病房，专门收治严重创伤、感染及免疫力低下的病人。

3. 严格执行无菌操作，给病人治疗和护理时，尽量使用一次性医疗护理用品，遵守无菌操作规程，保证病人创面、穿刺和插管部位无菌。

4. 加强病室人员出入管理，医护人员及探视人员进入病室时应更换清洁外衣和鞋子，尽量减少不必要的进出。

5. 注意手卫生，病房要有足够的洗手设备和设施，增加医护人员执行洗手的依从性，严格按手卫生制度洗手。

6. 严格执行消毒制度，凡感染病人使用过的器械均须进行消毒 - 清洗 - 灭菌这一流程，定期对物体表面和室内空气进行细菌培养，控制物体表面细菌菌落数$<5cfu/m^2$，室内空气$<200cfu/m^3$。

7. 合理使用抗生素，应根据细菌培养及药敏试验结果合理选择抗生素。

8. 建立 ICU 院内感染监控系统，做好院内感染预防与通报工作。病人的引流液和分泌物常规多次做细菌培养，以便及早发现感染，及时对症处理。

第三节　各系统功能监护

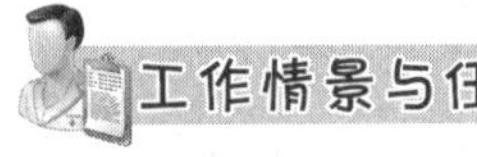

导入情景：

李先生，47 岁。因车祸导致颅内出血，急诊开颅手术清除血肿，术后入 ICU 行重症监护。神志不清，T 37.8℃，P 102 次 / 分，BP 90/60mmHg，R 32 次 / 分。

工作任务：

1. 为赵先生实施心电、血压、氧饱和度及呼吸监护。
2. 用格拉斯哥昏迷评分量表为赵先生评分。
3. 协助医生进行颅内压监测。

一、呼吸系统功能监护

（一）呼吸运动监护

1. 呼吸频率　是最简单而实用的基本呼吸功能监测项目，可以通过目测，也可以通过仪器测定。正常成年人在安静状态下，呼吸频率为 12～20 次 / 分，吸呼比为 1∶（1.5～2.0）。呼吸频率>20 次 / 分为呼吸过速，<12 次 / 分为呼吸过缓。呼吸过速或过缓均提示可能发生呼吸功能障碍。

2. 常见的异常呼吸运动及临床意义见表 5-1。

表 5-1 常见的异常呼吸运动及临床意义

名称	临床意义
潮式呼吸	见于中枢神经损害、糖尿病昏迷、中毒和充血性心力衰竭等病人
间停呼吸	见于脑膜炎和尿毒症等病人
深大呼吸	见于糖尿病酸中毒和其他能出现酸中毒的病人
长吸呼吸	见于脑血管栓塞、脑出血等病人

（二）脉搏氧饱和度（SpO_2）监护

1. 监测方法　SpO_2 监测具有无创、连续、方便、快捷等优点。监测时将传感器置于手指、脚趾、耳垂等具有动脉血流且组织较薄的部位，即可获取 SpO_2。休克、体温过低、贫血、使用血管活性药物、电磁干扰、涂抹指甲油、灰指甲、光线过强等会影响监测结果的准确性，长时间监测要注意观察病人局部皮肤及指甲情况，定时更换传感器位置。

2. 临床意义　SpO_2 监测是利用脉搏氧饱和度仪测得的病人的血氧饱和度，从而间接判断病人的氧供情况，现在被称为第五生命体征监测，正常值为 96%～100%，SpO_2<90% 时常提示有低氧血症。

（三）呼吸功能监护

1. 潮气量（VT）　指每一次平静呼吸时吸入或呼出的气体量。正常成人平均值为 500ml 或 8～10ml/kg。潮气量减小见于间质性肺炎、肺纤维化、肺梗死等。当潮气量<5ml/kg 时，即为进行人工通气的指征。

2. 每分通气量（VE）是指在静息状态下每分钟呼出或吸入的气体量。VE＝VT×RR，正常值为 6～8L/min，是肺通气功能最常用的监测指标之一，成人 VE>10～12L/min，常提示通气过度，VE<3～4L/min，提示通气不足。

3. 每分钟肺泡通气量（VA）　为有效通气量，等于潮气量减去无效腔量后再乘呼吸频率。正常值为 4.2L/min，是真正的气体交换量。临床上肺泡通气量不足可致缺氧及二氧化碳潴留、呼吸性酸中毒等情况发生。

4. 生理无效腔（VD）　是解剖无效腔与肺泡无效腔之和。健康人解剖无效腔与生理无效腔几乎相等，疾病时生理无效腔可增大。VD/VT 反映通气效率，正常值 0.2～0.35。当 VD/VT 增加时，肺泡通气 / 血流比率失调，无效通气量增加。

5. 呼气末二氧化碳（$P_{ET}CO_2$）监护　临床上常用红外线 CO_2 分析仪连续无创监测呼吸周期中的 CO_2 浓度。$P_{ET}CO_2$ 正常值为 30～45mmHg，与 $PaCO_2$ 数值相近。$P_{ET}CO_2$ 可反映肺通气功能状态和计算二氧化碳的产生量；也可反映循环功能和肺血流情况，肺血流量减少，$P_{ET}CO_2$ 降低；还可判断人工气道的位置与通畅情况，当气管插管移位误入食管时，$P_{ET}CO_2$ 会突然降低接近于零。

6. 氧合指数（PaO_2/FiO_2）　即吸氧浓度（FiO_2）与动脉血氧分压之比，正常值为 400～500，<300 时提示病人存在急性肺损伤；≤200 时提示发生 ARDS；<150 时，提示病人气体交换及氧合功能极差，是气管插管和机械通气的指征。

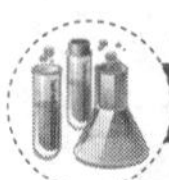
知识窗

经皮 CO_2 分压监测

是呼气末 CO_2 监测以外对 CO_2 分压进行监测的一种无创性方法，主要通过运用固态 CO_2 电极或结合 O_2 电极测定渗逸到皮肤表面的 CO_2 来预测 $PaCO_2$，该方法不受肺部疾病的影响，较 $P_{ET}CO_2$ 应用范围更加广泛。存在的主要缺点：一是可能导致皮肤烫伤；二是当通气突然改变时，测得的 CO_2 分压变化较 $P_{ET}CO_2$ 有较长的滞后；三是经皮 CO_2 分压监测技术复杂且价格昂贵，因而应用受到一定限制。

（四）动脉血气分析

动脉血气分析监测是选择体表易扪及的动脉，如桡动脉、足背动脉和股动脉等，必要时也可从动脉留置导管中直接采取动脉血，进行相关指标监测，监测结果应结合病人病史及临床体格检查，综合评估病人氧合、气体交换和酸碱状态。是危重病人呼吸功能监测的常用指标之一。

1. 动脉血采集

（1）采血时机：采血时机要合适，病人在吸氧情况下会明显影响动脉血气分析结果。

（2）采血部位：动脉采血部位应选择侧支循环丰富，浅表易扪及的外周动脉。桡动脉为首选。桡动脉无法穿刺时可选择足背动脉、肱动脉、股动脉。

（3）采血方法：①准备：在采集动脉血标本前，必须用肝素钠稀释液湿润注射器或使用特殊血气分析注射器。在抽取动脉血标本前推净注射器内的液体和气泡。②采血：在动脉搏动最明显处进针采血 2ml。采血后立即拔出针头并将针头插入准备好的胶塞内密封，使之与空气隔绝，然后轻摇注射器，使血液和肝素充分混匀，防止凝血。血标本中的气泡会影响血气分析中 pH、PaO_2、$PaCO_2$ 的检测结果，特别是 $PaCO_2$。理想的血气标本，其空气气泡应低于 5%。③送检：送检要及时，PaO_2、$PaCO_2$ 的检测必须在 15 分钟内完成，其余项目要求在 60 分钟内完成。

2. 血气分析监测指标

（1）动脉血氧分压（PaO_2）：是指溶解在动脉血中的氧产生的压力。正常范围：80～100mmHg，血氧分压与组织供氧有直接关系，因此，PaO_2 是临床上衡量有无缺氧及缺氧程度的重要指标。PaO_2 60～80mmHg，提示轻度缺氧；PaO_2 40～60mmHg，提示中度缺氧；PaO_2 20～40mmHg，提示重度缺氧。此外，PaO_2 还作为诊断呼吸衰竭的重要指标，也是诊断酸碱失衡的间接指标，具有重要的临床意义。

（2）动脉血氧饱和度（SaO_2）：是指动脉血中单位血红蛋白携带氧的百分比。即血红蛋白氧含量与氧容量之比乘以 100%。正常值为 96%～100%。血氧饱和度反映血红蛋白结合氧的能力，受氧分压、温度、CO_2 分压、H^+ 浓度等的影响，也与血红蛋白的功能状态有关，如碳氧血红蛋白、变性血红蛋白就不再具有携带氧的能力。

（3）动脉血氧含量（CTO_2）：是指 100ml 动脉血中所含氧的总量。CTO_2 正常值为 16～20ml/dl。CTO_2 与氧分压之间存在一定关系，但是当血氧分压超过 100mmHg 时，随氧分压的增高血红蛋白的携氧量将不再继续增加，而呈平行的比例关系。

（4）动脉血二氧化碳分压（$PaCO_2$）：是指溶解在动脉血中的 CO_2 所产生的压力，是反映通气状态和酸碱平衡的重要指标。正常值为 35～45mmHg。$PaCO_2$ 降低表示肺泡通气

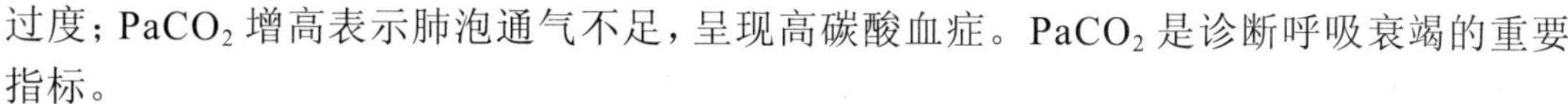

过度；$PaCO_2$ 增高表示肺泡通气不足，呈现高碳酸血症。$PaCO_2$ 是诊断呼吸衰竭的重要指标。

（5）二氧化碳总量（T-CO_2）：是指存在于动脉血中一切形式的 CO_2 的总和。正常值为 28～35mmoL/L。一般在 $PaCO_2$ 增高时 T-CO_2 增高，血中 $H_2CO_3^-$ 增高时 T-CO_2 亦增高。

二、循环系统功能监护

（一）床旁心电监护

床旁心电监护是一种反映心脏电活动的有效无创监测方法，心电监测一直被列为循环系统常规的监测手段，适用于心律失常、心力衰竭、不稳定心绞痛、急性心肌梗死、昏迷、各类休克、严重电解质紊乱、各类大手术等危重病人。

1．心电监护的临床意义

（1）监护心律失常：心电监测对发现心律失常、识别心律失常性质，具有独特的诊断价值。

（2）监护心肌损害：观察心肌梗死心电图动态演变过程，评价再灌注及治疗效果。

（3）监护电解质紊乱：危重病人在治疗过程中，很容易发生电解质紊乱，最常见的是低钾和低钙，持续心电监测对早期发现电解质变化有重要意义。

（4）监护治疗效果：通过心电监测可及时、有效地评估抗心律失常等各种治疗方法的疗效及不良反应，如监测安装临时起搏器病人的起搏信号、感知功能，监测电复律病人的除颤后心律等。

2．心电监护方法　目前 ICU 通常使用心电监护系统，对病人心电变化进行连续动态监测。该系统由一台中心监护仪和数台床边监护仪组成，可同时监测和记录若干个病人的心电、呼吸、有创血压和无创血压、血氧饱和度，可实时显示各种数据与波形。具有设置报警功能，可使图像冻结，以便仔细观察和分析图形。具有数小时至 24 小时各参数的趋向显示和记录功能（具体操作方法见本章第四节）。

（二）血压监护

1．无创血压监护　应用对机体组织没有机械损伤的方法，间接取得有关心血管功能的各项参数，并发症少。目前，临床上应用最广泛的自动化无创动脉血压监测是采用振荡技术，即上臂缚上袖带，测压仪设置时间后可定时自动使袖带充气或放气，通过压力换能器将肱动脉压力转换为电信号。测压仪能够自动显示收缩压、舒张压、平均动脉压和脉率。该仪器的特点是误差小，可根据不同年龄选择不同型号的袖带。ICU 床旁监护仪均有无创血压监护功能，可通过简单操作完成动态血压监测功能。

优点：①无创伤性，重复性好；②操作简便容易掌握；③适用范围广；④按需定时测压，省时省力；⑤测平均动脉压尤为准确。

缺点：①不能够连续监测；②不能反映每一心动周期的血压变化；③不能够显示动脉波形；④可出现上肢缺血、麻木等并发症；⑤易受肢体活动、动脉壁弹性和袖带影响。

2．有创血压监护　即动脉穿刺插管直接测压法，是经体表插入各种导管或监测探头到心脏和（或）血管腔内，利用各种监测仪直接测出血压的方法。它可以反映每一个心动周期内的收缩压、舒张压和平均动脉压。

优点：①通过动脉压的波形能初步判断心脏功能，估计右心室收缩能力和判断是否有心律失常；②经动脉穿刺导管取动脉血标本，可定时测定血气分析及电解质变化；③体外循环转流时使用，通过动脉穿刺直接测压方法仍能连续监测动脉压。由于直接测压方法具有上述诸多优点，可以弥补无创血压监测中的不足。因此，也是重症监护病房中最常用的监测血压的方法之一。

缺点：①该法具有创伤性，对穿刺技术和测压原理要求较高。②有动脉穿刺插管的并发症如局部血肿、血栓形成等，故应从严掌握指征。

（三）中心静脉压（CVP）监护

CVP 是上、下腔静脉与右心房交界处的压力，能反映右心功能和血容量状态。在危重症病人抢救过程中，中心静脉穿刺置管术应用极为广泛，既可以中心静脉测压，又可以输注血制品、静脉营养液等（具体操作方法见本章第四节）。

三、中枢神经系统功能监护

（一）意识状态监测

意识障碍是神经系统功能不全最常见的体征，是神经系统功能监测中最常用、最容易观察监测的。意识障碍通常分为嗜睡、昏睡、浅昏迷、深昏迷 4 个等级。目前临床上常使用格拉斯哥昏迷评分量表（GCS）（表 5-2）对病人的意识障碍及其严重程度进行观察和评估。

表 5-2　格拉斯哥昏迷评分量表

睁眼反应	记分	语言反应	记分	运动反应	记分
自动睁眼	4	定向正常	5	能按指令发出动作	6
呼之睁眼	3	应答错误	4	对刺激能定位	5
疼痛引起睁眼	2	言语错乱	3	对刺激能躲避	4
不睁眼	1	言语难辨	2	刺痛肢体屈曲反应	3
		不语	1	刺痛肢体过伸反应	2
				无动作	1

GCS 是用量表总分来描述病人的意识障碍程度，评分时按病人睁眼反应、语言反应、运动反应 3 项反应的情况给予评估记分。评分范围为 3～15 分，最高 15 分（无昏迷），最低 3 分，总分越低，表明昏迷程度越深，通常总分在 8 分以上恢复机会较大，7 分以下预后不良，3～5 者有潜在死亡危险。在评分时，必须以病人的最佳反应计分。但此量表有一定的局限性：对眼肌麻痹、眼睑肿胀者无法评价其睁眼反应；对气管插管和气管切开者无法评价其语言反应；对四肢瘫痪者无法评价其运动反应。

（二）颅内压的监测

颅内压（intracranial pressure，ICP）是指颅内容物对颅腔壁产生的压力。持续 ICP 监测是诊断颅内高压最迅速、客观与准确的方法，也是观察颅脑疾病危重病人病情变化的一项重要指标，它的改变常发生在颅内疾病出现症状之前。

1. 正常值　脑脊液循环通畅时，通常以侧卧位腰段蛛网膜下腔穿刺所测的脑脊液压力为代表。ICP 超过 15mmHg 称为颅内压增高。一般将 ICP 分为四级：ICP<15mmHg 为正常；15～20mmHg 为轻度升高；21～40mmHg 为中度升高；>40mmHg 为重度升高。

2. 适应证　①进行性颅内压升高的病人，如脑水肿、脑脊液循环通路受阻、颅脑外伤、颅内感染等。②颅脑手术后颅骨骨瓣复位不当或包扎过紧所致的脑水肿，或因术后疼痛引起颅内压变化，需要颅内压监测的病人。③使用机械通气呼气末正压（PEEP）的病人，包括重症颅脑损伤或其他原因，可根据颅内压改变调整机械通气参数。

3. 临床意义 ①有利于及早发现颅内压增高，并配合其他辅助检查诊断中枢神经系统疾病。②结合颅内压监测，能及早发现颅内压升高，避免继发性脑损伤。③通过颅内压监测，有助于观察各种降颅内压治疗的效果和预后评估。

四、肾功能监护

（一）尿量监测

尿量变化是反映肾功能改变的最直接的指标，在临床上通常记录每小时及24小时尿量。当1小时尿量少于30ml时，多为肾血流灌注不足，间接提示全身血容量不足；当24小时尿量少于400ml时称为少尿，表示有一定程度的肾功能损害；24小时尿量少于100ml称为无尿，是肾衰竭的诊断依据之一。

（二）肾小球功能监测

1. 血尿素氮（BUN） 测定血中BUN的含量，可以判断肾小球的滤过功能。

（1）正常值：2.9～6.4mmol/L。

（2）临床意义：肾脏功能轻度受损时，尿素氮可无变化，当尿素氮高于正常时，肾脏的有效肾单位往往已有60%～70%的损害。因此，尿素氮测定不是一项敏感方法。但对尿毒症诊断有特殊价值，其增高的程度与病情严重程度成正比，故对病情的判断和预后的估价有重要意义。临床上动态监测尿素氮浓度极为重要，进行性升高是肾功能进行性加重的重要指标之一。

2. 血肌酐 肌酐由肾小球滤过而排出体外，故血清肌酐浓度升高反映肾小球滤过功能减退。

（1）正常值：58～106μmol/L。

（2）临床意义：肌酐受食物影响较小，主要为肌肉代谢产生，由肾小球滤过而排出体外，故血清肌酐浓度升高反映肾小球滤过功能减退。各种类型的肾功能不全时，血肌酐明显增高。

（三）肾浓缩-稀释功能

主要用于监测肾小管的重吸收功能。现在临床上常采用简化的或改良的浓缩-稀释试验。方法为：在试验的24小时内病人保持日常的饮食和生活习惯，晨8时排弃尿液，自晨8时至晚8时，每2小时留尿一次，晚8时至次晨8时留尿一次，分别测定各次尿量和尿比重。

1. 正常值 昼尿量与夜间尿量之比为3∶1～4∶1；夜间12小时尿量应少于750ml；最高的一次尿比重应在1.020以上；最高与最低尿比重之差应大于0.009。

2. 临床意义 夜间尿量超过750ml常为肾功能不全的早期表现。昼间各份尿量接近，最高尿比重低于1.018，则表示肾脏浓缩功能不全。若尿比重固定在1.010左右，见于慢性肾炎、高血压病、肾动脉硬化等的晚期，提示肾小管浓缩功能损害严重。

第四节 重症监护技术

一、多功能床旁监护仪的使用

（一）适应证

凡是病情危重需要进行持续不间断的监测心率、心律、体温、呼吸、血压、脉搏及经皮

SpO_2等的病人。

（二）操作方法

1. 操作前准备　评估病人有无紧张、焦虑、恐惧等心理反应；评估胸前区皮肤有无破损或出血点；评估指甲与甲床是否适合放置脉搏血氧饱和度传感器；准备多功能床旁监护仪及其附件、电极片、生理盐水棉球、纱布等。

2. 连接多功能床旁监护仪各导联，接通电源，开机自检。

3. 心电监测

(1) 清洁皮肤：病人取平卧位或半卧位，清洁贴电极片部位的皮肤，使之脱脂降低皮肤的电阻。

(2) 贴电极片：在相应部位贴上一次性电极片，通过电极片外的金属小扣与电极导联线相连接。临床上多功能床旁监护仪的导联装置有三导联装置和五导联装置两种，每种监护仪都标有电极放置位置示意图，可具体参照放置（图5-2）。

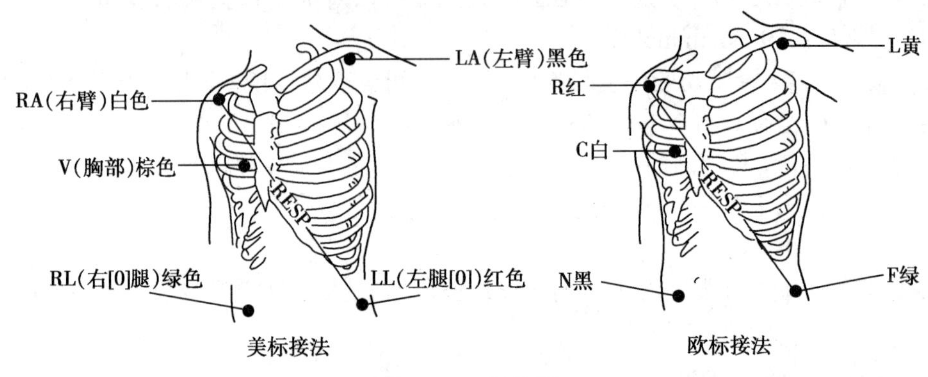

图5-2　电极位置

三导联装置电极片安放位置：左上（LA）在左锁骨中线第1、2肋间；右上（RA）在右锁骨中线第1、2肋间；左下（LL）在剑突下。

五导联装置电极片安放位置：右上（RA）在右锁骨中线第1、2肋间；右下（RL）在右锁骨中线剑突水平处；中间（C）在胸骨左缘第四肋间；左上（LA）在左锁骨中线第1、2肋间；左下（LL）在左锁骨中线剑突水平处。

(3) 观察心电图：选择波形清晰的导联，一般选择Ⅱ导联。

(4) 设置心率报警界限：一般心率报警上限为110次/分，报警下限为50次/分。

4. SpO_2监测　将经皮SpO_2传感器的一端与多功能床旁监护仪连接，另一端夹在病人的手指上，感应区对准甲床，观察其波形变化并根据病情设置波幅及报警界限，经皮SpO_2报警一般上限设为100%，报警下限为96%。

5. 无创血压监测　将袖带缠在病人肘上2指处，松紧度以能够插入1指为宜，感应位置在肘前肱动脉处，按血压测量键，根据病情或遵医嘱设定间隔时间和血压报警界限。

6. 记录　及时记录显示器上的各项参数，动态观察病人的病情变化。

7. 整理用物　整理用物，告知病人在监测过程中的注意事项。

（三）注意事项与护理要点

1. 注意安全，及时检修机器，避免机器漏电而威胁人身安全。

2. 监护导联所描记的心电图不能代替常规心电图检查。

3. 贴电极片前一定使皮肤脱脂干净，尽量降低皮肤电阻，避免心电图波形受到干扰变形。出汗时随时更换电极片，保证电极片与皮肤紧密接触，贴电极片时要避开电除颤位置。

4. 电极片连续应用 72 小时需更换放置位置，防止在同一部位过久刺激皮肤引起损伤。若病人对电极片有过敏现象发生，则需每日更换电极片或改变电极片位置。

5. 经皮 SpO_2 检查应每隔 2 小时观察监测部位的末梢循环情况和皮肤情况，并更换经皮 SpO_2 传感器安放位置，避免影响 SpO_2 监测的因素。

6. 机器出现报警，及时查明原因，并处理或报告医生。

二、呼吸机的使用

（一）适应证

1. 任何通气、换气功能障碍病人，除张力性气胸外均可使用机械通气。

2. 预防性通气治疗　危重病人尚未发生呼吸衰竭时，但从临床疾病各方面判断有发生呼吸衰竭的高度危险性，可以使用预防性机械通气，有助于减少呼吸功和耗氧量，减轻病人的负担。

3. 中枢神经系统衰竭、神经肌肉病变、药物中毒病人。

4. 严重肺部疾病，如重症哮喘、COPD、ARDS 等病人。

5. 严重脑缺氧或水肿导致自主呼吸不能完全恢复的病人。

（二）禁忌证

呼吸机使用没有绝对禁忌证，但张力性气胸、未经引流的气胸及肺大泡情况下使用呼吸机，可能会使疾病加重。在出现致命性通气或氧合障碍时，应积极处理原发病，同时也应不失时机地应用呼吸机管路及治疗。

（三）操作方法

1. 使用前准备　①建立人工气道：急救时可采用经口气管插管；也可应用面罩，先给病人充分供氧，待缺氧状态改善后再考虑建立人工气道。②呼吸机准备：选择适合的呼吸机，接好电源、气源和呼吸机管路及湿化系统。

2. 开机自检，设置呼吸机模式、参数、报警上下限。

根据病人的全身状况、血气分析选择合适的通气模式，调整呼吸机参数，以到达最佳治疗效果，减少并发症。

（1）确定通气模式：根据呼吸机为病人提供呼吸功的程度，可将通气模式分为完全通气和部分通气支持，前者包括 CV、AV、A-CV，后者包括 SIMV、PSV、BiPAP 等。

（2）通气参数选择与调节：根据病人的体重、肺部基本状态、病情及病程设定通气参数。主要参数包括：分钟通气量（MV）、频率（f）、潮气量（TV）、吸气时间（IT）和 FiO_2。

（3）设置报警界限和气道安全阀　按照呼吸机的报警参数，参照说明书，并根据病人情况进行调整。气道压安全阀或压力限制一般设置在维持正压通气峰压上 5～10cmH_2O。

3. 调节湿化、温化器　温度一般控制在 34～36℃。

4. 调节同步触发灵敏度　根据病人自主吸气力量的大小调整。一般为 −2～−4cmH_2O。

5. 用模拟肺测试呼吸机处于正常运行状态。

6. 呼吸机连接病人，观察 0.5～1 小时后依据血气分析结果调整参数。

（四）注意事项与护理要点

1. 严密观察病情　应用呼吸机治疗的病人须有专人进行护理。密切观察病人的治疗反应和病情变化，并做好相关记录。除生命体征和神经精神症状外，重点观察病人的呼吸频率、呼吸运动、胸廓起伏幅度、有无呼吸困难、自主呼吸与机械呼吸的协调等，定时进行血气分析，综合病人的临床表现和通气指标判断治疗效果。

2. 加强气道管理

(1) 导管保护：①保持导管通畅：分泌物干结阻塞会导致导管不通畅，要注意预防性湿化气道，吸痰，及时清除管腔内的分泌物。痰液黏稠可通过蒸气、雾化吸入等方法稀释痰液，使之易于排出。②防止导管脱出：病人意识恢复中出现烦躁不安，常会发生吐管或自行拔出导管，需加强护理观察，妥善固定气管导管，必要时对病人上肢予以约束，并适当使用镇静剂。

(2) 导管套囊维护：掌握气囊的充气量能使气道密封更好，防止胃内容物及口咽分泌物的误吸(详见第四章第二节)。

3. 一般生活护理　定时翻身、拍背，防止压疮形成和呼吸道分泌物排出不畅引起阻塞性肺不张或肺炎。对眼睑不能闭合的昏迷病人注意防止眼球干燥、污染或角膜溃疡，可用凡士林纱布覆盖眼部，每日定时抗生素滴眼2～3次。常规口腔护理，预防口炎发生。

4. 心理护理　对病人说明呼吸机治疗的目的，取得病人的配合。询问病人的感受，可用手势、图片等多种方法进行沟通交流，鼓励病人，增强信心，增加病人舒适感。

5. 及时处理人机对抗　自主呼吸和呼吸机的协调非常重要，一旦出现不协调危害很大，可增加呼吸功，加重循环负担和低氧血症，严重时可危及生命。人机对抗表现：①呼出气CO_2监测，CO_2波形可出现"毒箭"样切迹，严重时可出现冰山样改变。②无法解释的气道高压报警或低压报警，或气道压力表指针摆动明显。③潮气量非常不稳定，高低起伏，忽大忽小。④清醒病人出现烦躁不安、躁动，不能耐受。发现上述表现，即刻报告医生，紧急处置。

6. 及时处理呼吸机报警，常见报警原因有：

(1) 气道高压报警：①气管、支气管痉挛。常见于过敏、哮喘、缺氧、湿化不足或湿化温度过高、湿度太大或气道受物理因素刺激(如吸痰、更换气管套管)等。处理方法：解痉、应用气管扩张剂，对症处理。②插管位置不当。处理方法：矫正套管位置。③气道内黏液潴留。处理方法：充分、及时排痰，加强翻身、叩背和体位引流，应用祛痰剂，配合理疗等。④病人肌张力增加，刺激性咳嗽或肺部出现新合并症，如肺不张、肺炎、肺水肿、张力性气胸等。处理方法：查明病因，对因处理，合理调整呼吸机相关参数。⑤高压报警参数设置过低。处理方法：合理提高高压报警参数。⑥管道打折或受压。

(2) 气道低压报警：最常见为病人脱机(如连接管脱落或漏气)和报警参数设置过高。处理方法：做好连接或密封好漏气位置，重新合理设置报警参数。

(3) 通气不足报警：常见原因有机械故障、管道连接不良或人工气道漏气，病人与呼吸机脱离，氧气压力不足等。处理方法：维修和及时更换破损部件，或更换空气压缩机。正确连接管道，保证管道无受压、打折，及时倒掉储水瓶的积水。

(4) 吸氧浓度报警：主要原因为设置氧浓度报警的上、下限有误、空气-氧气混合器失灵、氧电池耗尽等。处理方法为正确设置报警限度、更换混合器、更换电池。

三、静脉穿刺置管术

(一) 中心静脉置管术

1. 适应证　①短时间内需要大量快速输血或输液而外周静脉穿刺困难，尤其是为抢救休克建立静脉输液通道；②外周静脉穿刺困难，但需要立即建立静脉通路者；③测中心静脉压、肺动脉插管、心血管造影、安装起搏器及血液透析临时通道的建立等；④肠外营养及输入对血管有刺激性液体。

2. 禁忌证　局部有感染或有出血倾向者。

3. 操作方法　以锁骨下静脉穿刺（图 5-3 和图 5-4）为例。

4. 并发症

（1）气胸、血胸：若取锁骨中点、锁骨下方进针法易造成气胸。

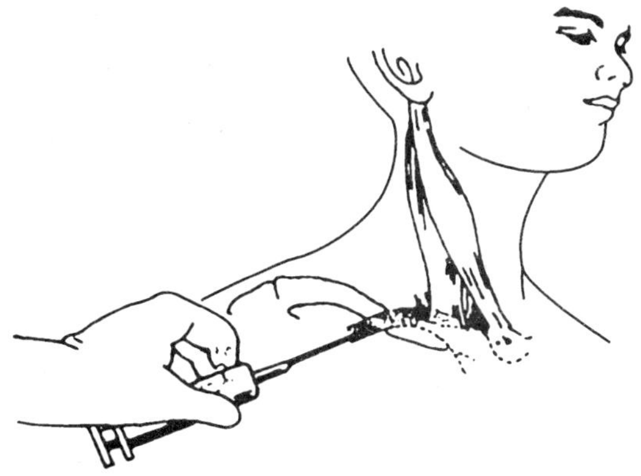

图 5-3　经锁骨下行锁骨下静脉插管

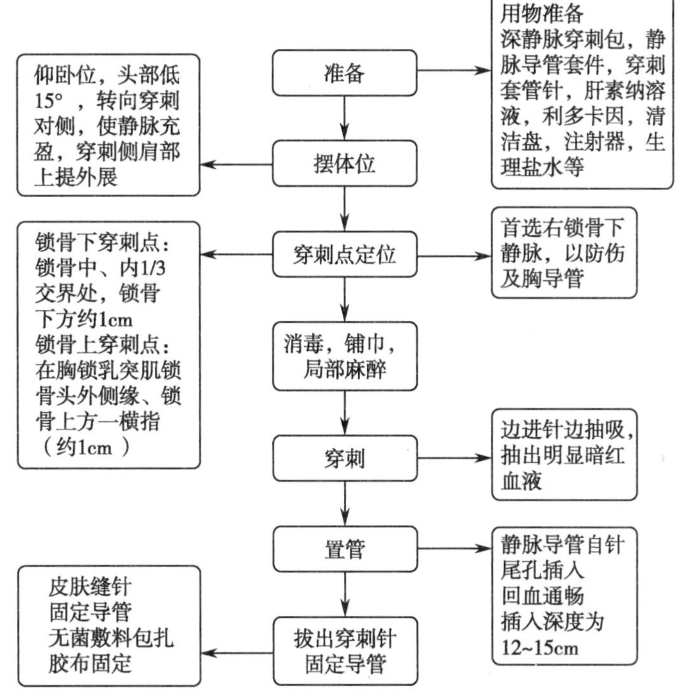

图 5-4　中心静脉穿刺置管术操作流程

（2）乳糜胸：若行左侧锁骨下静脉穿刺，可损伤胸导管，造成乳糜胸。

（3）空气栓塞：中心静脉导管未排好气，可造成空气栓塞。

（4）损伤动脉：锁骨上静脉进针过深易刺破锁骨下动脉。

（5）感染：无菌操作不严格，置管时间过长等。

5. 注意事项与护理要点

（1）穿刺部位必须严格消毒，穿刺点要避开有感染的部位。

（2）避免多次反复穿刺，以免形成局部血肿。

（3）严格遵守无菌操作原则，避免不必要的感染。疑有导管造成的感染，应做导管头细菌培养。

（4）经常用肝素冲洗导管，防止血液在导管凝固堵塞导管。

（二）经外周穿刺中央静脉导管护理

经外周静脉穿刺中央静脉置管术（peripherally inserted central catheter，PICC）是指从外周静脉插管，将导管末端送达中心静脉的深静脉置管技术，主要适用于长期输液的病人。其操作简单安全，并发症少，降低了中心静脉穿刺的风险和感染几率，延长了导管的留置时间，同时减轻病人痛苦并保护了血管。目前PICC导管在我国的应用已很广泛。

1. 适应证

（1）需长期静脉输液的病人，但外周浅静脉条件差，不易穿刺成功者。如休克、器官功能衰竭者。

（2）需每日多次抽取静脉血检查或经常测量中心静脉压者。

（3）长期输入高渗透性或黏稠度较高的药物，如高糖、脂肪乳等。

（4）需接受大量液体而使用输液泵或压力输液者。

（5）需反复输注刺激性强的药物或毒性药物治疗的病人，如肿瘤化疗病人。

2. 禁忌证

（1）肘部静脉条件太差或穿刺部位有感染或损伤者。

（2）有出血倾向，不能承受插管操作的病人，如凝血机制障碍，免疫缺陷病人慎用。

（3）选择的穿刺静脉有放射治疗史、静脉血栓形成、外伤史、血管外科手术史、乳腺癌根治术后患侧。

3. 操作方法

（1）物品准备：PICC穿刺包，治疗盘（内置安尔碘、生理盐水、肝素、注射器、止血带、皮尺等），PICC套件，透明敷料贴膜等。根据病人年龄及体重选择，尽可能选择型号最小而细的导管。

（2）选择静脉：评估病人的血管状况，选择贵要静脉为最佳穿刺血管，其次为肘正中静脉、头静脉、腋静脉和无名静脉。在预期穿刺部位以上扎止血带，选好血管后松开止血带。

（3）测量定位：病人平卧，上臂外展与躯体成90°。从预定穿刺点沿静脉走向量至右胸锁关节，再垂直向下量至第三肋间。

（4）建立无菌区：严格无菌操作，穿隔离衣，戴无菌手套。将无菌治疗巾垫在病人手臂下。

（5）消毒皮肤：以穿刺点为中心，消毒直径为20cm，共消毒3遍，待干2分钟。铺无菌治疗巾及洞巾，扩大无菌区。

（6）预冲导管：打开PICC穿刺套件，物品秩序摆放好，用肝素生理盐水溶液冲洗导管、穿刺针、连接器及肝素帽，检查导管是否通畅，有无破损。将导管浸入无菌生理盐水中。

（7）局部麻醉：用利多卡因皮内局部注射麻醉，助手在消毒区外扎止血带，穿刺点下方放一块纱布。

（8）静脉穿刺：一手固定皮肤，另一手以15°～30°穿刺角度进针，见回血，立即放低穿刺角度使之与静脉平行，推进1～2mm，一手保持针芯位置，一手推进插管鞘，确保导入鞘管的尖端也处于静脉内，左手示指固定导入鞘避免移位，用中指轻压在套管尖端所处的血管上，减少血液流出。然后从导入鞘管中抽出穿刺针。

（9）置入中心静脉导管：将导管自插鞘内逐渐送入静脉，用力要均匀缓慢。当导管的顶端到达病人的肩部时，让病人把头转向插管的上肢方向，并将下颌贴在肩部，以降低导管尖端误入颈内静脉的可能性。

（10）退出插管鞘：当导管置入预计长度时，即可退出导入鞘。

（11）撤出导引钢丝：将导管与导丝的金属柄分离，一手固定导管，一手移去导丝，移去导丝时，动作要轻柔。

（12）安装连接器：留出外留导管至少5cm，翼羽倒钩与减压套筒沟槽对齐，锁定两部分。

（13）确定回血和封管：首先用生理盐水注射器抽吸回血，并注入生理盐水，确定是否通畅。然后用0.9%氯化钠溶液20ml脉冲式冲管、正压封管，连接肝素帽或者正压接头。最后用封管液正压封管。

（14）固定：清理穿刺点，覆盖无菌敷料，固定导管。将体外导管放置呈S状，先用无菌胶布固定PICC导管的连接器，穿刺点置纱布，透明敷料吸收渗血加压粘贴。透明敷料覆盖到连接器的翼形部分的一半，然后以抗过敏胶布交叉固定连接器和肝素帽，并在衬纸上标明穿刺置管日期。

（15）确定位置：X线拍片确定导管尖端位置。

4．PICC术后护理

（1）严格遵守无菌操作规程，防止感染发生。导管定位后，妥善固定，防止导管脱落。穿刺后24小时更换敷料，纱布敷料每2天更换1次，透明膜每周更换1次，但当敷料潮湿、粘贴不牢固或有明显污染时应立即更换。

（2）保证PICC导管的通畅，静脉输液完毕后，需对导管进行冲洗和封管，最好用生理盐水冲管，推停结合，使等渗盐水在导管内形成小漩涡，然后用肝素生理盐水封管。

（3）PICC留置期间并发症的护理

1）穿刺处出血、渗血：最常见的并发症之一，出血多发生在穿刺后24小时内。插管后4小时内最好在穿刺点放置沙袋压迫止血，24小时内适当限制手臂的活动。

2）静脉炎：包括血栓性静脉炎和机械性静脉炎，导管材料过硬、穿刺肢体活动过度的并发症是机械性静脉炎。表现为穿刺点红肿、硬结、化脓。局部外用双氯芬酸钠软膏。发生机械性静脉炎后应抬高患肢，避免剧烈运动，用硫酸镁或庆大霉素溶液交替湿敷。发生血栓性静脉炎后应热敷，并用尿激酶溶栓，若炎症不能控制则需拔管。

3）导管堵塞：常见有血栓、纤维鞘阻塞和药物沉积等。多与封管不规范及病人血液黏度增加有关。用生理盐水脉冲冲管正压封管是预防堵管的关键。

4）导管断裂：若发生导管断裂就近使用止血带在病人上臂较高位置结扎，以阻止静脉反流，同时触摸手臂动脉搏动，避免动脉受压供血中断，然后利用X线或CT确认导管断端位置，行静脉切开术，取出断裂的导管。

（4）拔管

1）拔管指征：无法排除的置管并发症，如导管堵塞或由导管引起的感染等；全部治疗结束；置管时间超过1年以上。

2）拔管方法：①让病人取舒适体位，置管侧上肢外展45°～90°，手臂下放置一条止血带，以应对导管断裂的情况。②去除管道周围敷料，沿与皮肤平行方向轻缓地将导管拔除。若拔管时阻力大，可局部热敷20分钟再拔出。③测量导管的长度，检查导管是否完整。④剪取导管末端送细菌培养，监测导管是否污染。⑤有出血倾向的病人，加压止血时间要超过20分钟，无渗血出血方可撤离。⑥导管拔除后用无菌纱布覆盖伤口，再用透明敷贴粘贴24小时，以免发生空气栓塞和静脉炎。

四、动脉穿刺置管术

（一）适应证

1. 需经动脉注射高渗葡萄糖溶液及输血者。
2. 危重症及大手术后病人进行有创血压监测。
3. 实施某些特殊检查，如左心室造影剂选择性动脉造影者。
4. 需频繁抽取动脉血标本进行动脉血气分析及其他检查者。
5. 实施某些治疗，如注射溶栓剂治疗动脉栓塞、病灶局部注射药物。

（二）禁忌证

包括：①该动脉是某肢体或部位唯一的血液供应来源时，不得长时间在此动脉内插管。② Allen 试验阳性。③血液高凝状态。④出血倾向或抗凝治疗期间。⑤穿刺局部皮肤有感染。

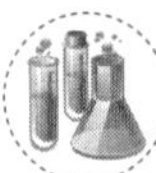

知识窗

Allen 试验法

病人受检前臂抬高至心脏水平以上，术者用双手拇指分别摸桡、尺动脉搏动。嘱病人做3次握拳和松拳动作，压迫阻断桡、尺动脉血流，直至手部变苍白。放平前臂，只解除尺动脉压迫，观察手部转红的时间，正常为5～7秒；0～7秒表示掌弓侧支循环良好；8～15秒属可疑；>15秒属掌弓侧支循环不良，禁忌使用桡动脉穿刺插管。

（三）操作方法

以桡动脉穿刺（图5-5和图5-6）为例。

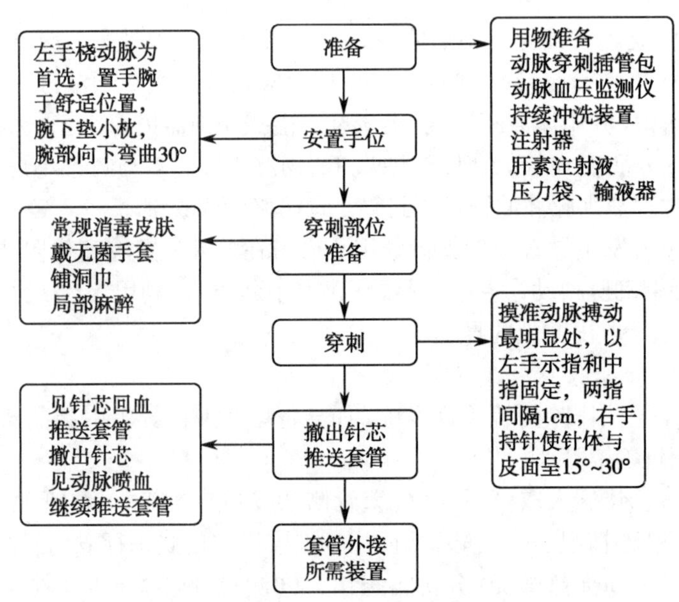

图5-5 桡动脉穿刺置管操作流程

（四）并发症

1. 血栓形成　可高达 50% 以上，但极少发生缺血性损害，血栓消除在数月内再通。

2. 栓塞　较少发生，可为气泡或血栓栓子，栓子可进入动脉远端或进入中心循环到达脑部形成小的脑栓塞。

3. 插管部位附近皮肤缺血性坏死，原因是导管阻断了插管部位动脉营养皮肤的小血管。

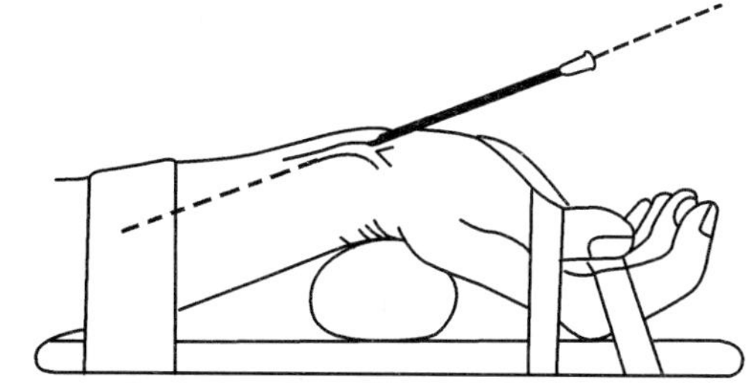

图 5-6　桡动脉穿刺时手的位置及进针方向

4. 动脉瘤　反复穿刺损伤动脉壁可形成动脉瘤。

5. 导管与监测设备脱节造成大出血。

6. 穿刺部位感染。

（五）注意事项与护理要点

1. 严格遵守无菌操作原则，局部严格消毒，以防感染。

2. 严格掌握穿刺适应证和禁忌证，动脉穿刺及注射仅在必要时应用。

3. 准确判断穿刺部位，穿刺点应选择动脉搏动最明显处。

4. 原则上置管时间不超过 4 天，以预防导管源性感染。

5. 用肝素持续冲洗导管，保证导管通畅，避免局部血栓形成和远端栓塞。

五、中心静脉压监测

（一）适应证

1. 各种大中型手术，尤其是心血管、颅脑和胸部大而复杂的手术。

2. 各种类型的休克，脱水、失血和血容量不足。

3. 右心功能不全。

4. 大量静脉输血、输液或需要完全胃肠外营养支持的病人。

（二）临床意义

能反映循环血量和右心功能之间的关系，对指导治疗具有重要的参考价值。单一的 CVP 数值意义不大，需结合血压、脉搏、尿量、临床体征等进行综合分析。CVP<5cmH_2O 提示血容量不足、血管扩张；CVP>15cmH_2O 表示右心功能不全、血容量超负荷（补液量过多或过快）；CVP>20cmH_2O 提示存在右心衰竭。

（三）操作方法

1. 经皮穿刺中心静脉置管　经颈内静脉、颈外静脉、锁骨下静脉或股静脉穿刺后将导管插至上腔静脉或右心房。

2. 连接测压装置　将一次性换能器套件连接生理盐水，排净管道内气体，将压力传感器另一端与中心静脉导管相连。

3. 零点调节　将压力换能器零点置于右心房（第 4 肋间腋中线）水平处，关闭换能器三通病人端，开放大气端，使用监护仪上调零钮自动调零。

4. 测压　关闭换能器大气端，打开病人端，监测仪屏幕连续显示 CVP 曲线和 CVP 数值。

（四）注意事项与护理要点

1. 确定导管插入上腔静脉或右心房。

2. 确保零点置于第 4 肋间右心房水平。

3. 确保静脉内导管和测压管道系统内无凝血、空气，管道无扭曲等。

4. 加强管理，每日消毒穿刺部位、更换测压管道及输液系统，并严格无菌技术操作。

5. 对应用呼吸机治疗的病人，在进行 CVP 测定时应暂停使用呼吸机。

6. 密切观察，做好记录。

六、输液泵的使用

输液泵是机械推动液体进入血管系统的一种电子机械装置，它可以为病人定时、定量输入所需液体、药物和血液等。它不仅减轻了护理人员的劳动强度，更重要的是保证了静脉输液或注射用药的安全性和准确性。

临床上使用的输液泵可分为蠕动控制式输液泵、定容控制活塞式输液泵及微量注射泵3类，前两者是针对输液瓶或输液袋，又称为滴注泵，后者针对注射器又称微量泵。

(一) 容积输液泵

1. 物品准备　容积输液泵、特制注射器或输液管、常规静脉输液所需用物等。

2. 人员准备　护士衣着整齐，戴口罩，操作前洗手。

3. 操作流程　见图 5-7。

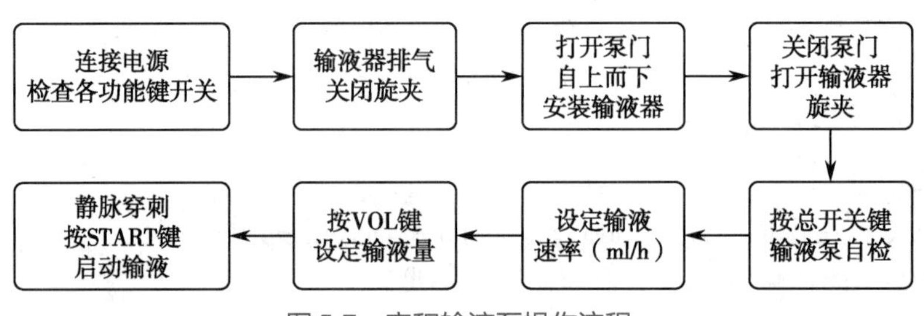

图 5-7　容积输液泵操作流程

4. 功能键使用

(1) 更改输液速率：按 STOP 键停止输液，按 C 键清除原有记录，输入新的速率，并由第二人确认，重新按 START 键启动输液。

(2) 更改输液总量：按 START 键停止输液，按 VOL 键，再按 C 键消除原有记录，输入新的总量，再按 VOL 键确认，重新按 START 键启动输液。

(3) 自动计算速率：按 STOP 键停止输液，按 VOL 键，输入液体总量，再按 VOL 键确认。按 TIME 键，输入输液时间，再按 TIME 键确认。按 RATE 键，确认速率，按 START 键，启动输液。

(4) 快速输注功能：在输液进行过程中，按 BOL 键输入快进剂量，按 YES 键，执行快速输液功能，按 STOP 键，停止快速输入。

5. 常见报警原因　①压力报警：输液管旋夹关闭，输液管压折，静脉通路阻塞。②空气报警：管路系统中有空气。③未设定输液总量，未设定速率。④输液瓶即将输空。⑤在暂停结束后报警。⑥泵门打开。⑦蓄电池电量将耗尽或已耗尽。

(二) 微量注射泵的使用

1. 微量泵、特制注射器或延长管、常规静脉输液所需用物等。

2. 操作流程　见图 5-8。

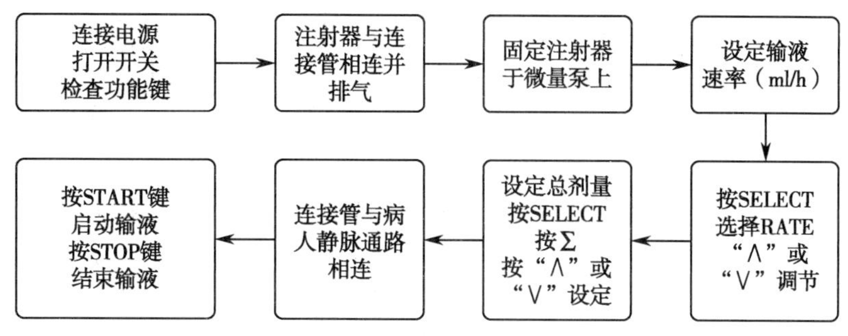

图 5-8 微量注射泵操作流程

3. 功能键使用

(1) 更改速率：按 STOP 键停止输液，按“∧”或“∨”调节，输入新的输液速率，重新按 START 启动输液。

(2) 快速输注：在输注过程中，同时按“FAST”键和“∑”键不放，快进速率自动设置为 200ml/h（50ml 注射器），停止快进，只需放松两键即可。

(3) 已输出液量显示：按“∑”键可查看已输注液体量。

4. 常见报警原因 ①阻塞停机报警：输液管路有压折、病人静脉通路阻塞。②药液即将输完或输注完毕。③电池电量将耗尽。④电源线脱落报警。⑤暂停结束报警。

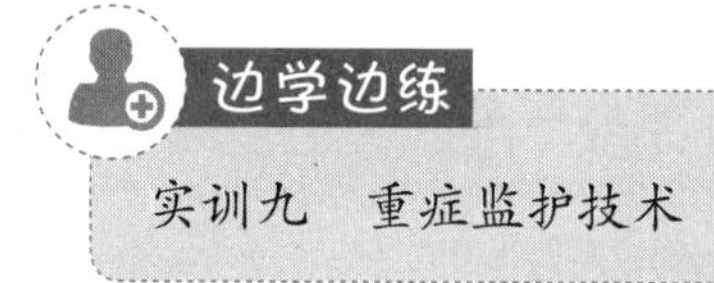

（王 鑫）

思考题

1. 刘先生，49 岁。3 小时前不慎掉入湖中，被现场目击者及时救起，当时呼吸心搏骤停，行心肺复苏 2 分钟后呼吸、心跳恢复，急送入医院急诊科，后转入 ICU。目前刘先生意识清楚，焦躁不安，呼吸增快 28 次 / 分，SpO_2 84%，血气分析示 PaO_2 78mmHg，$PaCO_2$ 32mmHg，pH 7.48，遵医嘱增加吸氧浓度为 8L/min。

请问：

(1) 该病人当前主要护理诊断 / 护理问题有哪些？

(2) 该病人紧急护理措施是什么？

(3) 该病人进一步重症监护的内容有哪些？

2. 包女士，37 岁，1 型糖尿病史 30 年。3 小时前因昏倒在办公室，被同事急送入医院急诊科。急诊检查：皮肤干燥潮红，呼吸深大，频率 40 次 / 分，呼出气有烂苹果味，心率 140 次 / 分，血压 80/60mmHg。血糖 43.5mmol/L，酮体 52mg/dl，尿酮 +；K^+ 4.87mmol/L，Na^+ 125mmol/L，Cl^- 89mmol/L。初步诊断：1 型糖尿病合并糖尿病酮症酸中毒。现收入 ICU 继续治疗。

请问：

(1) 根据急诊检查与诊断情况，包女士现有的护理诊断 / 问题有哪些？

(2) 包女士下一步的监测重点是什么？

第六章　临床常见急症救护

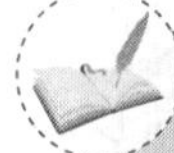

学习目标

1. 具有敏锐的观察、判断能力，主动提供紧急救护服务的责任意识；具有尊重病人和家属，慎独修养和爱伤观念。
2. 掌握临床常见急症的急救护理措施。
3. 熟悉临床常见急症的急救原则、护理评估和护理诊断/问题。
4. 了解临床常见急症的发病原因。
5. 熟练掌握与医生配合，迅速实施各项抢救措施。

急症常表示病人出现某种紧急、濒危的病症。病情危急，来势凶猛，变化多端，对维持生命的重要脏器构成严重威胁。若不尽早进行紧急救护，可能对病人身体造成严重伤害或导致死亡。

第一节　神经系统急症

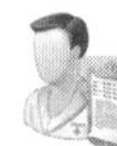

工作情景与任务

导入情景：

丁先生，53岁，高血压病史20年。在家观看羽毛球比赛实况转播时突然倒在沙发上，家人呼之不应，急忙拨打“120”电话。急诊医生初步诊断为急性脑出血，立即转送医院治疗。

工作任务：

1. 你是急诊护士，请对丁先生进行护理评估。
2. 根据评估结果，协助医生对丁先生实施紧急救护。

一、脑卒中病人的救护

脑卒中（stroke）又称急性脑血管意外或脑中风，是指由于脑局部血液循环障碍所导致的神经功能缺损综合征。急性起病，症状持续时间至少24小时以上，包括脑梗死、脑出血、蛛网膜下腔出血等。脑卒中是严重危害人类健康的常见病，发病率、死亡率和致残率都很高。

【概述】

（一）脑卒中分类

临床上依据病理性质将脑卒中分为缺血性脑卒中和出血性脑卒中两种（图 6-1）。前者即脑梗死，后者包括脑出血和蛛网膜下腔出血。

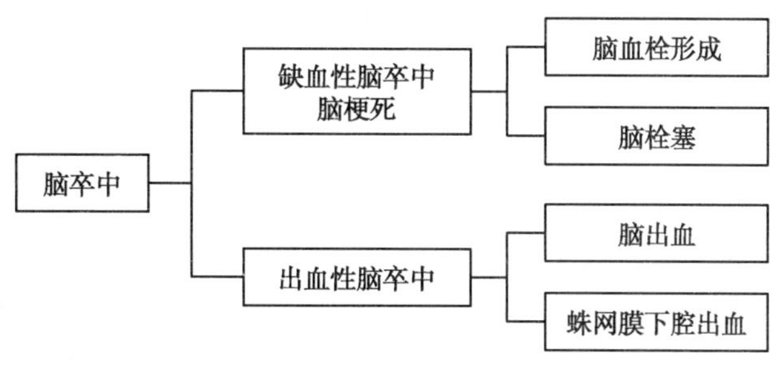

图 6-1 脑卒中的分类

1. 缺血性脑卒中 又称脑梗死，指由于脑供血障碍引起脑组织缺血缺氧性坏死或软化。脑梗死约占全部脑卒中的 60%～80%，临床最常见的类型为脑血栓形成和脑栓塞。

2. 出血性脑卒中 包括脑出血和蛛网膜下腔出血。

（1）脑出血：指原发性非外伤性脑实质内出血。系因脑血管壁病变、坏死、破裂导致的出血，占全部急性脑血管疾病的 20%～30%，是病死率最高的脑卒中类型。

（2）蛛网膜下腔出血：由各种原因所致脑底部或脑表面血管破裂出血，血液直接流入蛛网膜下腔引起的一种临床综合征。约占急性脑卒中的 10%。

（二）发病原因及危险因素

1. 常见病因

（1）脑栓塞：依栓子的来源可分为心源性栓子和非心源性栓子。

（2）脑血栓形成：脑动脉粥样硬化和动脉炎。

（3）腔隙性脑梗死：高血压病动脉改变、动脉粥样硬化和微栓子等。

（4）脑出血：高血压合并细、小动脉硬化。

（5）蛛网膜下腔出血：颅内动脉瘤等。

（6）其他：血液病、代谢病、药物反应、结缔组织病等，也可导致或伴发脑部血管狭窄、闭塞。

2. 危险因素

（1）不可干预因素：如年龄、性别、种族、遗传等。

（2）可干预因素：如高血压、高血脂、细菌性心内膜炎、糖尿病、吸烟、酗酒、极度精神刺激、劳累、感染等，其中高血压是各类型脑卒中最重要的危险因素。

【护理评估】

（一）健康史

了解病人有无脑卒中常见病因和危险因素，了解病人发病时间、发病急缓及发病时所处状态等。

（二）身体状况

临床表现以猝然昏倒、不省人事或突然发生口眼歪斜、半身不遂、言语不清、智力障碍为主要特征。

1. 缺血性脑卒中临床表现

（1）前驱症状：肢体麻木、头痛、眩晕、无力等。

（2）起病情况：多在安静状态下发病，如夜间醒来或晨起时发现一侧肢体活动不灵、失语等。症状体征多在数小时至1～2天达高峰。病人意识清楚，或轻度短暂意识障碍。

（3）血管阻塞症状：①大脑中动脉闭塞表现为对侧偏瘫、偏盲、偏身感觉障碍，即三偏征，优势半球受累可有失语。②颈内动脉闭塞表现为对侧偏瘫、偏身感觉障碍，优势半球病变可有失语。③双侧大脑前动脉闭塞可出现精神症状及大小便失禁。④大脑后动脉闭塞表现为对侧同向偏盲及一过性视力障碍，优势半球受累可有失语、失读、失认、失写等症状。⑤椎基底动脉闭塞表现为四肢瘫、延髓麻痹及昏迷，病人常迅速死亡。

2. 出血性脑卒中临床表现

（1）起病情况：多发生于55岁以上中老年人，多在情绪激动或过度兴奋、劳累、用力排便时急骤发病。出现嗜睡、昏迷等意识障碍和头痛、头晕、恶心、呕吐等颅内压增高的表现，以及偏瘫、失语、肢体瘫痪和血压增高。

（2）脑出血症状：①基底节区出血：最为常见，由于损伤内囊而出现"三偏征"。②桥脑出血：常突然起病，表现为交叉性瘫痪、中枢性高热、呼吸不规则，"针尖样"瞳孔为1/3的桥脑出血病人特有的症状。③小脑出血：表现为枕部剧烈头痛、眩晕、呕吐、共济失调、两眼向病变侧凝视。且多发生在一侧小脑半球，可导致急性颅内压增高、脑干受压，甚至发生小脑扁桃体疝。④脑室出血：多继发于内囊及基底节附近出血，表现为脑膜刺激征和颅内压增高症状。而小脑和桥脑出血也可破入第四脑室，情况非常严重，往往在1～2小时内陷入深昏迷、呕吐咖啡色液体、出现四肢抽搐发作或四肢瘫痪。

（三）心理社会状况

了解病人对突然发生肢体瘫痪，生活难以自理而产生的焦虑、恐惧、绝望等心理反应。了解家庭成员组成、家庭环境、经济状况和家属对病人的关心、支持程度等。

（四）辅助检查

根据病情选择头颅CT、头颅MRI和DSA，脑脊检查，血液检查等。

【护理诊断/问题】

1. 头痛　与出血性脑卒中致颅内压增高有关。

2. 急性意识障碍　与脑出血有关。

3. 躯体移动障碍　与脑血管破裂形成的血肿或脑血管闭塞，脑组织缺血、缺氧使锥体束受损，导致肢体瘫痪有关。

4. 有受伤的危险　与出血性脑卒中引起嗜睡、昏迷等意识障碍有关。

5. 潜在并发症：脑疝、上消化道出血。

【护理措施】

（一）紧急救护

脑卒中发病后能否及时送到医院进行救治是能否达到最好救治效果的关键。正确评估病人、防止继续出血、加强护理、防治并发症以挽救生命，降低死亡率、残疾率和减少复发。

1. 脑卒中的识别　病人出现下列症状考虑脑卒中的可能。

（1）一侧肢体无力、笨拙、沉重或麻木；

（2）一侧面部麻木或口角歪斜；

（3）说话不清或理解语言困难；

(4) 双眼向一侧凝视;

(5) 一侧或双眼视力丧失或模糊;

(6) 视物旋转或平衡障碍;

(7) 既往少见的严重头痛、呕吐;

(8) 上述症状伴意识障碍或抽搐。

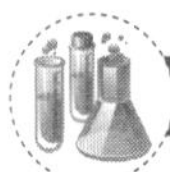

知识窗

"笑一笑,动一动,说一说"识别脑卒中(中风)

一种非常简便的早期识别中风的方法,看看是否真的是中风。有人把它归纳为三句话,叫做"笑一笑,动一动,说一说",如果你感觉到自己可能发生了中风,通过这三个简单的动作,就可早期识别中风了。

1. 微笑测试　病人微笑时如果一侧嘴角歪斜,这时候就要考虑中风。

2. 举手测试　要求病人两只手平举,如果一侧的手掉下来没力气,这时候高度怀疑有中风。

3. 口齿测试　叫病人说一说话,如果病人语音含糊说不清楚,这时候也要考虑中风。

如果病人出现了上述三个中任何一个表现,那么出现中风的可能性就达到72%。

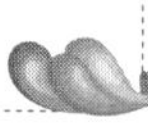

2. 院前救护措施

(1) 一旦发现脑卒中病人,首先应保持安静减少搬动。

(2) 立即给予病人半卧位,减轻脑水肿。若病人昏迷,可为病人取侧卧位或平卧位头偏向一侧。

(3) 及时清除口鼻腔分泌物和呕吐物,保持呼吸道通畅,吸氧。若出现舌根后坠阻塞呼吸道,则采取双手托下颌手法防窒息。

(3) 如病人抽搐,注意防窒息和舌咬伤。

(4) 密切观察呼吸、脉搏、瞳孔等生命体征的变化。

(5) 转运途中要减少颠簸,头部可置冰袋冷敷。

3. 院内救护措施

(1) 保持呼吸道通畅:解开病人衣领,有活动义齿者应设法取出,并及时清除口腔及气管内分泌物;呕吐或上消化道出血的病人,应及时吸出呕吐物,保持气道通畅,预防吸入性肺炎;有明显呼吸困难、窒息时,可采用气管插管或机械通气以保障通气。

(2) 呼吸支持:由于脑出血、脑水肿,大脑处于缺氧状态,尽早吸氧,可改善脑部缺氧状况,保护脑组织,氧流量4～6L/min,氧浓度30%～40%。

(3) 防治脑水肿:遵医嘱使用20%甘露醇125～250ml,快速静脉滴注。呋塞米20～40mg静脉注射。

(4) 控制血压:无论是缺血性还是出血性脑卒中,过度降低血压都会加重神经功能损害。脑梗死病人急性期应维持病人血压较平时稍高水平,以保证脑部灌注,防止梗死面积扩大,除非血压过高(收缩压>220mmHg或舒张压>120mmHg及平均动脉压>130mmHg),不予应用降压药物。脑出血病人急性期血压升高,是机体对颅内压升高的自动调节反应,急性期一般不予应用降压药物,而是以脱水降颅压治疗为基础,但血压过高≥200/100mmHg

时，应采取适当降压，使血压维持在略高于发病前水平或180/105mmHg左右。

(5) 循环支持：采用静脉留置针穿刺，建立1～2条有效的大静脉通道。控制液体量，早期每日不超过2000ml，且静脉输液时注意滴速，以防加重脑水肿。

(6) 早期溶栓：脑梗死病人在发病6小时以内进行溶栓使血管再通，及时恢复血流和改善组织代谢，可以挽救梗死周围的缺血半暗带组织，避免坏死范围扩大。是目前最重要的恢复血流的措施。我国常用的溶栓药有重组组织型纤溶酶原激活剂（rt-PA）和尿激酶。

（二）一般护理

1. 脑卒中病人应收入卒中单元治疗，病人绝对卧床休息4～6周，注意保暖。

2. 不同病情采用不同的体位。颅内高压者可采用头高位（15°～30°），有利于静脉回流和减轻脑水肿。急性期病人意识不清并伴有呕吐时，取平卧位头偏向一侧或侧卧位。

3. 保持呼吸道通畅，及时清除分泌物，吸氧。必要时留置口咽通气管，防止舌根后坠阻塞气道引起窒息。

4. 保护头部，进行头部降温，以利于止血，降低脑代谢，保护脑细胞，减轻脑水肿。

5. 烦躁不安病人，安置床档或适当约束肢体。

6. 消除不良刺激，避免情绪激动，严格限制探视，特别要防止亲友对病人的各种刺激，禁止头部活动。

7. 保持大便通畅，防止颅内压增高。便秘者可给予缓泻剂，嘱病人大便时不要过度用力，禁用高位灌肠，如排尿困难或尿潴留，应予以导尿，忌用腹部加压帮助排尿，以免诱发脑疝。

（三）病情观察

1. 严密观察体温、脉搏、呼吸和血压等生命体征，注意瞳孔变化和意识改变。

2. 观察头痛的性质、部位、持续时间、伴随症状，烦躁不安时，使用镇静剂，防止病情加重及坠床等意外的发生。

3. 首次蛛网膜下腔出血后1个月内再出血的危险性最大，2周内再发率最高。若病情稳定后再次出现的剧烈头痛、呕吐、抽搐发作、脑膜刺激征等要引起重视。

4. 对脑卒中病人应观察心脏情况，常规检查心电图。

5. 药物观察

(1) 脱水剂的应用：应注意水电解质、酸碱平衡。20%甘露醇在输注过程中应快速静脉滴注，避免药液外渗造成局部坏死，对老年病人，注意观察尿量的变化，防止肾功能衰竭的发生。

(2) 控制液体的摄入量：对颅脑外伤的病人，短时间内大量饮水及过量过多的输液，会使血流量突然增加，加剧脑水肿，使颅内压增高。

(3) 每次使用地西泮后应注意观察呼吸变化。禁用吗啡、哌替啶镇静，因为这些药物有呼吸抑制作用，可诱发呼吸暂停，也影响病情的观察。

(4) 对溶栓的病人应密切观察有无出血倾向。

6. 并发症的观察和预防

(1) 脑疝：密切观察病情如头痛剧烈、呕吐频繁、脉搏减慢、呼吸减慢、血压升高，提示颅内压升高，很可能出现脑疝，应立即通知医生，采取脱水降低颅内压等措施。

(2) 上消化道出血：注意病人有无黑便、呕血情况。

(3) 脑水肿：控制液体的摄入量和输液速度，观察病人的意识、瞳孔变化，防止脑水肿的发生。

(4) 下肢深静脉栓塞：注意病人肢体活动以及肢体末端的颜色和温度，发现异常，应警

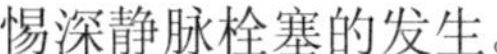

惕深静脉栓塞的发生。

（四）心理护理

对病人和家属告知有关本病的知识，耐心解释，加强心理疏导，消除恐惧、焦虑心理，增强病人的信心。

二、癫痫持续状态病人的救护

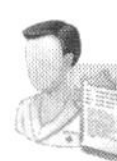

工作情景与任务

导入情景：

学生小王，女，19岁，近日患“重感冒”，昨天晚自习时，突感头痛、心慌，随后大声尖叫，晕倒在地，呼之不应，四肢抽搐，口吐少许白沫，嘴唇及面部发紫，无大小便失禁，被老师和同学紧急送入医院急诊科，抽搐持续约35分钟，治疗后意识逐渐清醒，但醒后仍感头痛、心慌。今晨做脑电图检查时再次出现上诉症状。

工作任务：

1. 请分析该病人是否属癫痫持续状态。
2. 请对该病人进行护理评估并提出护理诊断/问题。
3. 根据护理评估结果，请协助医生实施救护。

【概述】

癫痫持续状态（status epilepticus，SE）是指癫痫连续多次发作，两次发作期间病人意识不恢复者或癫痫发作持续时间超过30分钟以上未自行停止。癫痫持续状态是常见神经系统急症之一，致残率和死亡率均很高，任何类型的癫痫均可出现癫痫持续状态，其中全身强直-阵挛发作最常见。

【护理评估】

（一）健康史

1. 原发性癫痫　病因不明，常与遗传因素有关。

2. 继发性癫痫

（1）脑部疾病：如脑肿瘤、脑外伤、各种脑炎、脑血管疾病、脑发育异常、脑组织瘢痕和粘连、脑缺氧、脑寄生虫病等。

（2）全身性疾病：如高热、中毒、低血糖、甲状腺功能亢进、阿-斯综合征和维生素B_6缺乏症等。

无论是原发性癫痫或继发性癫痫均可能发生癫痫持续状态，常见的诱因是感染、突然停药、酗酒、疲劳等。

（二）身体状况

1. 先兆期　部分病人在发病前数小时或数日，出现全身不适，头痛乏力，情绪异常等先兆症状。先兆的表现是多样的：①感觉性先兆，有心悸、幻视、幻听、幻嗅、眩晕等。②运动性先兆，头眼转向一侧，手指抽动等。③精神性先兆，恐惧，情绪低沉或有出汗，唾液增多等表现。

2. 惊厥性全身性癫痫持续状态

（1）强直-阵挛癫痫大发作：短暂的前驱症状，病人常突然一声尖叫，同时神志丧失昏倒在地，瞳孔散大，光反射消失。①强直期：全身肌肉强直性收缩，头颈后仰或扭向一侧，呼吸暂停，面唇青紫，两眼上翻，两上肢屈曲，双下肢僵直。此期约持续20～30秒左右，震颤自肢端开始并逐渐波及全身，由微细转向较大幅度后，即进入阵挛期。②阵挛期：全身肌肉屈曲痉挛，继之短促的肌张力松弛，呈现张 - 弛性交替，形成阵挛，发作过程中，阵挛频率逐渐减少而松弛时间逐渐延长，约1～3分钟后抽搐突然停止，此期口吐白沫，若舌或颊部被咬破，则口吐血沫。③昏迷期：(痉挛后期)病人进入昏迷或昏睡状态，这时全身肌肉松弛，括约肌松弛，尿液可能自尿道流出，造成尿失禁。呼吸逐渐平稳，面色逐渐正常，病人的意识状态也由昏迷、昏睡、意识模糊变为清醒，此期常为数分钟至数小时。醒后除先兆症状外，对发作经过不能回忆，此时病人常诉头痛、头晕、口干、周身乏力、疼痛等不适表现。

(2) 自主神经系统症状：心率增快、出汗多、双侧瞳孔散大、血压升高、支气管分泌物增多，呼吸不规则、呼吸暂停。

(3) 强直 - 阵挛反复发作而不能被控制：病人常伴有脑水肿、高热、脱水、白细胞升高，酸中毒等并发症，严重危及病人生命。少数病人伴有神经系统后遗症如痴呆、去皮质状态等。

(4) 持续时间：发作可持续数小时或数日。

(三) 心理社会状况

了解病人对癫痫反复发作和发作的不确定性产生的焦虑、恐惧、自卑等心理反应。了解家庭成员组成、家庭环境、经济状况和家属对病人的关心、支持程度等。

(四) 辅助检查

根据病情选择脑电图、头颅CT、头颅MRI和DSA，脑脊检查，血液检查等。

【护理诊断/问题】

1. 有窒息的危险　与喉头肌肉痉挛，气道分泌物增多有关。
2. 有外伤的危险　与突然意识丧失，抽搐、惊厥有关。
3. 生活自理缺陷　与癫痫持续状态有关。
4. 知识缺乏　与缺乏对癫痫病的预防、治疗、饮食、运动等知识有关。

【护理措施】

(一) 紧急救护

SE救护关键是注意保护，防止窒息、吸入性肺炎和外伤，保持呼吸道通畅。

1. 迅速让病人就地去枕平卧，头偏向一侧，松开衣领和腰带。
2. 有义齿者及时取下，牙关紧闭者放置牙垫。病人抽搐时，可用缠有纱布的压舌板或毛巾塞入病人上下臼齿间，防止舌咬伤。
3. 高流量吸氧，保持呼吸道通畅，必要时做气管插管或气管切开。
4. 迅速建立静脉通道，积极控制抽搐。遵医嘱应用抗惊厥药物，可选用地西泮、苯妥英钠、苯巴比妥等，及时控制发作。地西泮(安定)是治疗各类癫痫持续状态的首选药物，一般用10～20mg，以2～5mg/min速度静脉注射。

(二) 一般护理

1. 保持环境安静，尽量避免或减少各种刺激，各种检查、治疗和护理操作应集中进行。
2. 昏迷病人保持平卧头偏向一侧或侧卧位，防止误吸的发生。
3. 不能由口喂食者给予鼻饲流质饮食。
4. 及时吸痰。每2小时给病人翻身、拍背1次。遵医嘱给予雾化吸入，每日2次。备好吸引器、气管切开包，以备抢救时使用。

5. 防止外伤的发生

(1) 嘱病人有前驱症状时立即平卧。

(2) 癫痫发作时勿用力按压病人肢体，防止骨折或脱臼。

(3) 癫痫持续状态发作者使用的床加护栏，躁动病人必要时应约束肢体。

(4) 发作后及恢复期病人应有人陪伴并且让病人充分休息。

(5) 少数病人在意识恢复过程中有短时间的兴奋躁动，应加以保护，防止自伤和他伤。

(三) 病情观察

1. 严密观察病人的神志、瞳孔变化以及对光反射。监测生命体征、心电图。注意观察病人的抽搐部位及持续时间，并详细记录。

2. 药物观察　地西泮、氯硝地西泮、苯巴比妥钠都有抑制呼吸作用，静脉注入时速度要慢，同时注意观察呼吸、心率、血压，必要时准备好气管插管和人工呼吸机。

3. 并发症的观察和预防

(1) 神经系统损害：癫痫持续状态常发生脑水肿，继发颅内压增高，出现意识障碍、瞳孔改变、呼吸不规则、血压升高等临床表现，应及时使用快速脱水剂降低颅内压，并使用保护脑功能的药物。

(2) 酸中毒：过度肌肉活动可使机体的无氧代谢增加，导致乳酸中毒。定时监测血气，及时纠正酸碱平衡紊乱，维持水、电解质平衡。

(3) 心律失常：抽搐发作时心脏处于缺血缺氧状态，加之交感神经兴奋、电解质紊乱均可导致心律失常。应给予心电监护，注意观察心电图的T波变化。

(4) 肾功能损害：酸中毒、电解质紊乱、血压改变均可使肾功能受损害。监测肌酐、尿素氮，观察出入量。

(四) 心理护理

关心安慰病人，消除恐惧心理。

第二节　呼吸系统急症

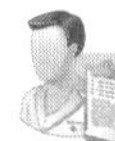
工作情景与任务

导入情景：

贡女士，38岁。反复发作胸闷，气急15年。病人自幼有哮喘史，经常发作，15年前开始无任何诱因反复发作性胸闷，气喘，尤其在运动时，闻到油漆后或在月经期间发作加重。偶尔在受凉后发作，夜间较白天重，伴有剧烈干咳，每次发作经休息或药物治疗后可缓解。4小时前突然感觉胸闷，呼吸困难，有濒死感，面色青紫，大汗淋漓，被送到急诊科，病人出现呼吸暂停，一过性意识丧失。

工作任务：

1. 请你对贡女士进行病情评估并提出护理诊断/问题。
2. 根据病情评估结果，请协助医生实施救护。

一、大咯血病人的救护

【概述】

咯血是指喉与喉以下呼吸道及肺组织的出血经口排出。一次咯血量超过300ml或24小时内咯血量超过500ml以上者为大咯血。大咯血是呼吸系统疾病急症之一，若急救不及时，可发生窒息或出血性休克等并发症而导致死亡。

【护理评估】

（一）健康史

引起咯血的原因很多，以呼吸系统疾病和心血管疾病为常见。在我国引起咯血的前三位病因是肺结核、支气管扩张和支气管肺癌。

（二）身体状况

因咯血量多少、持续时间长短不同有不同的临床表现。从痰中带血到威胁生命的大咯血，可表现为偶尔一次到长年不停。一般少量咯血，仅有痰中带血。中等量以上的咯血，咯血前病人可有胸闷、咳嗽等先兆症状，咯出的血多数为鲜红色，伴有泡沫或痰。大量咯血时血可从口鼻涌出，病人常伴有呛咳、出冷汗、脉速、呼吸浅表急促，颜面苍白伴紧张不安和恐惧感。

（三）心理社会状况

大咯血病人一般都有极度恐惧、绝望等心理反应。

（四）辅助检查

根据病情选择胸部CT、纤维支气管镜检查、血液检查等。

【护理诊断/问题】

1. 有窒息的危险　与大咯血引起气道阻塞有关。

2. 焦虑/恐惧　与大咯血有关。

【护理措施】

（一）紧急救护

明确咯血诊断是抢救关键。急性大咯血的主要死亡原因是血凝块导致窒息，其次是大失血造成循环衰竭。因此主要的救护措施是畅通气道、迅速容量复苏、及时制止出血。

1. 畅通气道　应在病床旁备好急救器械，一旦出现窒息征象，应立即取头低脚高45°俯卧位，面向一侧，并轻拍病人背部，尽可能排出滞留在气道内和口咽部的积血。必要时用吸痰管进行负压吸引。做好气管插管或气管切开的准备与配合工作。

2. 镇静　若病人极度惊恐紧张、烦躁不安或咳嗽剧烈，可给予小剂量镇静剂或镇咳剂。以保持病人嗜睡状态为宜。嘱病人咯血时不要紧张屏气，以免诱发喉头痉挛，血液引流不畅，导致窒息。

3. 紧急止血　首选垂体后叶素，可收缩小动脉，减少肺血流量，使肺循环压力迅速降低，从而快速止血，但由于能引起子宫、肠道平滑肌和冠状动脉收缩，故冠心病、高血压及孕妇忌用。若药物止血效果不佳，有条件时可在药物止血基础上，采取特殊止血治疗，如吸收性明胶海绵栓塞治疗、纤维支气管镜止血治疗等。

4. 维持有效循环容量　迅速建立2～3条静脉通道，应用胶体、晶体液体补充血容量。

（二）一般护理

1. 休息及体位　对于大咯血病人应绝对卧床休息，取患侧卧位（以减少患病侧肺部的

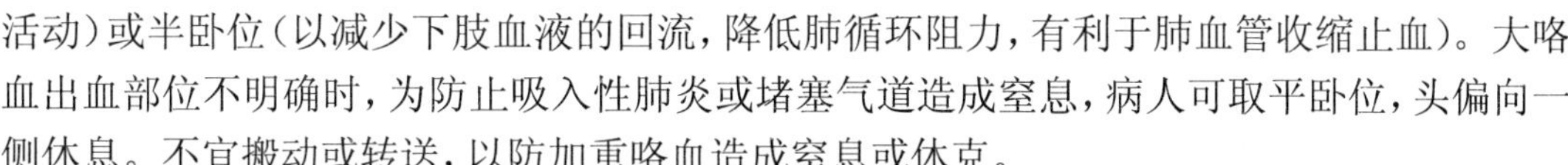

活动）或半卧位（以减少下肢血液的回流，降低肺循环阻力，有利于肺血管收缩止血）。大咯血出血部位不明确时，为防止吸入性肺炎或堵塞气道造成窒息，病人可取平卧位，头偏向一侧休息。不宜搬动或转送，以防加重咯血造成窒息或休克。

2. 对剧烈咳嗽或频繁咳嗽者，应给予镇咳药如可待因，但对于年老体弱或肺功能不全者要慎用强镇咳药。

（三）病情观察

1. 定时监测生命体征，同时记录病人神志、情绪、瞳孔变化，皮肤黏膜色泽温度有无改变。

2. 注意有无窒息表现。大咯血病人的主要危险在于窒息，一旦发现病人有明显胸闷、烦躁、喉部作响、呼吸浅快、大汗淋漓、一侧（或双侧）呼吸音消失，甚至神志不清等窒息的临床表现时，应立即报告医生采取措施，全力以赴地进行抢救。

3. 注意有无呼吸衰竭、循环衰竭的症状及体征。

（四）心理护理

大咯血病人常有恐惧、烦躁心理。安排专人护理并鼓励和安慰病人，避免紧张，增强战胜疾病的信心。咯血后及时清理血块及污染的衣物、被褥，减少不良刺激，增加安全感，有助于稳定病人情绪。

二、哮喘急性发作病人的救护

【概述】

哮喘急性发作是指哮喘病人咳嗽、胸闷、气促、喘息等症状突然发生或加重，症状发作时伴有呼气流量降低。常因接触变应原或治疗不当所致。常发生在夜间或凌晨。

【护理评估】

（一）健康史

1. 遗传因素　哮喘病人亲属患病率高于群体患病率，并且亲缘关系越近，患病率越高。

2. 环境因素　哮喘的形成和反复发病，常是多种因素综合作用的结果，包括吸入物、感染、食物、药物、气候变化、运动、精神因素、妊娠等都可能是哮喘的激发因素。

（二）身体状况

根据哮喘急性发作期的临床表现，一般分为轻度、中度、重度和危重度哮喘，其中重度和危重度哮喘称为重症哮喘。

1. 症状　为发作性伴有哮鸣音的呼气性呼吸困难或发作性胸闷、咳嗽，病人被迫端坐前俯，两手前撑，两肩耸起，干咳或咳出大量白色泡沫痰，呼吸增快，出现发绀等。如重症哮喘呼吸频率>30 次 / 分，辅助呼吸肌参与呼吸运动，双肺布满响亮哮鸣音，脉率>110 次 / 分，常有奇脉。如为咳嗽变异型哮喘可只表现为咳嗽，运动性哮喘可表现为运动时出现胸闷和呼吸困难。

2. 体征　胸部呈过度充气状态，有广泛的哮鸣音，呼气音延长，辅助呼吸肌和胸锁乳突肌收缩加强。还可出现心率增快、奇脉、胸腹反常运动和发绀等。

（三）心理社会状况

哮喘发作时会严重影响病人睡眠和体力活动，病人常有烦躁、焦虑、恐惧或忧郁、悲观等心理反应。除评估病人心理反应外，还应评估家属对疾病的了解程度和对病人的关心程度，以及家庭经济状况等。

（四）辅助检查

血常规、动脉血气分析、肺功能检查、X线检查等。

【护理诊断/问题】

1. 气体交换受损　与气管炎症和气道高反应性导致气道痉挛、狭窄有关。

2. 清理呼吸道无效　与痰多且黏稠、气短、无效咳嗽有关。

3. 焦虑　与疾病反复发作有关。

【护理措施】

（一）紧急救护

哮喘重度发作病人救护的关键是尽快缓解气道阻力，改善通气障碍，纠正缺氧，恢复肺功能，除去诱发因素，防止并发症。

1. 尽快脱离过敏源　有明确过敏源者应尽快脱离，提供安静、温湿度适宜的环境，保持室内空气流通。

2. 平喘　①β_2受体激动剂：平喘作用快，副作用小，是缓解哮喘症状的首选药。哮喘发作时重复吸入短效β_2受体激动剂，严重时可持续雾化吸入。常用药：沙丁胺醇。②糖皮质激素：是最有效的控制气道炎症的药物，给药途径包括吸入、口服、静脉应用，吸入为首选途径。常用的吸入激素有二丙酸倍氯米松、布地奈德等，哮喘症状控制不佳时尽早口服激素，严重时静脉滴注。③必要时静脉使用茶碱类药物。注射时浓度不宜过高，速度不宜过快，注射时间在10分钟以上，以防发生中毒症状。

3. 氧疗与呼吸支持　采用鼻塞、鼻导管吸氧，一般给氧浓度为25%～40%，若病人低氧血症明显，可面罩给氧，并注意湿化。在给氧过程中观察动脉血气分析。如哮喘严重发作，上述治疗无效，或病人出现神志改变，$PaO_2<60mmHg$，$PaCO_2>50mmHg$时，应准备机械通气。

4. 补液　哮喘急性发作时，病人呼吸加快、出汗，常引起脱水、痰液黏稠，易形成痰栓阻塞小支气管，加重呼吸困难。应鼓励病人每日饮水2500～3000ml，以纠正失水，稀释痰液。重症者遵医嘱及时充分补液。

5. 纠正酸中毒　哮喘急性发作，常有呼吸性酸中毒伴代谢性酸中毒。当$pH<7.2$时，可用5%碳酸氢钠100～200ml静脉滴注，必要时每隔0.5～1小时，重复应用50～100ml，或根据二氧化碳结合力、动脉血气分析结果给药，一般一日量不超过400ml。

6. 及时处理并发症　哮喘急性发作时，可并发自发性气胸、纵隔气肿、肺不张、肺炎等，应仔细检查、及时发现及时处理。

（二）一般护理

1. 卧床休息，取半坐位或坐位，端坐呼吸者提供床旁桌支撑，以减少体力消耗。保持病室舒适安静，减少探视，注意保暖。

2. 做好皮肤口腔护理，定时翻身，勤换衣服，及时擦干病人身上的汗水，防止压疮的发生。协助病人咳嗽后用水漱口，保持口腔清洁。

3. 抗感染　呼吸道和肺部感染是哮喘重症发作的常见诱因和并发症，可加重哮喘，故应酌情选用广谱抗生素静脉滴注。

（三）病情观察

1. 注意观察哮喘发作的前驱症状，观察病人意识状态、生命体征、呼吸节律、频率、幅度。动态监测血气分析和肺功能情况，监测肺部体征，血氧饱和度，观察痰色、量及性质，并做好记录。对急性期病人尤其要加强夜间和凌晨哮喘易发作时间的病情观察。

2. 并发症的观察和预防　严密观察病人呼吸频率和幅度，及时听诊两肺呼吸音，出现气胸及时通知医生进行处理。

（四）心理护理

发病时病人精神紧张、烦躁、恐惧，会有背部发胀、发凉的感觉，护理人员要沉着冷静，安慰病人，使病人情绪稳定，对哮喘发作症状的控制有重要意义。

三、急性呼吸窘迫综合征病人的救护

【概述】

急性呼吸窘迫综合征（acute respiratory distress syndrome，ARDS）是指由各种肺内、外致病因素所导致的急性弥漫性肺损伤和进而发展的急性呼吸衰竭。临床表现为呼吸窘迫、顽固性低氧血症和呼吸衰竭。

【护理评估】

（一）健康史

ARDS 原因或危险因素很多，有肺内因素（直接因素）和肺外因素（间接因素）。评估时要有重点询问。肺内因素包括肺炎、肺挫伤、吸入性肺损伤、输血相关急性肺损伤、肺血管炎等。肺外因素包括严重休克、感染性中毒、严重非胸部创伤、大面积烧伤、大量输血、急性胰腺炎、药物或毒品中毒等。

（二）身体状况

1. 症状　起病急剧而隐袭，ARDS 大多在原发病后 72 小时内发生。除原发病表现外，最早出现的症状是呼吸增快，并呈进行性加重的呼吸困难和发绀，其呼吸困难的特点是呼吸深快、费力，病人感到胸部紧束、严重憋气，即呼吸窘迫。用通常的吸氧方法不能改善。病情不能用其他原发心肺疾病（如气胸、肺不张、肺气肿、肺炎、心力衰竭）解释。病人常有烦躁、焦虑、出汗等伴随症状。

2. 体征　早期体征可无异常或仅双肺有少量细湿啰音，后期可闻及水泡音和管状呼吸音。

（三）心理社会因素

ARDS 发病急骤，病情严重，呼吸窘迫常使病人有濒死感，产生极度恐惧、紧张心理。

（四）辅助检查

1. X 线胸片　早期可无异常，或呈轻度间质改变，表现为边缘模糊的肺纹理增多，继之出现斑片状、大片状的磨玻璃或实变浸润影。

2. 动脉血气分析　典型的改变为 PaO_2 降低，$PaCO_2$ 降低，pH 升高。目前常用氧合指数（PaO_2/FiO_2）作为 ARDS 建立诊断、严重性分级和疗效评价的指标。PaO_2/FiO_2 正常值为 400～500mmHg，≤300mmHg 是诊断 ARDS 的必要条件。

【护理诊断 / 问题】

1. 低效型呼吸形态　与进行性呼吸困难有关。

2. 气体交换受损　与肺换气功能障碍有关。

3. 焦虑 / 恐惧　与担心疾病愈后有关。

4. 潜在并发症：水、电解质平衡紊乱。

【护理措施】

（一）紧急救护

ARDS 救护的关键在于控制和处理原发病，迅速纠正低氧血症。

1. 纠正缺氧　采取有效措施尽快提高 PaO_2。给予高浓度（>50%）吸氧，以纠正严重低氧血症。使 PaO_2≥60mmHg 或 SaO_2≥90%。

2. 呼吸支持　一旦确诊，应尽早协助医生进行机械通气。轻度 ARDS 病人可用无创正压通气（NIPPV）。无效或病情加重时，尽快气管插管行有创机械通气。机械通气的目的是维持充分通气和氧合。目前推荐采用肺保护性通气策略，包括合适水平的呼气终末正压通气（PEEP）和小潮气量。一般 PEEP 水平为 8～18cmH_2O，潮气量一般为 6～8ml/kg。

3. 循环支持　建立静脉通路，合理限制液体入量，以可允许的较低循环容量来维持有效循环，保持肺处于相对“干”的状态，以减轻肺水肿。在 ARDS 早期遵医嘱输入晶体液为主，除非有低蛋白血症，不宜输注胶体液，但在晚期应限制入水量并适当应用利尿剂，降低肺毛细血管内静水压。

（二）一般护理

1. 病人取半卧位或坐位，尽量减少不必要的活动和谈话，减少疲劳和耗氧。

2. 保持呼吸道通畅，加强翻身叩背，有效咳嗽、排痰。

（三）病情观察

1. 严密观察生命体征及神志变化，注意皮肤色泽、肺部体征。监测呼吸变化，动态观察血氧饱和度和动脉血气分析，根据血气分析结果及时合理调整氧流量。观察尿量，准确记录 24 小时出入量，监测水、电解质平衡情况。

2. 并发症的观察和预防　合理控制输液速度和量，观察尿量和 24 小时出入量，防止肺水肿的发生。严密监测各脏器的功能，发现异常，及时通知医生进行处理。

（四）心理护理

缓解病人及家属的紧张情绪，做好心理安抚，使病人具有安全感。做好生活护理及皮肤口腔护理。

第三节　循环系统急症

工作情景与任务

导入情景：

王大叔，50 岁。心绞痛病史 5 年。夜间突然感到心前区剧烈疼痛，含服硝酸甘油后不能缓解，且伴恶心、呕吐、大汗 3 小时急诊入院。

工作任务：

1. 请你对王大叔进行病情评估并提出护理诊断 / 问题。
2. 根据评估结果，请协助医生实施救护。

一、急性冠状动脉综合征病人的救护

【概述】

急性冠状动脉综合征（acute coronary syndromes，ACS）是一种常见的严重的心血管疾病，以冠状动脉粥样硬化斑块破裂或侵蚀，继发完全或不完全闭塞性血栓形成为病理基础

的一组临床综合征，临床上包括不稳定型心绞痛、非 ST 段抬高性心肌梗死和 ST 段抬高性心肌梗死。是冠心病的一种严重类型，常见于老年、男性及绝经后女性，吸烟、高血压、糖尿病、高脂血症、腹型肥胖及有早发冠心病家族史的病人。

【护理评估】

（一）健康史

绝大多数 ACS 是冠状动脉粥样硬化斑块不稳定，致使斑块破裂及血栓形成的结果。常见的诱因有：①交感神经活动增加（晨起 6 时至 12 时）。②饱餐后特别是进食大量脂肪。③心室负荷明显加重（重体力活动、情绪激动、血压剧升、用力排便等）。④心排血量骤降，冠状动脉灌注量锐减（休克、严重心律失常等）。

（二）身体状况

1. 主要症状

（1）前驱症状：约半数病人在发病前有前驱症状，如乏力，胸部不适，活动时心悸、气急、烦躁、心绞痛等前驱症状。

（2）典型表现：为发作性胸骨后闷痛，紧缩压榨感或压迫感、烧灼感，可向左上臂、下颌、颈、背、肩部或左前臂尺侧放射，呈间断性或持续性，伴有出汗、恶心、呼吸困难、窒息感，甚至晕厥，持续时间超过 10～20 分钟，含硝酸甘油不能完全缓解时常提示急性心肌梗死。不稳定型心绞痛与典型稳定型心绞痛症状相似，通常程度更重，持续时间更长，可达数十分钟，胸痛在休息时也可发生。

（3）不典型表现有：牙痛、咽痛、上腹隐痛、消化不良、胸部针刺样痛或仅有呼吸困难。不典型表现常见于老年、女性、糖尿病、慢性肾功能不全或痴呆症病人，由于临床缺乏典型胸痛表现，特别是当心电图正常或临界改变时，常易被忽略和延误治疗，应注意连续观察。

（4）休克：疼痛常伴有血压下降，部分病人出现休克表现。

（5）心力衰竭：呼吸困难、发绀、烦躁重者可发生肺水肿或心力衰竭。

（6）猝死：是 ACS 最严重的一种临床表现。

2. 体征　大多数 ACS 病人无明显的体征。重症病人可出现皮肤湿冷、面色苍白、烦躁不安、颈静脉怒张等，听诊可闻肺部啰音、心律不齐、心脏杂音、心音分裂、第三心音、心包摩擦音和奔马律。

（三）心理 - 社会状况

ACS 病人在急性发病期会产生焦虑、恐惧心理，甚至会产生濒死感。

（四）辅助检查

ECG、超声心动图、心肌酶谱检查等。

【护理诊断 / 问题】

1. 疼痛　与心肌缺血缺氧有关。
2. 恐惧 / 焦虑　与剧烈胸痛产生濒死感、担心预后有关。
3. 知识缺乏　与缺乏心绞痛相关知识有关。
4. 潜在并发症：心律失常、心力衰竭。

【护理措施】

（一）紧急救护

不稳定型心绞痛和非 ST 段抬高性心肌梗死是严重、具有潜在危险的疾病，紧急救护的主要目的是即刻缓解缺血和预防严重不良后果。ST 段抬高性心肌梗死则强调尽快恢复心肌的血液灌注，以挽救濒死的心肌，处理严重并发症，防止猝死。

1. 休息　病人应立即卧床休息，保持安静，减少探视，平稳情绪，避免用力或屏气。

2. 重症监护　有条件时应将病人安排在CCU，立即心电监护，密切观察心律、心率、血压和心功能变化。除颤仪应随时处于备用状态。

3. 吸氧　所有急性心肌梗死病人，若动脉血氧饱和度(SaO_2)<90%，入院后6小时内常规用氧，氧流量为3～4L/min，对伴有心衰、心源性休克或严重心律失常者，可采用高浓度面罩给氧。

4. 迅速建立静脉留置通路。

5. 解除疼痛　心肌再灌注，开通梗死相关血管，恢复缺血心肌的供血是解除疼痛最有效的方法，在再灌注治疗前遵医嘱选用药物尽快解除疼痛。

(1) 硝酸酯类药物：①在急性心绞痛发作时，立即给予硝酸甘油1片(0.5mg)舌下含服。必要时每隔3～5分钟用药一次，可连用3次，心绞痛发作频繁或服用硝酸甘油效果不佳的病人，可遵医嘱缓慢静脉滴注硝酸甘油，滴速小于20滴/分。②大多数急性心肌梗死病人有应用硝酸酯类的指征，但下壁、可疑右室心肌梗死或明显低血压病人，不适合使用。静脉滴注硝酸甘油，可引起低血压、心率加快，滴注速度宜慢，并嘱病人不可擅自调节滴速。用药后注意询问病人疼痛变化情况，并监测心电图。

(2) 吗啡或哌替啶：急性心肌梗死病人可静脉注射吗啡(2～4mg)或肌内注射哌替啶(50～100mg)止痛，使用时注意低血压和呼吸功能抑制的副作用。

(3) β受体拮抗剂：能降低心肌耗氧量，改善缺血区的氧供需失衡，缩小心肌梗死面积，减少心肌缺血反复发作的可能性，减少再梗死、室颤及其他恶性心律失常，对降低急性期病死率有肯定的疗效。ACS病人只要没有使用禁忌，均应尽早应用。建议选用具有心脏β_1受体选择性的药物如美托洛尔和比索洛尔。

6. 再灌注治疗　起病3～6小时最多12小时内，使闭塞的冠状动脉再通，心肌得到再灌注，预后改善，是一种积极的治疗措施。

需要强调建立区域性急性心肌梗死网络管理系统的必要性，通过高效的院前急救系统，区域内各单位协作，制定最优化的再灌注治疗方案。要求院前急救人员将病人分流到能够直接实施经皮冠状动脉介入治疗(percutaneous coronary intervention，PCI)的医院，一旦到达医院，应当立即将病人直接送至导管室。治疗方法包括：经皮冠状动脉介入治疗和溶栓疗法。

7. 抗心律失常　发生室颤或持续多形性室速时，尽快采用非同步直流电除颤。发生室性期前收缩或室速立即用利多卡因50～100mg静脉注射，如室性心律失常反复可使用胺碘酮。

8. 在医生未到之前，病人突然昏迷、抽搐，呼吸停止或仅为喘息，表示发生心脏骤停，应立即进行徒手心肺复苏。

(二) 一般护理

1. 绝对卧床休息，急性期12小时卧床休息，CCU重症监护，保持环境安静。避免竞技性活动和屏气用力动作，保证充足的睡眠。

2. 饮食宜清淡易消化，忌饮食过饱和油腻食物，忌烟酒。保持大便通畅，如便秘可用缓泻剂，避免排便过度用力或屏气发生意外。

(三) 病情观察

1. 常规12导联心电图，持续心电监测，密切观察心率、心律、呼吸、血压、神志变化。

监测尿量，记录24小时出入量。动态监测心肌酶谱的变化。

2. 观察胸痛的部位、性质、持续时间，含服硝酸甘油或休息后能否缓解。

3. 用药观察

(1) 使用扩血管药(如硝酸甘油、硝普钠等)时注意疗效和不良反应，并根据血压及时调节药物浓度。吗啡或哌替啶有呼吸抑制作用，吗啡同时有降血压作用，应严密观察呼吸、血压。

(2) 应用溶栓药物时，要随时观察病人有无出血的症状和体征，尤其应注意有无颅内出血的表现，定时监测血小板，检查凝血酶原时间、凝血谱指标等。

(3) β受体阻断药与硝酸酯类合用有协同作用，使用时宜从小量开始，以免引起体位性低血压。停用时应逐渐减药，如突然停用有诱发心肌梗死的可能。低血压、心动过缓、二度或二度以上房室传导阻滞者不宜应用。

4. 密切观察并预防并发症，如心律失常、心力衰竭、心源性休克等，严密观察及早发现，报告医生并做好处理准备。

(四) 心理护理

做好安慰和解释工作，帮助病人树立战胜疾病的信心。

二、急性心力衰竭病人的救护

【概述】

急性心力衰竭(acute heart failure，AHF)是由于某种原因使心肌收缩力下降或心肌前后负荷突然增加引起心排血量急剧下降导致组织器官灌注不足和急性淤血的综合征。临床以急性左心衰最常见，主要表现为缺氧和高度呼吸困难。急性左心衰常危及生命，需要紧急救治。

【护理评估】

(一) 健康史

1. 病因　原发性心肌损害包括：①缺血性心肌损害，冠心病心肌缺血和(或)心肌梗死是引起心力衰竭的最常见的原因之一。②心肌炎和心肌病，以病毒性心肌炎及原发性扩张型心肌病最为常见。③心肌代谢障碍性疾病，以糖尿病心肌病最为常见。④其他：严重的心律失常、输血、输液过多过快等。

2. 诱因　①呼吸道感染是最常见诱因。②心律失常：心房颤动也是诱发心力衰竭最重要的因素。③治疗不当：如洋地黄用量不足或过量；不恰当的停用利尿剂、降压药；不恰当的应用负性肌力药如β受体阻断药等。④循环血容量剧增或锐减。⑤身心过劳：如过度体力劳动、情绪激动、精神紧张等。⑥心脏病合并甲状腺功能亢进、中重度贫血、肺栓塞、水电解质紊乱及酸碱平衡失调、环境气候急剧变化等。

(二) 身体状况

1. 主要症状

(1) 呼吸困难：病人突发极度呼吸困难，呼吸频率达30～40次/分，吸气时锁骨上窝、肋间隙内陷。按严重程度分为：①端坐呼吸：卧位时出现呼吸困难，坐起后可明显缓解，故称端坐呼吸，是急性左心衰竭的特有体征。病人常两腿下垂，两手抓床沿以助呼吸。②阵发性呼吸困难：常在夜间发作，病人突然醒来，感到严重的窒息感和恐怖感，并迅速坐起，需30分钟或更长时间后方能缓解。通常伴有两肺哮鸣音，称为心源性哮喘。③急性肺水肿：是急性左心衰最严重的表现，突然剧烈气喘、被迫坐起、冷汗淋漓、唇指发绀、烦躁不安、恐惧和濒死感觉。咳嗽，咳出大量粉红色泡沫痰，甚至有血性泡沫从鼻孔流出。

（2）交感神经兴奋表现：周围血管收缩，面色苍白，四肢湿冷，出冷汗，动脉压升高。

2. 体征　肺部听诊时，可闻及双肺底湿啰音和（或）哮鸣音。心脏听诊时可闻及心尖部舒张早期奔马律、肺动脉瓣第二心音亢进。随着心力衰竭加重，可在周围动脉触及交替脉。

（三）心理社会状况

极度呼吸困难使病人恐惧、焦虑，从而又常常加重了呼吸困难。

（四）辅助检查

ECG、胸部X线检查、超声心动图、无创或有创血流动力学监测。

【护理诊断/问题】

1. 气体交换受损　与急性肺水肿有关。

2. 焦虑/恐惧　与窒息感、呼吸困难有关。

3. 清理呼吸道无效　与大量泡沫样痰有关。

4. 活动无耐力　与心搏出量减少、呼吸困难有关。

5. 潜在并发症：心源性休克、猝死。

【护理措施】

（一）紧急救护

1. 体位　立即协助病人取坐位，两腿下垂，以减少回心血量，减轻心脏前负荷。

2. 氧疗　保持呼吸道通畅，立即给予高流量（6～8L/min）鼻导管吸氧，湿化瓶中加入20%～30%乙醇，湿化后吸氧。对病情特别严重者应给予呼吸机加压给氧。

3. 迅速建立两条静脉通路，遵医嘱给予镇静、快速利尿、血管扩张药、洋地黄类药物等。

（1）吗啡：皮下注射或静脉推注吗啡3～5mg可使病人镇静，用吗啡时应注意病人有无呼吸抑制、心动过缓。肺水肿伴颅内出血、神志障碍、慢性肺部疾病时禁用，年老体弱者应减量或改为肌内注射。

（2）快速利尿剂：用利尿药要严格记录尿量，注意水、电解质变化和酸碱平衡情况。

（3）血管扩张药：扩血管药要注意调节输液速度、监测血压的变化。连续使用硝普钠、硝酸甘油或酚妥拉明静脉滴注，应注意有无头痛、嗜睡、烦躁等神经系统表现的中毒反应。

（4）洋地黄制剂：静脉使用时要稀释，推注速度宜缓慢，同时观察心电图变化，一旦出现洋地黄中毒的表现，立即停止用药并及时处理。

（二）一般护理

1. 卧位与休息　重度心力衰竭病人应严格卧床休息。病人取坐位或半卧位，双腿下垂（急性心肌梗死、休克病人除外），以减少静脉回流，减轻心脏前负荷，增加肺活量以利呼吸，使痰较易咯出。

2. 保持呼吸道通畅　观察病人的咳嗽情况，痰液的性质和量，协助病人咳嗽排痰。

3. 氧疗护理　积极纠正缺氧是治疗的首要环节。病情稳定后可鼻导管持续给氧。

4. 严格控制输液量和速度，并告诉病人及家属输液量及速度控制的重要性，以防其随意调快滴速，诱发急性肺水肿。

（三）病情观察

严密观察病人呼吸频率、深度、意识、精神状态变化、皮肤颜色、温度及血压。观察肺部啰音的变化，检测血气分析结果。严密监测血流动力学指标变化。注意观察水肿的消长情况，每日测量体重，准确记录出入量。

（四）心理护理

急性心力衰竭的病人，常因严重呼吸困难而有濒死感，可能会感到恐惧，担心预后。病人焦虑和恐惧可使心率加快，加重心脏负担，应加强床旁监护，给予精神安慰及心理支持，减轻焦虑和恐惧，以增加安全感。

三、高血压急症病人的救护

【概述】

高血压急症是指原发性或继发性高血压病人，在某种诱因作用下，血压突然和明显升高（一般超过180/120mmHg），伴有进行性心、脑、肾等重要器官功能不全的表现。少数病人病情急骤发展，舒张压持续≥130mmHg，并有头痛，视力模糊，眼底出血、渗出和水肿，肾脏损害明显，表现为持续蛋白尿、血尿、管型尿，称为恶性高血压。

【护理评估】

（一）健康史

询问本次发病诱因，了解病人既往高血压病史及诊疗情况。高血压急症包括高血压脑病、颅内出血、脑梗死、急性心力衰竭、急性冠状动脉综合征、主动脉夹层、嗜铬细胞瘤危象、子痫和由急性肾小球肾炎、胶原血管病所致的肾危象等。

（二）身体状况

1. 主要症状

（1）神经系统症状：剧烈头痛、多汗、视力模糊、耳鸣、眩晕或头晕、手足震颤、抽搐、昏迷等。

（2）消化道症状：恶心、呕吐、腹痛等。

（3）心脏受损症状：胸闷、心悸、呼吸困难等。

（4）肾脏受损症状：尿频、少尿、无尿、排尿困难或血尿。

无绝对的血压升高界值之规定，凡血压相对升高时，重要靶器官进行性损伤，有临床症状需要急诊处理者，均视为高血压急症。

2. 体征

（1）突发性血压急剧升高，一般超过180/120mmHg，以收缩压升高为主。

（2）心率加快（大于100次/分），心电图可表现为左室肥厚或缺血性改变。

（3）眼底视网膜渗出、出血和视乳头水肿。

（三）心理社会状况

高血压急症病人由于呼吸困难等症状明显，不能平卧，病人睡眠障碍，致使病人烦躁不安、焦虑。

（四）辅助检查

ECG、X线检查、超声心动图、动脉血气分析、血流动力学检查。

【护理诊断/问题】

1. 有受伤的危险　与血压升高致头晕、视物模糊、意识障碍等有关。

2. 舒适的改变　与血压急剧升高、颅内压升高有关。

3. 焦虑/恐惧　与血压升高及担心疾病预后有关。

4. 知识缺乏　与缺乏高血压急症的药物治疗、饮食及自我保健相关知识有关。

【护理措施】

（一）紧急救护

及时正确处理高血压急症十分重要，要在短时间内使病情缓解，预防进行性或不可逆性靶器官损害，降低死亡率。迅速、有效、安全降压是高血压急症紧急救护的关键。

1. 体位　保持安静，绝对卧床休息。立即给病人半卧位，以利体位性降压。避免刺激和不必要的活动，安抚病人情绪，必要时使用镇静剂。

2. 吸氧　立即给予氧气吸入。

3. 控制血压　首选硝普钠静脉滴注，高血压急症时短时间内血压急骤下降，有可能使重要器官血液灌注明显减少，应采取逐步控制性降压：一般情况下，初始阶段（数分钟至1小时内）血压控制的目标为平均动脉压的降低幅度不超过治疗前水平的25%。在随后的2～6小时内将血压降至较安全水平，一般为160/100mmHg左右。如果病情稳定，在24～48小时降至正常水平。如降压过程中发现有重要脏器缺血表现，血压降低幅度应更小。

（二）一般护理

去除诱因，保持安静，卧床休息。每隔15～30分钟测量血压一次。记录24小时出入量，昏迷病人给予留置导尿。做好呼吸、心电、血压监护。

（三）病情观察

1. 严密观察血压　最好进行24小时动态血压监测，并进行心电监护，观察心率、心律变化，发现异常及时处理。做好各项监测记录。

2. 注意病人的症状　观察头痛、烦躁、呕吐、视力模糊等症状经治疗后有无好转，精神状态有无由兴奋转为安静。高血压脑病病人随着血压的下降，神志可以恢复，抽搐可以停止，所以应迅速降压、制止抽搐以减轻脑水肿，按医嘱适当使用脱水剂。

3. 并发症的观察和预防

（1）心力衰竭：主要为急性左心衰，应注意观察病人的心率、心律变化，做心电监护，及时观察有否心悸、呼吸困难、咯粉红色泡沫样痰等情况出现。

（2）脑出血：表现为嗜睡、昏迷、肢体偏瘫、面瘫，伴有或不伴有感觉障碍，应加以观察，出现情况及时处理。

（3）肾功能衰竭：观察尿量，定期复查肾功能，使用呋塞米时尤其应注意。

（四）用药护理

遵医嘱尽早应用降压药物，用药过程中注意监测血压变化，避免出现血压骤降。特别是应用硝普钠和硝酸甘油时，应严格遵医嘱控制滴速，密切观察药物不良反应。

（五）心理护理

病人常有恐惧、烦躁心理，主动鼓励和安慰病人，避免紧张，增强战胜疾病的信心。

第四节　其 他 急 症

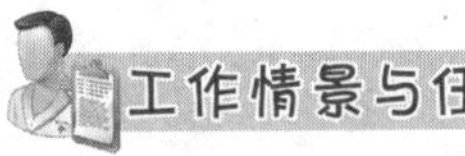

导入情景：

杨先生，48岁，公司总裁。近日工作繁忙，应酬较多。今晨9时，杨先生突感恶心，呕吐出咖啡色胃内容物约1200ml，而被急送往医院就诊。既往有胃溃疡病史。

工作任务：

1. 列出呕血的常见原因，分析该病人可能的呕血原因。
2. 请你对杨先生进行护理评估并提出护理诊断/问题。
3. 根据评估结果，请协助医生实施救护。
4. 请对杨先生进行健康教育指导。

一、急性上消化道大出血病人的救护

【概述】

急性上消化道大量出血是指Treitz韧带以上的消化道(食管、胃、十二指肠、空肠上段、胰腺、胆道)病变引起的出血，在数小时内失血量超过1000ml或达循环血容量的20%，并伴有失血性周围循环衰竭。大出血可危及病人生命，应及时抢救和治疗。

【护理评估】

(一)健康史

引起上消化道大量出血的病因很多，以消化性溃疡、食管胃底静脉曲张破裂、门脉高压症、急性胃黏膜损害和胃癌引起的出血最为常见。其中，消化性溃疡引起的上消化道出血占50%。

(二)身体状况

消化道出血的临床表现取决于出血病变的性质、部位、失血量与速度。

1. 呕血与黑便　上消化道出血者均有黑便，但不一定有呕血。幽门以上部位出血常有呕血和黑便，幽门以下部位出血可仅有黑便。但出血量少而速度慢的幽门以上出血亦可仅见黑便，而出血量大、速度快的幽门以下出血也可因血液反流入胃，引起恶心呕吐而出现呕血。

2. 失血性周围循环衰竭　出血量占全身血容量的10%～15%时，有头晕、畏寒、无生命体征变化。出血量达20%以上时，出现四肢厥冷、出冷汗、心悸、脉搏增快等。出血量达30%以上时则有急性周围衰竭的表现，如脉搏细弱、血压下降、呼吸急促、休克等。

3. 发热　大量出血病人，多数在24小时内出现发热，一般不超过38.5℃，可持续3～5天。

(三)心理-社会状况

上消化道大出血病人均有恐惧、焦虑甚至绝望等心理反应。

(四)辅助检查

1. 血液检查　血常规检查，血细胞比容，大便隐血检查等，有助于估计失血量及动态观察有无活动性出血。

2. 内镜检查　是上消化道出血定位、定性诊断的首选方法。出血后24～48小时内行急诊内镜检查，可以直接观察病灶情况，同时可对出血灶进行止血。

3. 其他检查　X线钡餐造影，放射核素扫描等。

【护理诊断/问题】

1. 体液不足　与上消化道大量出血、液体摄入不足等有关。
2. 恐惧/焦虑　与消化道出血生命受威胁有关。
3. 知识缺乏　与缺乏疾病相关知识有关。
4. 潜在并发症：窒息。

【护理措施】

（一）紧急救护

1. 迅速补充血容量　立即建立多条静脉通道，积极补充血容量。输入全血最佳，在配血同时可先输入平衡液、葡萄糖盐水、右旋糖酐或其他血浆代用品。输液开始宜快，必要时测定中心静脉压作为调整输液量和速度的依据。注意避免因输液、输血过快过多而引起急性肺水肿。

2. 立即止血　方法有：口服药物（血管加压素、生长抑素及其拟似物）；三腔、四腔气囊管压迫止血；内镜直视下止血。

3. 手术止血　溃疡引起的上消化道持续出血 48 小时仍不能停止者；24 小时内输血 1500ml 仍不能纠正血容量、血压不稳定者；保守治疗期间发生再次出血者；内镜发现有活动性出血而止血无效者；中老年病人原有高血压、动脉硬化，出血不易控制者应尽早行外科手术。

4. 保持呼吸道通畅　呕吐时头偏向一侧，保持呼吸道通畅，避免呕吐物吸入窒息或误吸，给予持续低流量（2L/min）吸氧。

（二）一般护理

1. 体位与休息　大出血时病人应绝对卧床休息，取平卧位并将下肢略抬高，以保证脑部供血。呕吐时头偏向一侧，防止窒息或误吸。

2. 安全护理　活动性出血时，病人常有便意，在排便后起立时可能引起晕厥。指导病人坐起、站起时动作要缓慢。出现头晕、心慌、出汗等症状时应立即卧床并告知护士。最好由家属陪同如厕或暂时改为床上排便。重症病人应加床档保护。

3. 应用三（四）腔气囊管　适用于食管、胃底静脉曲张破裂出血。做好鼻腔、口腔护理，每 4 小时测三（四）腔管气囊的压力。

4. 饮食护理　出血时应禁食，出血停止后渐改为流质、半流质、软食。

（三）病情观察

1. 出血量的观察　准确记录出入量，留置导尿管，测每小时尿量，应保持尿量>30ml/h。观察呕吐物和黑便的性质、颜色及量。

2. 动态血红蛋白监测　定期复查红细胞计数、血细胞比容、血红蛋白、网织红细胞计数、血尿素氮，以了解贫血程度、出血是否停止。

3. 生命体征观察　监测病人的生命体征和神志变化，必要时进行心电监护。密切观察皮肤颜色及肢端温度变化。

4. 并发症的观察和预防

(1) 窒息：大出血时头偏向一侧，嘱病人不要咽下呕吐物，严密监测病人有无窒息表现，床边备吸引器，必要时准备气管切开。

(2) 失血性休克：注意病人面色，出血的量、性状和颜色，一旦发现病人大汗淋漓、面色苍白、血压下降、脉搏细速等，应考虑失血性休克的发生，应立即报告医生，同时进行抗休克治疗。

（四）心理护理

医护人员从容的态度，亲切的语言，认真的答疑，果断的决策，沉着、冷静、熟练的操作，会给病人以强大的心理支持。听取并解答病人或家属的提问，解释各项检查、治疗措施，给病人以安全感，解除病人精神紧张及恐惧心理，有益于良好护患关系的建立和进一步治疗的配合。

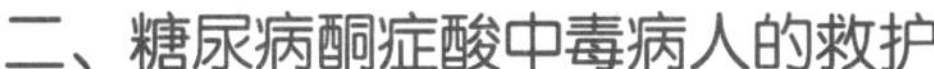

二、糖尿病酮症酸中毒病人的救护

【概述】

糖尿病酮症酸中毒（diabetic ketoacidosis，DKA）指各种诱因的作用下，胰岛素明显不足，使胰岛素反调节激素增加，引起糖和脂肪代谢紊乱，以高血糖、高酮血症和代谢性酸中毒为主要改变的临床综合征。糖尿病酮症酸中毒是一种糖尿病的急性并发症。常见于 1 型糖尿病，2 型糖尿病的病人在胰岛素不足时或应激时也会出现。

【护理评估】

（一）健康史

诱发 DKA 的主要原因为感染、饮食或治疗不当及各种应激因素。

1. 急性感染　是 DKA 的重要诱因，包括呼吸系统、泌尿系统及皮肤感染常见，且以冬春季发病率较高。急性感染又可是 DKA 的合并症，与 DKA 互为因果，形成恶性循环，更增加了诊治的复杂性。

2. 治疗不当　如中断药物（尤其是胰岛素）治疗、药量不足及抗药性产生等。尤其是 1 型糖尿病病人停用或减少胰岛素治疗剂量，常可引起 DKA。2 型糖尿病病人长期大量服用苯乙双胍，尤其肝、肾功能不佳时易诱发 DKA。

3. 饮食失控和（或）胃肠道疾病　饮食过量、过甜（含糖过多）或不足，酗酒，或呕吐、腹泻等，均可加重代谢紊乱而诱发 DKA。

4. 其他　严重外伤、麻醉、手术、妊娠、分娩、精神刺激以及心肌梗死或脑血管意外等情况，由于应激造成的升糖激素水平的升高，交感神经系统兴奋性的增加，加之饮食失调，均易诱发酮症酸中毒。

（二）身体状况

1. 症状

（1）糖尿病症状加重：DKA 代偿期，病人表现为原有糖尿病症状"三多一少"如口渴、多饮、多尿等症状加重，肢软无力，体重下降。

（2）消化系统症状：随 DKA 病情进展，逐渐出现食欲减退、恶心、呕吐，乃至不能进食进水。少数病人尤其是 1 型糖尿病病人可有广泛性急性腹痛，伴腹肌紧张及肠鸣音减弱而易误诊为急腹症。

（3）呼吸系统症状：代谢性酸中毒出现呼吸频率增快，呼吸深大的 Kussmaul 呼吸。当 $\mathrm{pH}<7.2$ 时可引起深而快的呼吸；当 $\mathrm{pH}<7.0$ 时则发生呼吸中枢抑制。重度 DKA 病人呼出气中有烂苹果味。

（4）神经系统症状：个体差异较大，早期有头痛、头晕、萎靡、倦怠，继而烦躁、嗜睡。病人有不同程度的意识障碍，昏迷者约占 10%。

（5）脱水和休克症状：中、重度 DKA 病人常有脱水症状和体征。当脱水量达体重的 5% 时，病人可有脱水征，如皮肤干燥，缺少弹性，眼球及两颊下陷，眼压低，舌干而红。如脱水量超过体重的 15% 时，则可有循环衰竭，症状包括心率加快、脉搏细弱、血压及体温下降等，严重者可危及生命。

2. 体征

（1）呼吸深而快，呼出气体有烂苹果味。

（2）脉搏细弱、血压下降、脉压缩小，可出现低血容量性休克。

（三）心理-社会状况

上消化道大出血病人均有恐惧、焦虑甚至绝望等心理反应。糖尿病为终身性疾病，漫长的病程，严格的饮食控制及多器官功能障碍，易使病人产生焦虑、抑郁的心理反应，病人对治疗缺乏信心，治疗依从性降低。

（四）辅助检查

血液检查：血糖、甘油三酯、胆固醇、血肌酐、尿素氮等。

【护理诊断/问题】

1. 低效性呼吸型态（深大呼吸） 与酮症酸中毒有关。
2. 体温过高 与肺部感染、泌尿系统感染有关。
3. 自理缺陷 与意识障碍有关。
4. 知识缺乏 与缺乏饮食、疾病、用药等相关知识有关。

【护理措施】

（一）紧急救护

绝对卧床休息，迅速恢复有效循环血量是糖尿病酮症酸中毒病人救护的关键。

1. 快速建立静脉通路，遵医嘱补液 补液是抢救DKA病人的首要和关键措施。只有在组织灌注得到改善后，胰岛素的生物效应才能充分发挥。通常使用生理盐水，补液量及速度视失水程度而定。如病人不存在心力衰竭，开始补液时速度要快，前2小时内输入1000～2000ml，以后可根据血压、尿量、CVP、心率等决定输液量和输液速度。第2～6小时约输入1000～2000ml。第一个24小时输液总量约4000～6000ml。如有低血压或休克病人，应进行抗休克处理。

2. 小剂量胰岛素治疗 胰岛素治疗应达到血糖快速、稳定下降而又不易发生低血糖反应的效果。一般以每小时每千克体重0.1U的短效胰岛素加入生理盐水中持续静滴或静脉泵入，同时给予吸氧。

3. 纠正电解质紊乱及酸碱平衡失调 根据治疗前血钾水平及尿量决定补钾时机、补钾量。①治疗前高血钾或无尿时暂缓补钾；②治疗前血钾正常，每小时尿量在40ml以上，在输液和胰岛素治疗同时补钾。③轻中度酸中毒经充分静脉补液及胰岛素治疗后可纠正，无须补碱。④严重酸中毒（pH≤7.0）者应给予小剂量的等渗碳酸氢钠静脉输入。补碱不宜过多过快，要定时监测动脉血气情况。

（二）一般护理

1. 确诊糖尿病酮症酸中毒后，应嘱病人绝对卧床休息，并立即配合医生抢救治疗。
2. 饮食护理 禁食，待昏迷缓解后改糖尿病半流质或糖尿病饮食。
3. 预防感染 必须做好口腔及皮肤护理，保持皮肤清洁，预防压疮和继发感染，女性病人应保持外阴部的清洁。

（三）病情观察

1. 严密观察体温、脉搏、呼吸、血压，注意呼出气体有无酮味，低血钾病人应作心电图监测。准确记录24小时出入量。
2. 及时采集血标本、尿标本，送检尿糖、尿酮、血糖、血酮、血电解质及血气分析等。
3. 严密观察瞳孔大小和对光反应，注意意识状态，若治疗后酸中毒纠正、血糖下降，但昏迷反而加重或清醒后再度陷入昏迷要警惕脑水肿的发生，应及时报告医生采取措施。
4. 用药护理 遵医嘱使用胰岛素，小剂量胰岛素应用时抽吸剂量要准确，以减少低血糖、低血钾、脑水肿的发生。胰岛素注射部位要经常更换，防止局部硬化，皮肤消毒要严格，防止感染。治疗过程中应及时监测血糖，防止出现低血糖反应。胰岛素用量要准确，治疗过程中应及时监测血糖，防止出现低血糖反应。

5. 并发症的观察和预防

（1）脑水肿：严密观察瞳孔大小和对光反应，注意意识状态，若治疗后酸中毒纠正、血糖下降，但昏迷反而加重或清醒后再度陷入昏迷要警惕脑水肿的发生，应及时报告医生采取措施。

（2）肺水肿：按医嘱及时补液，纠正脱水及电解质紊乱，输液不宜过多、过快，以免发生肺水肿。

（四）心理护理

向病人或家属宣教有关糖尿病治疗的知识，树立战胜疾病的信心。

三、甲状腺危象病人的救护

【概述】

甲状腺危象是在原有甲亢的基础上，甲状腺毒症急性加重的一个综合征。发生原因可能与短时间内大量 T_3、T_4 释放入血有关。多发生于较重甲亢未治疗或治疗不充分病人。

【护理评估】

（一）健康史

了解病人发病时间、主要症状及特点，询问有无以下诱因：①应激状态，如感染、手术、创伤、放射性碘治疗；②严重躯体疾病，如心力衰竭、脑卒中、败血症等；③口服过量 TH 制剂；④严重精神创伤；⑤手术中过度挤压甲状腺。

（二）身体状况

1. 典型的甲状腺危象　原有甲亢症状加重，并出现以下表现：

（1）高热：体温急骤升高，常在 39℃以上，大汗淋漓，皮肤潮红，继而可汗闭，皮肤苍白和脱水。高热是甲状腺危象的特征表现，是与重症甲亢的重要鉴别点。使用一般解热措施无效。

（2）心血管系统：脉压明显增大，心率显著增快，超过 140 次 / 分。病人易出现各种快速心律失常，如期前收缩，房性心动过速，阵发性及持续性心房颤动，其中以期前收缩及心房颤动为多见。

（3）消化系统：食欲极差。恶心、呕吐频繁、腹痛、腹泻明显。有些老年人以消化系症状为突出表现。

（4）中枢神经系统：精神神经障碍、焦虑、烦躁、精神变态、嗜睡，最后陷入昏迷。

2. 先兆危象　由于危象期死亡率很高，常死于休克、心力衰竭，为及时抢救病人临床提出危象前期或先兆危象的诊断。

（1）体温在 38～39℃之间。

（2）心率在 120～159 次 / 分，也可有心律不齐。

（3）食欲不振，恶心，大便次数增多，多汗。

（4）焦虑、烦躁不安，危象预感。

（三）心理 - 社会状况

评估病人有无焦虑、恐惧、多疑等心理变化，评估病人及家属对疾病知识的了解程度。

（四）激素测定

血清甲状腺激素测定，促甲状腺激素测定，甲状腺 ^{131}I 摄取率等。

【护理诊断/问题】

1. 活动无耐力　与蛋白质分解增加、甲亢性心脏病、肌无力等有关。

2. 自我形象紊乱　与甲状腺肿大，颈部增粗有关。

3. 焦虑　与甲亢所致神经系统兴奋、外观改变及对本病知识缺乏有关。

4. 有受伤的危险　与浸润性突眼有关。

5. 知识缺乏　与缺乏药物的使用及合理饮食方面知识有关。

6. 潜在并发症：呼吸困难、声音嘶哑、吞咽困难。

【护理措施】

（一）紧急救护

早期识别，抢在先兆危象期处理，防止进入危象期是甲状腺危象急救的关键。

1. 立即吸氧，绝对卧床休息，呼吸困难病人取半卧位。

2. 快速抑制甲状腺素的合成和分泌，降低循环血中甲状腺素水平。迅速开放静脉通路，遵医嘱使用丙硫氧嘧啶及碘剂，用药时应注意观察病情变化，严格掌握碘剂的剂量，严密观察有无中毒或过敏反应。

3. 准备好抢救药物，如镇静剂、血管活性药物、强心剂等。

（二）一般护理

1. 环境安静，室温维持18～20℃。绝对卧床休息，避免一切不良刺激。烦躁不安者，遵医嘱给适量镇静剂。

2. 饮食护理　给予高热量、高蛋白、高维生素饮食和足够的液体，以增加抵抗力，促进机体恢复。严重呕吐、腹泻、大量出汗者注意出入液量平衡，必要时补充血容量和纠正电解质紊乱。限制纤维素和含碘食物，以免加重症状。避免刺激性的食物及饮料的摄入，如浓茶、咖啡等，以免引起病人精神兴奋。忌食生冷食物，减少食物中粗纤维的摄入，以减少排便次数。每日饮水2000～3000ml。

3. 用药护理

（1）遵医嘱用药，不可自行减量或停服药物，并注意观察药物的疗效及副作用。警惕粒细胞缺乏症，定期复查血象。如伴有发热、咽痛、皮疹等疑有粒细胞缺乏症时，须立即停药。

（2）服用碘剂时，掌握准确剂量，观察中毒及过敏反应，如出现口腔黏膜发炎，腹泻、恶心、鼻出血等症状，应立即停药并立即通知医生处理。

（三）病情观察

密切观察病情变化，定时测量生命体征，准确记录24小时出入量，观察神志的变化。

（四）心理护理

主动与病人交谈，以平和、耐心的态度对待病人，建立相互信任的关系。讲解本病的相关知识，让病人及其亲属了解敏感、急躁易怒等是甲亢临床表现的一部分，可因治疗而得到改善，减轻其焦虑、压抑等心理。

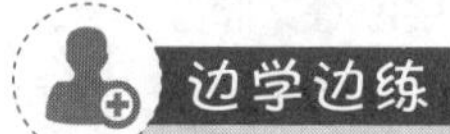

实训十　急症病人的紧急救护

（黄　梅）

思考题

1. 李先生，65 岁。晨起跑步中突然出现剧烈胸骨后疼痛，伴呕吐、冷汗和濒死感，持续 1 小时未缓解，由家人送到急诊科就诊。查体：T 37.6℃，P 40 次 / 分，R 16 次 / 分，BP 90/60mmHg，大汗淋漓，面色苍白，口唇轻度发绀。

请问：

（1）李先生目前最主要的护理问题是什么？

（2）如何处理？护理中应注意什么？

（3）应如何向病人和家属进行健康指导？

2. 王女士，45 岁。3 年来周期性发作上腹痛，疼痛多在餐后 3～4 小时及夜间出现，进食可缓解。病人突然呕出大量咖啡色胃内容物，家人发现病人面色苍白，四肢湿冷，急测 BP 80/50mmHg，P 120 次 / 分，急送急诊科。

请问：

（1）病人的护理诊断 / 问题是什么？

（2）如何判断病人是否发生失血性休克？

（3）为配合医生抢救，护理人员应采取哪些护理措施？

3. 马大爷，65 岁。高血压病史 20 余年，平日血压 160/110mmHg 左右，间断服降压药，近期由于老伴去世，心情烦闷，连续多日失眠。昨晚剧烈头痛、多汗、视力模糊、耳鸣，由女儿急送入院。入院查体：意识清楚，呼吸急促，面色潮红，T 37.8℃，P 103 次 / 分，R 25 次 / 分，BP 200/120mmHg。

请问：

（1）该病人是否可以判断为高血压急症？依据是什么？

（2）对病人抢救的原则是什么？

（3）如何协助医生对病人进行紧急救护？

第七章　急性中毒病人的救护

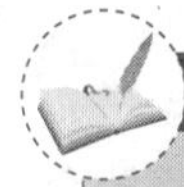

学习目标

1. 具有尊重病人及家属，主动抢救中毒病人的意识。
2. 掌握中毒的原因，毒物进入人体的途径及中毒治疗原则；掌握有机磷杀虫药中毒、一氧化碳中毒、镇静催眠药中毒的护理评估。
3. 熟悉中毒的发病机制；熟悉食物中毒、乙醇中毒的护理。
4. 了解毒物代谢、排泄、发病机制。
5. 熟练掌握常见中毒病人的紧急救护方法。
6. 学会急性中毒病人及家属的健康教育方法。

第一节　概　　述

某种物质进入人体达到一定量，损害某些组织和器官的生理功能，破坏组织结构，引起一系列临床症状和体征，称为中毒。引起中毒的物质，称为毒物。常见毒物有农药、药物、工业性毒物、有毒动植物。短时间内大量毒物或剧毒物进入人体，迅速引起症状甚至危及生命，称为急性中毒，特点是发病急、症状重、发展变化迅速，须及时发现和治疗，否则会造成严重后果。长时间接触并吸收少量毒物引起的中毒称为慢性中毒，特点是发病隐匿，不易发现，影响个人及家庭生活，给社会带来严重负担。亚急性中毒介于急、慢性中毒之间。本章主要介绍急性中毒。

一、发病机制

（一）中毒原因

1. 生活性中毒　见于用药过量、误食或意外接触有毒物质、自杀或谋害等情况。

2. 职业性中毒　在生产过程中，某些原料、辅料、中间产物或成品是有毒的，在运输、保管、使用过程中，如不注意劳动保护，不遵守安全防护制度，与这些有毒的原料或成品密切接触将发生中毒。

（二）毒物进入人体的途径

1. 经消化道途径　是生活性中毒的常见途径。胃和小肠是毒物吸收的主要部位。很多毒物如农药、乙醇、镇静安眠药、强酸强碱等可经此途径进入人体。

2. 经呼吸道途径　是毒物进入人体最简捷、最迅速、毒性作用发挥最快的一种途径。气态、烟雾态或气溶胶态的毒物大多经此途径进入人体。有异味或有刺激性的气体可提醒人们采取防护措施，而无色、无臭、无味的气体常不易被人察觉。一氧化碳中毒、空气污染等生活性中毒和生产过程中吸入有毒气体、蒸气、粉尘、烟、雾等职业性中毒均为经呼吸道途径引起的中毒。

3. 经皮肤黏膜途径　强酸、强碱等腐蚀性毒物可直接造成皮肤损伤，有机磷、苯类等脂溶性毒物则可穿透皮肤的脂质层进入体内，毒物也可通过伤口吸收，高温、高湿环境或皮肤多汗时毒物易被皮肤吸收。

4. 经静脉途径　如经静脉注射毒品。

（三）毒物的代谢

毒物吸收后进入血液，分布于全身，主要在肝脏通过氧化、还原、水解、结合等反应进行代谢。大多数毒物经代谢后毒性降低，但也有少数毒物在代谢后毒性反而增强，如对硫磷氧化成对氧磷，其毒性比原毒物增强数倍。

（四）毒物的排泄

肾脏是排泄毒物及其代谢产物最有效、最重要的途径。口服化学毒物，未被吸收的可随呕吐物和粪便排出。在体内不分解的气体毒物吸入后一部分以原形经呼吸道排出。挥发性高的液体或体内的代谢产物也可部分经肺排出。少数毒物可经乳汁、皮肤汗腺及唾液腺排出。

（五）中毒机制

1. 局部刺激和腐蚀　强酸、强碱等可吸收组织水分，并与蛋白质或脂肪结合，引起局部刺激、腐蚀、坏死，造成严重的局部组织破坏。

2. 缺氧　窒息性毒物如一氧化碳、硫化氢、氰化物等可阻碍氧的吸收、转运和利用。刺激性气体（如氯气）可引起肺炎或肺水肿，影响肺泡内气体交换而引起缺氧。

3. 中枢神经抑制　强亲脂性毒物如有机溶剂、吸入性麻醉剂等可通过血脑屏障，进入脑内，抑制脑组织的功能。

4. 抑制酶的活力　很多毒物可通过其本身或代谢产物抑制酶的活力，通过破坏细胞内酶系统引起中毒。如有机磷农药可抑制胆碱酯酶活力，氰化物可抑制细胞色素氧化酶活力，重金属可抑制含巯基的酶的活力。

5. 干扰细胞膜和细胞器的生理功能　如四氯化碳在体内经代谢产生自由基使细胞膜中的脂肪酸发生过氧化，从而导致线粒体、内质网变性，细胞死亡。

6. 受体竞争　如阿托品可阻断胆碱能受体。

二、救护原则

1. 尽快脱离中毒现场，终止与毒物的接触。
2. 迅速清除未被吸收的毒物。
3. 排出已经吸收进入体内的毒物。
4. 尽早使用特效解毒药。
5. 对症支持治疗。

三、紧急救护措施

（一）立即终止与毒物接触

1. 吸入性中毒　应迅速将病人抬到室外通气良好、空气新鲜处，及时清除呼吸道分泌物，保持气道通畅，尽早吸氧，注意保暖。

2. 接触性中毒　应立即脱去污染的衣物，用大量清水冲洗毒物接触的皮肤、黏膜，彻底清洗毛发、眼、指甲、会阴部和皮肤皱褶处，局部一般不用化学拮抗药。切忌用热水冲洗。皮肤接触腐蚀性毒物时，冲洗时间应达到15～30分钟。特殊毒物可选用相应的中和剂或解毒剂冲洗（表7-1）。

表7-1　特殊毒物清洗液及其适应证

特殊毒物清洗液	适应证
10%酒精	苯酚、苯胺、硝基苯、溴苯、二硫化碳
5%碳酸氢钠或肥皂液	酸性毒物（有机磷、甲醛、汽油、溴化烷等）
2%醋酸或3%硼酸	碱性毒物（氨水、氢氧化钠、碳酸钠、泡化碱等）
1%碳酸氢钠	磷化锌或黄磷

（二）清除尚未吸收的毒物

此项措施对口服中毒者尤为重要。毒物清除越早、越彻底，病情改善越明显，预后越好。

1. 催吐　适用于神志清楚并能配合的病人。①物理催吐法：让病人取左侧卧位，头略低，饮温开水300～500ml，用手或压舌板刺激咽后壁、舌根而诱发呕吐，可反复使用，直至胃内容物完全呕出为止，此法简单易行，奏效迅速，并可在任何环境下立即施行。②药物催吐：吐根糖浆10～20ml加入200ml水中分次口服。

以下病人不宜使用催吐法：昏迷、惊厥、吞服强酸强碱等腐蚀性毒物、食管静脉曲张、主动脉瘤、消化性溃疡、体弱、妊娠、高血压、冠心病、休克病人。

2. 洗胃　应尽早进行，服毒后4～6小时内洗胃效果最好。但如摄入毒物量较大、毒物为脂溶性不易吸收或固体颗粒、有肠衣的药片，即使超过6小时，由于部分毒物仍残留于胃内，仍有洗胃的必要性。

洗胃时，应首先抽出全部胃液作毒物分析，再注入适量温开水反复灌洗，直至回收液清亮、无特殊气味为止。一次洗胃液体总量至少2～5L，有时可达6～8L。洗胃结束拔除胃管时，应先夹闭胃管尾部，以防拔管过程中管内液体反流进入气管引起误吸。有机磷杀虫药中毒时，导致胃肠功能紊乱，肠道中毒物可能因肠道逆蠕动而进入胃内，可在拔除洗胃管后留置普通胃管反复洗胃。

对吞服强酸强碱等腐蚀性毒物病人，洗胃可引起消化道穿孔，一般不宜采用。对昏迷、惊厥病人洗胃时应注意呼吸道保护，避免发生误吸。

目前急诊科通常用自动洗胃机（图7-1）洗胃。对不明原因的中毒，一般使用清水洗胃。如已知毒物种类，则应选择特殊洗胃液（表7-2）。

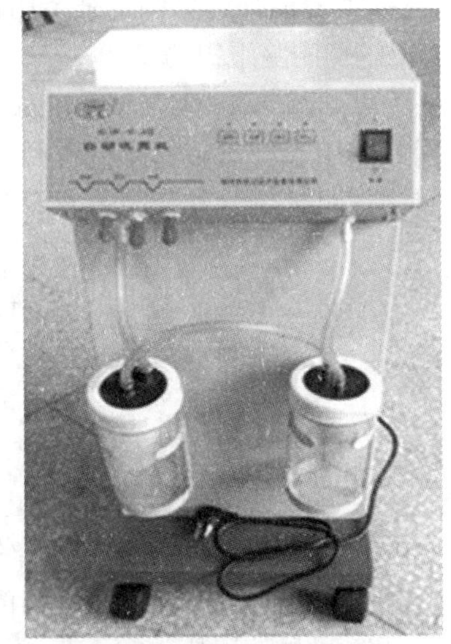

图7-1　自动洗胃机

3. 导泻　洗胃后可由胃管灌入泻药，以清除肠道内的毒物。导泻常用盐类泻药，如硫酸钠20～40g溶入20ml水中，口服或经胃管注入。一般不用油类泻药，以免促进脂溶性毒物的吸收。严重脱水、口服强腐蚀性毒物者禁止导泻。使用硫酸镁时应注意：过多镁离子可抑制中枢神经系统，故硫酸镁禁用于肾功能不全、呼吸抑制、昏迷及磷化锌或有机磷中毒晚期者。

表7-2 洗胃液选择及注意事项

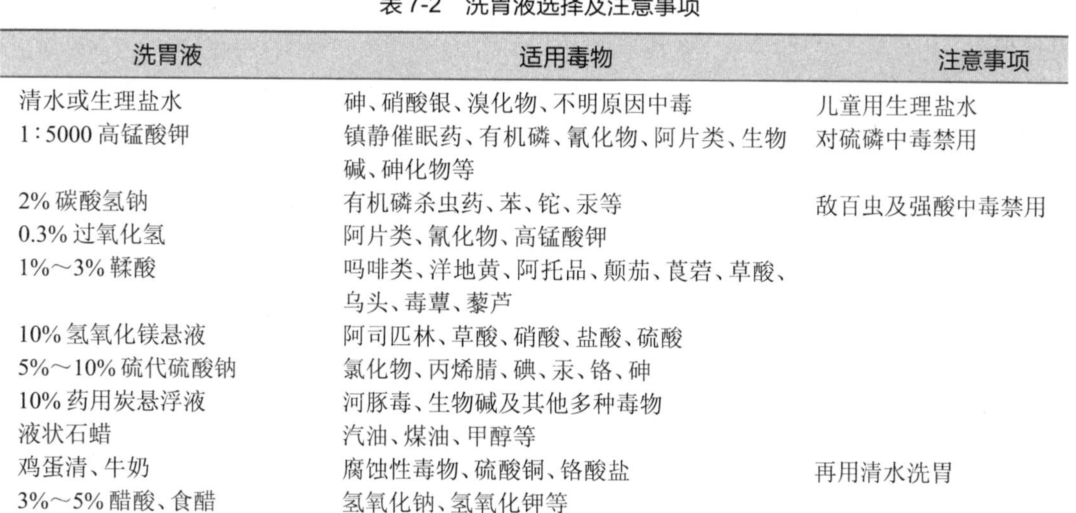

洗胃液	适用毒物	注意事项
清水或生理盐水	砷、硝酸银、溴化物、不明原因中毒	儿童用生理盐水
1∶5000 高锰酸钾	镇静催眠药、有机磷、氰化物、阿片类、生物碱、砷化物等	对硫磷中毒禁用
2% 碳酸氢钠	有机磷杀虫药、苯、铊、汞等	敌百虫及强酸中毒禁用
0.3% 过氧化氢	阿片类、氰化物、高锰酸钾	
1%～3% 鞣酸	吗啡类、洋地黄、阿托品、颠茄、莨菪、草酸、乌头、毒蕈、藜芦	
10% 氢氧化镁悬液	阿司匹林、草酸、硝酸、盐酸、硫酸	
5%～10% 硫代硫酸钠	氯化物、丙烯腈、碘、汞、铬、砷	
10% 药用炭悬浮液	河豚毒、生物碱及其他多种毒物	
液状石蜡	汽油、煤油、甲醇等	
鸡蛋清、牛奶	腐蚀性毒物、硫酸铜、铬酸盐	再用清水洗胃
3%～5% 醋酸、食醋	氢氧化钠、氢氧化钾等	

4．全肠道灌洗　是一种快速清除肠道毒物的新方法，适用于口服中毒超过 6 小时以上、导泻无效者。使用高分子聚乙二醇等渗电解质溶液连续灌洗，速度为 2L/h，可在 4～6 小时内清空肠道，因效果显著已逐渐取代肥皂水连续灌肠。

（三）促进已吸收毒物的排出

1．促进毒物经肾脏排泄　①使用利尿剂：强效利尿药如呋塞米或 20% 甘露醇可增加尿量，促进苯巴比妥、水杨酸类、苯丙胺等毒物排出。②补液：如无脑水肿、肺水肿和肾功能不全等情况，可大剂量快速静脉滴注葡萄糖液或其他晶体溶液（速度以 200～400ml/h 为宜）。③碱化尿液：改变尿液的 pH 可促进毒物排出，静脉滴注 5% 碳酸氢钠使尿 pH 达 8.0 可碱化尿液，促进弱酸性毒物（如苯巴比妥、水杨酸类）离子化，减少肾小管的吸收而加速其排泄。④酸化尿液：输注维生素 C 或氯化铵可使碱性毒物酸化，有利于排出。禁用于急性肾功能衰竭者。

2．供氧　高压氧疗已广泛用于急性中毒的治疗，尤其是一氧化碳中毒的特效疗法，可促进碳氧血红蛋白解离，加速一氧化碳排出，减少迟发性脑病的发生。

3．血液净化　①血液透析：用于清除血液中分子量较小的非脂溶性毒物，如苯巴比妥、水杨酸类、甲醇、茶碱等。氯酸钾或重铬酸盐中毒引起的急性肾衰应首选血液透析。血液透析应尽早采用，一般在中毒 12 小时内效果最好。②血液灌流：用于清除脂溶性或与蛋白质结合的化学物如巴比妥类、百草枯等，是目前最常用的急性中毒抢救措施。应注意血液中的正常成分也能被吸附而排出，故灌流时需认真监护并进行必要的补充。③血浆置换：用于清除血中游离或与蛋白质结合的毒物，尤其是生物毒如蛇毒、蕈中毒及砷化氢等溶血性毒物中毒，还可清除肝功能衰竭所产生的大量内源性毒素，补充血中有益成分，如有活性的胆碱酯酶。本法疗效甚佳，但操作复杂，代价较高。

（四）特效解毒药的应用

1．金属中毒解毒药　多为螯合剂。①依地酸钙钠：最常用，可与多种金属形成稳定、可溶的金属螯合物而排出体外，用于铅中毒。②二巯丙醇：可与某些金属形成无毒、难解离但可溶的金属螯合物随尿排出体外，还可夺取已与酶结合的重金属而使该酶恢复活性，用于砷、汞、铜、铅、锑中毒。

2. 高铁血红蛋白症解毒药 小剂量亚甲蓝（1～2mg/kg）可使高铁血红蛋白还原为正常血红蛋白，用于亚硝酸盐、苯胺、硝基苯等中毒。

3. 氰化物中毒解毒药 多采用亚硝酸盐 - 硫代硫酸钠疗法。病人中毒后立即给予亚硝酸盐，使血红蛋白氧化而产生高铁血红蛋白，后者与氰化物结合形成氰化高铁血红蛋白。再给予硫代硫酸钠，氰离子与硫代硫酸钠结合形成毒性低的硫氰酸盐而排出体外。

4. 有机磷杀虫药中毒解毒药 如阿托品、碘解磷定、氯解磷定等。

5. 中枢神经抑制剂解毒药 纳洛酮为阿片类麻醉药的解毒药，可特异地拮抗麻醉药引起的呼吸抑制。氟马西尼为苯二氮䓬类中毒的拮抗药。

（五）对症救护

很多急性中毒并无特效解毒剂或解毒疗法，故对症治疗十分重要，其目的在于保护机体重要脏器并使其恢复功能。具体措施包括：①卧床休息，保暖，严密观察病人的生命体征和神志。②保持呼吸道通畅，充分供氧。昏迷病人应维持呼吸和循环功能，定时翻身以免发生坠积性肺炎或压疮。③输液或鼻饲以维持机体营养。④严重中毒者出现昏迷、肺炎、肺水肿以及循环、呼吸和肾衰竭时，应积极采取相应的抢救措施。⑤心脏呼吸骤停者应立即给予心肺复苏。⑥惊厥者应注意保护病人免受损伤并应用抗惊厥药。⑦脑水肿病人应及时行脱水疗法。

第二节 常见急性中毒病人的救护

一、有机磷杀虫药中毒病人的救护

工作情景与任务

导入情景：

王女士，50 岁。几小时前与人吵架后口服“敌敌畏”，出现恶心、呕吐，腹痛、多汗，全身紧缩感，急诊入院。查体：体温 37.5℃，脉搏 51 次 / 分，呼吸 20 次 / 分，血压 115/85mmHg。深昏迷，双侧瞳孔等大等圆，直径约 1.0mm，对光反射消失，双侧球结膜水肿，双肺呼吸音粗，可闻及湿啰音，双腋下皮肤有汗液，心率 51 次 / 分。急查胆碱酯酶活力 45%。医疗诊断：急性有机磷杀虫药中毒。

工作任务：

1. 请你对该病人进行护理评估。
2. 根据评估结果列出护理问题。
3. 制定该病人紧急救护措施。
4. 向家属和病人宣教有机磷杀虫药的使用、保管注意事项。

有机磷杀虫药（organophosphorous insecticides）多呈油状或结晶状，稍有挥发性，有蒜味。除敌百虫外，多难溶于水，不易溶于有机溶剂，在碱性条件下易被分解。对人、畜、家禽均有毒性。毒性主要在于抑制胆碱酯酶活性使乙酰胆碱蓄积，导致胆碱能神经先兴奋后抑制的一系列毒蕈碱样、烟碱样和中枢神经系统症状，严重者可因昏迷和呼吸衰竭而死亡。

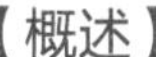

【概述】

（一）中毒途径

1. 生活性中毒　误服或误食被有机磷杀虫药污染的食物或毒杀的动物，经胃肠道吸收中毒。也可见于用杀虫药杀灭蚊虫、治疗皮肤病或内服驱虫时引起的中毒。或进入刚喷药的农田工作，由皮肤及呼吸道吸入中毒。

2. 职业性中毒　生产、包装、保管过程中防护不当，或生产设备密闭不严导致污染皮肤或吸入呼吸道。

（二）毒物分类

按大鼠急性经口进入体内的半数致死量（LD_{50}）分为：

1. 剧毒类　$LD_{50}<10$mg/kg，如甲拌磷、内吸磷、对硫磷等。

2. 高毒类　LD_{50}10～100mg/kg，如甲基对硫磷、氧乐果、敌敌畏等。

3. 中度毒类　LD_{50}100～1000mg/kg，如乐果、乙硫磷、敌百虫等。

4. 低毒类　LD_{50}1000～5000mg/kg，如马拉硫磷、辛硫磷等。

（三）毒物的吸收和代谢

有机磷杀虫药主要经胃肠道、呼吸道、皮肤和黏膜吸收，迅速分布在全身各器官，在肝中分布最高，肌肉和脑最低。毒物主要在肝内代谢，经氧化、水解后毒性降低。毒物吸收入血后6～12小时浓度达高峰，24小时内通过肾脏由尿排出，48小时后全部排出体外。

（四）中毒机制

有机磷杀虫药进入人体后与乙酰胆碱酯酶的酯解部位结合形成磷酰化胆碱酯酶，后者无分解乙酰胆碱的能力且较为稳定，使乙酰胆碱积聚，导致胆碱能神经先兴奋后抑制，中毒严重者甚至昏迷死亡。

【护理评估】

（一）健康史

有口服或喷洒有机磷杀虫药等接触史；应详细了解杀虫药的种类、剂量、中毒时间、中毒经过和侵入途径。

（二）身体状况

1. 急性中毒全身损害

（1）毒蕈碱样表现：又称M样症状，最早出现，为副交感神经末梢兴奋所致，表现为平滑肌痉挛和腺体分泌增加。多先出现恶心、呕吐、腹痛、腹泻、多汗，尚有流泪、流涎、尿频、大小便失禁、心率减慢和瞳孔缩小。支气管痉挛和分泌物增加、咳嗽、气促，严重者出现肺水肿。

（2）烟碱样表现：又称N样症状，乙酰胆碱在神经-肌肉接头处过度蓄积和刺激，使面、眼睑、舌、四肢和全身的横纹肌发生肌纤维颤动，甚至强直性痉挛。表现为肌束颤动、牙关紧闭、抽搐、全身紧缩压迫感，甚至肌力减退、瘫痪、周围性呼吸衰竭。

（3）中枢神经系统表现：早期出现头晕、头痛、疲乏，逐渐出现共济失调、烦躁不安、谵妄、抽搐和昏迷。

某些有机磷杀虫药如乐果和马拉硫磷口服中毒，经急救后好转，但可在数日至1周后突然急剧恶化，重新出现急性中毒症状，甚至发生肺水肿或突然死亡，这种现象称为中毒后“反跳”现象。可能与残留在皮肤、毛发和胃肠道的杀虫药被重新吸收或解毒药过早停用有关。

2. 迟发性多发性神经病　个别急性中毒病人在重度中毒症状消失后2～3周发生多发

性、迟发性的感觉、运动神经病变表现，主要累及肢体末端，表现为肢体末端烧灼、疼痛、麻木以及下肢无力、瘫痪、肌肉萎缩等。可能是有机磷杀虫药抑制神经靶酯酶并使其老化所致。

3．中间型综合征　是指急性有机磷杀虫药中毒所引起的一组以肌无力为突出表现的综合征。因其发病时间在急性症状缓解后和迟发性神经病变发生前，常发生于急性中毒后1～4天，故称中间综合征。主要表现为屈颈肌、四肢近端肌肉以及第Ⅲ、Ⅶ、Ⅸ、Ⅻ对脑神经所支配的部分肌肉肌力减退。若病变累及呼吸肌，常引起呼吸肌麻痹，并可进展为呼吸衰竭。中间型综合征的发病机制尚不完全清楚，一般认为与胆碱酯酶长期受到抑制、影响神经-肌肉接头处突触后功能有关。

4．其他　敌敌畏、敌百虫、对硫磷等可引起过敏性皮炎，出现水疱和剥脱性皮炎。杀虫药滴入眼部可引起结膜充血和瞳孔缩小。中毒病人呼出气、呕吐物可闻及大蒜味。

（三）心理社会状况

有机磷杀虫药中毒的一个重要原因是病人服毒自杀，其中以抑郁、焦虑、人际关系敏感或精神性疾病最为突出，应了解病人的心理特征，了解其家庭、工作、生活和情感情况。

（四）辅助检查

1．全血胆碱酯酶活力测定　是诊断有机磷中毒的特异性实验室指标，对判断中毒程度、疗效和估计预后极为重要。将正常人血胆碱酯酶活力值定为100%，急性有机磷中毒时，血胆碱酯酶活力70%～50%为轻度中毒；50%～30%为中度中毒；30%以下为重度中毒。

2．尿中有机磷杀虫药分解产物测定　如对硫磷和甲基对硫磷中毒时尿中出现对硝基酚，敌百虫中毒尿中出现三氯乙醇。

【护理诊断】

1．急性意识障碍　与有机磷中毒导致神经功能受损有关。

2．体液不足　与呕吐、腹泻有关。

3．气体交换受损　与支气管腺体分泌物增多、肺水肿、呼吸肌麻痹等有关。

4．低效性呼吸型态　与呼吸肌麻痹和呼吸中枢受抑制有关。

5．有误吸的危险　与意识障碍有关。

6．知识缺乏：缺乏有机磷杀虫药使用、管理和防范知识。

【护理措施】

（一）紧急救护

1．迅速清除毒物

（1）清洗：经皮肤黏膜吸收中毒者立即脱离中毒现场，脱去污染衣物，用肥皂水彻底清洗皮肤、毛发、指甲缝隙，禁用热水或酒精擦洗。眼部污染者，用2%碳酸氢钠液或生理盐水冲洗。

（2）洗胃：口服中毒者用清水、2%碳酸氢钠溶液（敌百虫忌用，因为碳酸氢钠可将敌百虫转化为敌敌畏，使毒性增强）或1∶5000高锰酸钾溶液（对硫磷忌用，因为高锰酸钾可将对硫磷转化为对氧磷，使毒性显著增强）反复洗胃，洗胃要尽早、彻底、反复进行，直至洗出液清亮、无大蒜味为止。洗胃过程中应严密观察病人生命体征的变化，如出现呼吸心搏骤停，应立即停止洗胃并协助抢救。

（3）导泻：洗胃后常用硫酸镁20～40g，溶入水中，一次性口服，30分钟后可追加用药。

（4）血液净化：血液灌流或血液灌流加血液透析等方式可有效消除血液中的有机磷杀

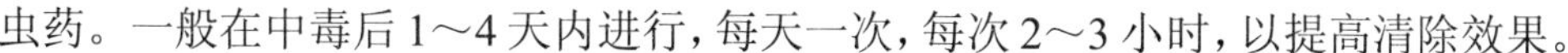

虫药。一般在中毒后1～4天内进行，每天一次，每次2～3小时，以提高清除效果。

2. 特效解毒剂的应用　应用原则为早期、足量、联合、重复用药。

(1) 胆碱酯酶复能剂：能使被抑制的胆碱酯酶恢复活性，有效解除烟碱样症状。常用药物有碘解磷定、氯解磷定、双复磷和双解磷等。由于胆碱酯酶复活剂不能复活已老化的胆碱酯酶，故必须尽早用药。对胆碱酯酶复活剂疗效欠佳的病人，应以抗胆碱药为主或两药合用。

(2) 阿托品：为抗胆碱药，能与乙酰胆碱争夺胆碱受体，阻断乙酰胆碱的作用，缓解毒蕈碱样症状和对抗呼吸中枢抑制。阿托品应早期、足量、反复给药，直到毒蕈碱样症状明显好转或病人出现"阿托品化"表现为止。此时，应减少剂量或停用阿托品。如有瞳孔扩大、神志模糊、烦躁不安、抽搐、昏迷和尿潴留等表现，提示阿托品中毒，应立即停药。

临床上很少单独使用阿托品解救有机磷杀虫药中毒，尤其是对于中、重度中毒病人，必须将阿托品与胆碱酯酶复活剂联合应用。两药合用时，要减少阿托品的用量，以避免发生阿托品中毒。

3. 对症紧急处置　有机磷中毒的主要死亡原因有肺水肿、呼吸肌麻痹、呼吸中枢衰竭。因此应重点维持正常心肺功能，保持呼吸道通畅，正确氧疗和使用机械通气。心搏骤停时，紧急心肺复苏。休克病人使用血管活性药物、肺水肿病人使用阿托品、脑水肿病人使用甘露醇和糖皮质激素等。重度中毒者，中毒症状缓解后应逐渐减少用药剂量，症状消失后停药，至少观察3～7天。

（二）一般护理

卧床休息、保暖。清醒者取半卧位，昏迷者平卧位、头偏向一侧。

（三）病情观察

1. 观察生命体征、尿量和意识　发现以下情况应及时做好配合抢救工作。

(1) 若出现胸闷、严重呼吸困难、咳粉红色泡沫痰、双肺湿啰音、意识模糊等，提示急性肺水肿。

(2) 若出现呼吸节律、频率和深度改变，警惕呼吸衰竭。

(3) 若出现意识障碍、头痛、剧烈呕吐、抽搐等，考虑急性脑水肿。

2. 警惕中间综合征　病人清醒后又出现胸闷、心慌、气短、乏力等症状，是中间综合征的先兆。此时应进行全血胆碱酯酶化验、动脉血氧分压监测、记录出入液量等。

3. 严密观察"反跳"的先兆症状　如胸闷、流涎、出汗、言语不清、吞咽困难等。

（四）对症护理

1. 维持有效呼吸　及时有效地清除呼吸道分泌物以保持呼吸道通畅。昏迷者头偏向一侧，注意随时清除痰液和呕吐物，备好气管切开包和呼吸机等，必要时行气管插管或气管切开，建立人工气道。也可给予呼吸中枢兴奋剂如尼可刹米，忌用吗啡、巴比妥类等抑制呼吸中枢的药物。

2. 吸氧护理　高流量吸氧，每日更换鼻导管、更换吸氧鼻孔。

3. 应用阿托品的护理　①阿托品不能作为预防用药。②阿托品兴奋心脏的作用很强，中毒时可导致室颤，故应充分吸氧，维持正常的血氧饱和度。③大量使用低浓度阿托品输液时，可能发生溶血性黄疸。④"阿托品化"和阿托品中毒的剂量十分接近，应严密观察（表7-3）。

表 7-3 阿托品化与阿托品中毒的区别

观察内容	阿托品化	阿托品中毒
瞳孔	由小扩大后不再缩小	极度扩大
神志	意识清楚或模糊	烦躁不安、谵妄、抽搐、昏迷
皮肤	颜面潮红、皮肤干燥	颜面紫红、皮肤干燥
体温	正常或轻度升高	明显升高，>40℃
心率	≤120 次 / 分，脉搏快而有力	心动过速，甚至心室颤动

4. 应用胆碱酯酶复能剂的护理 ①早期用药，洗胃时即可应用，首次应足量给药。②轻度中毒可单用，中度以上中毒必须联合应用阿托品，但应减少阿托品剂量，以免发生中毒。③复能剂应稀释后缓慢静推或静滴，如用量过大、注射太快或未经稀释，可抑制胆碱酯酶导致呼吸抑制。④复能剂在碱性溶液中易水解成有剧毒的氰化物，故禁与碱性药物配伍使用。⑤碘解磷定药液刺激性强，漏于皮下时可引起剧痛及麻木感，故应确定针头在血管内方可静脉注射给药，不可肌注。⑥注意观察复能剂的毒副作用，如短暂的眩晕、视力模糊、复视或血压升高等。碘解磷定剂量过大可出现口苦、咽痛和恶心，注射速度过快可出现暂时性呼吸抑制；双复磷用量过大可引起室性期前收缩、室颤或传导阻滞。

5. “反跳”现象的护理 立即静脉补充阿托品，再次迅速达阿托品化。

（五）心理护理

护士应了解病人中毒的原因，根据其不同的心理特点，用正确的心理护理方法予以心理疏导。以诚恳的态度为病人提供情感上的支持，转移其消极情绪，并进行相关知识的宣传。还要认真做好家属的思想工作，做到不埋怨、不讥讽、不苛求，使病人感到温暖，重新树立生活的信心。

【健康指导】

1. 生产有机磷杀虫药时应严格执行各种操作规程，做好个人防护。普及防治中毒的知识，定期体检，测定全血胆碱酯酶活力。

2. 喷洒农药时应穿质厚的长袖上衣及长裤，扎紧袖口和裤腿，戴口罩和帽子。如衣物被污染，应及时更换并彻底清洗皮肤。

3. 接触农药过程中若出现头晕、胸闷、流涎、恶心、呕吐等症状，应立即就医。

4. 凡接触过农药的器具均应用清水彻底清洗，绝不可再盛放食物。

5. 病人出院后需在家休息 2～3 周，按时服药。

二、急性一氧化碳中毒病人的救护

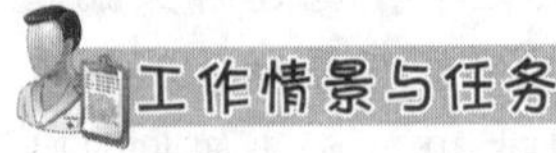

工作情景：

王女士，61 岁。因天冷昨夜生煤炉取暖。半小时前，晨起的儿子发现王女士昏迷不醒，遂送入医院。房间内未见异常药瓶，未见呕吐迹象。既往体健，无药物过敏史。查体：T 36.8℃，P 98 次 /min，R 24 次 /min，BP 160/90mmHg，昏迷，呼之不应，瞳孔等大，直径 3mm，口唇呈樱桃红色，其余体检无异常。辅助检查：碳氧血红蛋白浓度 55%。初步医疗诊断：急性一氧化碳中毒。

工作任务：

1. 请你对该病人进行病情评估。
2. 根据评估结果列出护理诊断。
3. 根据评估结果说明紧急救护方法。
4. 病人清醒，病情稳定后向王女士及家人进行健康宣教。

一氧化碳（CO）为无色、无味、无臭、无刺激性气体，几乎不溶于水。多因含碳物质不完全燃烧产生，在空气中燃烧时呈蓝色火焰。空气中浓度达到12.5%时有爆炸危险。人体在短期内吸入过量CO，可发生急性一氧化碳中毒，又称煤气中毒，是我国北方气体中毒致死的主要原因之一。

【概述】

（一）中毒原因

1. 职业性中毒　炼钢、炼焦、烧窑等生产过程中，如炉门关闭不严、管道泄漏或煤矿瓦斯爆炸等都可产生大量CO，会导致中毒发生。

2. 生活性中毒　见于室内门窗紧闭，火炉烟囱堵塞、漏气、倒风。在通风不良的浴室内使用燃气加热器淋浴，在密闭空调车内或失火现场滞留时间过长等。

（二）中毒机制

一氧化碳中毒主要引起组织缺氧。CO吸入体内后，大部分与血红蛋白（Hb）结合形成稳定的碳氧血红蛋白（COHb），COHb不能携带氧，不易解离，且可使血红蛋白氧离曲线左移，血氧不易释放而导致组织缺氧。CO还可抑制细胞色素氧化酶活性，直接抑制细胞内呼吸。脑和心脏对缺氧最敏感，常最先受损害。脑内小血管迅速麻痹、扩张，三磷腺苷迅速耗尽，细胞内钠离子蓄积，诱发脑水肿。缺氧导致脑血栓形成、脑皮质或基底节局灶性缺血性坏死和广泛性脱髓鞘病变，使少数病人发生迟发性脑病。

【护理评估】

（一）健康史

有较高浓度CO吸入史。注意了解病人中毒时所处的环境、停留时间及突发昏迷等情况。

（二）身体状况

急性一氧化碳中毒根据症状的严重程度及血中COHb含量，分为三度：

1. 轻度中毒　血液COHb浓度为10%～20%。表现为头痛、头晕、恶心、呕吐、四肢无力等。若能及时脱离中毒环境，吸入新鲜空气或氧疗，症状很快消失。

2. 中度中毒　血液COHb浓度为30%～40%。皮肤黏膜呈“樱桃红色”，上述症状加重，并出现判断力减退、视力减退、幻觉、意识模糊或浅昏迷。经积极治疗后可恢复正常，且无明显并发症。

3. 重度中毒　血液COHb浓度>50%。昏迷、抽搐、心律失常和呼吸衰竭，部分病人因误吸发生吸入性肺炎。受压皮肤出现红肿和水疱。肌肉出现压迫性肌肉坏死（横纹肌溶解症），释放肌球蛋白引起急性肾小管坏死和肾衰竭。死亡率高，幸存者多有不同程度后遗症。

迟发性脑病（神经精神后发症）是指病人意识障碍恢复后，经过约2～60天的“假愈期”，出现下列表现之一：①精神异常或意识障碍：呈痴呆、木僵、谵妄或去大脑皮质状态。②锥体外系神经障碍：表情淡漠、四肢肌张力增强、静止性震颤、前冲步态等帕金森病综合征表现。③锥体系神经损害：偏瘫、失语、病理反射阳性、小便失禁等。④大脑皮质局灶性功能障碍：如失语、失明、继发性癫痫或不能站立。⑤脑神经及周围神经损害：如视神经萎缩、听神经损害及周围神经病变。

（三）心理社会状况

急性一氧化碳中毒发生突然，病人多无心理准备，往往产生紧张、焦虑情绪。有些病人病情较重，担心发生后遗症，可表现出急躁和恐惧情绪。

（四）辅助检查

1. 血液COHb测定　是诊断一氧化碳中毒的特异性指标。

2. 脑电图检查　可见弥漫性低波幅慢波。

3. 头部CT检查　脑水肿时示病理性密度减低区。

【护理诊断/问题】

1. 头痛　与一氧化碳中毒导致的脑缺氧有关。

2. 急性意识障碍　与一氧化碳中毒导致中枢神经功能损害有关。

3. 潜在并发症：迟发性脑病。

4. 知识缺乏：缺乏一氧化碳中毒的相关防护知识。

【护理措施】

（一）紧急救护

1. 现场急救　迅速打开门窗，断绝CO来源。迅速将病人移至空气清新处。重症者取平卧位，松解衣服，保暖，保持呼吸道通畅。如发生呼吸心搏骤停，应立即行心肺复苏。

2. 迅速纠正缺氧　氧疗是治疗一氧化碳中毒最有效的方法。轻中度病人用面罩或鼻导管高流量吸氧，5～10L/min。重度病人用高压氧舱治疗，可加速COHb解离，促进CO排出，增加血液中溶解氧，提高动脉血氧分压，还可促进毛细血管内氧向细胞内弥散，达到迅速纠正组织缺氧的目的。高压氧舱治疗可缩短昏迷时间和病程，预防迟发性脑病。呼吸停止者应立即行人工呼吸或使用呼吸机辅助呼吸，危重病人可行换血疗法或血浆置换。

3. 防治脑水肿　20%甘露醇快速静脉滴注。也可用呋塞米、地塞米松等。

4. 促进脑细胞代谢　应用能量合剂，常用三磷腺苷、细胞色素C、胞磷胆碱、维生素C和B等。

5. 对症治疗　昏迷者应保持呼吸道通畅，必要时行气管插管或气管切开。高热抽搐者，可选用人工冬眠疗法，配合局部降温。注意营养，必要时鼻饲。病人从昏迷中苏醒后，应做咽拭子、血尿培养，如有并发症，应给予相应治疗，尽可能严密观察2周。

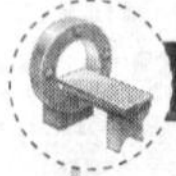

临床应用

高压氧舱临床应用

高压氧舱治疗是通过将人体置于高于一个大气压的环境中吸入100%氧来治疗疾病。应用范围十分广泛，如心脑血管疾病、煤气中毒、脑外伤、骨折后、植皮术后，皮肤坏死、糖尿病、突发性耳聋等。与普通吸氧相比，高压氧的力度更大，效果更好，能够直接利用氧量解决缺氧问题，高压氧还具有抗菌等效果。

（二）一般护理

嘱病人取平卧位、头偏向一侧。昏迷病人经抢救苏醒后应绝对卧床休息，观察2周，避免精神刺激。高热抽搐者在降温、解痉的同时应注意保暖，防止自伤和坠床。

（三）病情观察

1. 观察生命体征、神志变化，记录出入液量。

2. 观察有无头痛、喷射性呕吐等脑水肿征象。

3. 观察神经系统表现及皮肤、肢体受压部位的损害情况。

（四）对症护理

1. 吸氧护理　病人脱离现场后应立即吸氧，采用高浓度（>60%）、高流量（5～10L/min）吸氧。重度病人及早采用高压氧舱治疗；呼吸停止者应立即行人工呼吸。

2. 昏迷伴高热惊厥时应给予物理降温，遵医嘱应用地西泮。

3. 保持呼吸道通畅　取平卧位、头偏向一侧，随时吸出呼吸道分泌物和呕吐物。

4. 脑水肿者遵医嘱给予20%甘露醇静脉快速滴注，并遵医嘱应用促脑细胞代谢药。

5. 注意观察肢体受压部位皮肤损害，通过被动运动、按摩等方法加强肢体锻炼。

（五）心理护理

陪伴在病人身边，鼓励病人表达其感受，引导病人正确地认识病情，鼓励其树立乐观、积极的生活信念。认真履行告知义务，讲述相关知识、治疗方法及可能发生的并发症，增进彼此的信任，建立良好的护患关系，使病人积极主动地配合治疗。

【健康指导】

1. 加强预防一氧化碳中毒的宣传　居室内煤炉要安装烟囱和排风扇，定期开窗通风。厂矿应加强劳动保护措施，产生煤气的车间要定时通风，煤气发生炉和管道要定时维修，定期监测CO的浓度。进入高浓度CO环境内执行任务时，要戴好特制的CO防毒面具并系好安全带。

2. 有后遗症的病人　应鼓励其继续治疗，嘱病人家属悉心照顾，并教会家属对病人进行语言、肢体锻炼的方法。

三、镇静催眠药中毒病人的救护

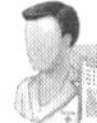

工作情景与任务

工作情景：

学生小李，女，16岁。因考试成绩差、担心父母责骂，2小时前吞服大量地西泮，服后出现昏迷，被父母发现后急诊入院。

工作任务：

1. 请你对该病人入院护理评估。
2. 根据评估结果列出主要护理诊断/问题。
3. 协助医生实施清除毒物措施。

镇静催眠药是中枢神经系统抑制药，具有镇静和催眠作用，一次大剂量服用可引起急性镇静催眠药中毒。

【概述】

（一）常用镇静催眠药分类（表7-4）。

表7-4 常用镇静催眠药分类

药物类别	药物名称
苯二氮䓬类	地西泮、氟西泮、氯氮䓬、阿普唑仑、三唑仑等
巴比妥类	巴比妥、苯巴比妥、戊巴比妥、司可巴比妥等
非巴比妥非苯二氮䓬类	水合氯醛、甲喹酮、甲丙氨酯、格鲁米特等
吩噻嗪类	氯丙嗪、硫利达嗪、奋乃静、氟奋乃静等

（二）中毒机制

1. 苯二氮䓬类　其中枢神经抑制作用与增强γ-氨基丁酸能神经的功能有关。主要作用于边缘系统，影响情绪和记忆力。

2. 巴比妥类　对GABA能神经的作用与苯二氮䓬类相似，主要作用于网状结构上行激活系统，引起意识障碍，对中枢神经系统的抑制有剂量-效应关系。

3. 非巴比妥非苯二氮䓬类　其中毒机制与巴比妥类相似。

4. 吩噻嗪类　主要作用于网状结构，通过抑制中枢神经系统中的多巴胺受体减少邻苯二酚胺的生成，可以减轻焦虑紧张、幻觉妄想和病理性思维等症状。抑制脑干血管运动和呕吐反射、阻断α-肾上腺素能受体、抗组胺及抗胆碱能等效应。

【护理评估】

（一）健康史

询问有无服用大量镇静催眠药史。了解病人用药的种类、剂量及服用时间，是否经常服用该药、服药前后有无饮酒、病前有无情绪波动等。

（二）身体状况

1. 巴比妥类药物中毒　中毒表现与服药剂量有关，依病情轻重分为：

(1) 轻度中毒：服药量为催眠剂量的2～5倍，表现为嗜睡、情绪不稳定、注意力不集中、记忆力减退、言语不清、共济失调、步态不稳。

(2) 中度中毒：服药量为催眠剂量的5～10倍，病人昏睡或浅昏迷，呼吸减慢，眼球震颤。

(3) 重度中毒：服药量为催眠剂量的10～15倍，表现为进行性中枢神经系统抑制表现：由嗜睡到深昏迷，呼吸浅慢到呼吸停止，血压降低到休克，体温下降，肌张力下降，腱反射消失，胃肠蠕动减慢，皮肤起大疱。长期昏迷者可并发肺炎、肺水肿、脑水肿和肾衰竭等。

2. 苯二氮䓬类药物中毒　中枢神经系统抑制较轻，主要表现为嗜睡、头晕、言语含糊不清、意识模糊、共济失调。很少出现长时间深昏迷和呼吸抑制。

3. 非巴比妥非苯二氮䓬类药物中毒　①水合氯醛中毒：心、肝、肾损害。②格鲁米特中毒：意识障碍有周期性波动、瞳孔散大等。③甲喹酮中毒：有明显的呼吸抑制，出现锥体束征，如肌张力增强、腱反射亢进、抽搐。④甲丙氨酯中毒：常有血压下降。

4. 吩噻嗪类中毒　最常出现锥体外系反应，临床有三大表现：①帕金森综合征；②静坐不能；③急性肌张力障碍反应。

（三）心理-社会状况

镇静催眠药中毒的重要原因是病人服药自杀，因此，应了解病人自杀前的心理状态及家庭、工作等情况，分析自杀的原因。

（四）辅助检查

1. 血液、尿液、胃液中药物浓度测定对诊断具有参考价值。

2. 血液生化检查，如血糖、尿素氮、肌酐、电解质等。

【护理诊断】

1. 急性意识障碍　与过量镇静催眠药对中枢的过度抑制有关

2. 清理呼吸道无效　与药物抑制呼吸中枢、咳嗽反射减弱有关。

3. 组织灌注量改变　与药物导致血管扩张有关。

4. 有皮肤完整性受损的危险　与昏迷、皮肤大疱有关。

5. 潜在并发症：肺炎、肾衰竭等。

【护理措施】

（一）紧急救护

1. 评估和维持重要脏器功能

（1）保持呼吸道通畅：平卧位、头偏向一侧。清醒病人鼓励其咳嗽、协助拍背。深昏迷者行气管插管，及时给予吸痰。呼吸困难、发绀者给予持续高流量吸氧，必要时备气管切开包和呼吸机。

（2）维持血压：尽快建立静脉通道，输液，无效者应用多巴胺。

（3）心电监护：持续心电监护，一旦发现心律异常，及时报告医生，遵医嘱应用抗心律失常药。

（4）促进意识恢复：给予葡萄糖、维生素 B_1、纳洛酮。

2. 迅速清除毒物

（1）洗胃：用 1∶5000 高锰酸钾溶液、清水或淡盐水洗胃。

（2）药用炭：吸附各种镇静催眠药。

（3）碱化尿液、利尿　用 5% 碳酸氢钠溶液碱化尿液，用呋塞米利尿。对吩噻嗪类中毒无效。

（4）血液透析、血液灌流　对苯巴比妥、吩噻嗪类中毒有效；对苯二氮䓬类无效。

3. 应用特效解毒剂：巴比妥类中毒无特效解毒药。氟马西尼是苯二氮䓬类拮抗剂，可竞争性抑制其受体。

4. 对症治疗　肝功能损害出现黄疸者行保肝、皮质激素治疗；帕金森病患者应用盐酸苯海索（安坦）、氢溴酸东莨菪碱，有肌肉痉挛及肌张力障碍者应用苯海拉明。昏迷者应用盐酸哌甲酯。休克者纠正休克，预防肾衰竭，情况危急时可考虑血液透析。

（二）一般护理

加强营养，给予高蛋白、高热量的流质饮食（鼻饲）或静脉补充营养。

（三）病情观察

1. 观察生命体征、意识、瞳孔大小及对光反射、角膜反射。观察肢体温度、末梢循环、皮肤黏膜的湿度和弹性等，记录出入液量、测尿比重，及时发现休克征象。

2. 观察有无缺氧、呼吸困难、窒息等症状；监测动脉血气分析值；观察呼吸频率、节律和呼吸音变化。

3. 观察药物作用及病人的反应。

4. 监测脏器功能变化，尽早防治脏器衰竭。

（四）对症护理

1. 休克护理　迅速建立静脉通道，遵医嘱补液，必要时应用升压药。

2. 昏迷病人护理　定时为病人拍背、吸痰，遵医嘱应用抗生素预防肺炎；及时更换衣物和床单，保持床单清洁、平整和干燥，定时翻身、按摩，避免肢体压迫，避免推、拖、拉等动作，注意皮肤卫生，定期擦浴，密切观察皮肤有无大疱、破溃、压疮；做好口腔护理，注意观察口腔黏膜情况。

3. 其他护理　指导病人预防肺炎的方法，如进行有效咳嗽、经常变换体位、拍背。若已发生肺炎，高热时行物理降温，及时更换衣物、床单，遵医嘱应用抗生素。饮食饮水时取半卧位以防误吸。室内定期通风，但应注意保暖，减少探视。监测体温和血细胞情况。输液速度不可过快以防肺水肿。

（五）心理护理

对服药自杀者，不宜让病人单独留在病房内，防止其再度自杀。加强心理疏导和心理支持工作，分析其自杀的原因，稳定病人情绪，指导家属关心、爱护病人，必要时聘请心理医生进行心理咨询与心理干预，使其树立生活的信念。向失眠者宣教导致失眠的原因及调整睡眠的方法。

【健康指导】

1. 向失眠者宣教导致睡眠紊乱的原因，告知避免失眠的方法，强调必须用药时要防止药物依赖。

2. 加强镇静催眠药处方的使用和管理，特别是情绪不稳定或精神不正常者，要防止出现乱用药、用错药或产生药物依赖性。

3. 长期服用大剂量催眠药者，不可突然停药，应在医生的指导下逐渐减量后停药。

四、急性食物中毒病人的救护

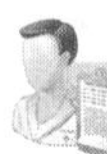

工作情景与任务

导入情景：

2013年10月24日，在某中学3号食堂刷卡就餐的384人中有200多人出现恶心、呕吐，腹痛、腹胀等症状，一部分学生出现了腹泻，个别学生甚至出现了全身发软、麻木、出汗等症状。经询问这部分学生均食用了蘑菇烤肉拌饭，医疗初步诊断为食物中毒。

工作任务：

1. 请你进行病情评估，并依据病情对病人进行分类标记。
2. 根据评估结果列出护理问题。
3. 请针对护理问题制定紧急救护措施。
4. 病情稳定后向病人及家属进行健康教育。

急性食物中毒是食用了不利于人体健康的食物而导致的急性中毒性疾病，包括食入被细菌、细菌毒素或毒物（重金属、农药等）污染的食物，或食入含有毒性的食物（毒蕈、河豚等）引起的急性中毒性疾病。食物中毒的特点是潜伏期短、发病急和群体性发病，且有明显的季节性。

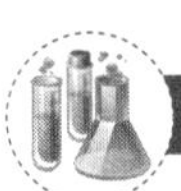

知识窗

2013 年全国食物中毒事件

根据 2014 年 2 月 20 日国家卫生计生委关于 2013 年全国食物中毒事件的通报：2013 年 1～12 月共发生食物事件报告 152 起，中毒 5559 人，死亡 109 人。与 2012 年同期相比，报告起数减少 12.6%，中毒人数减少 16.8%，死亡人数减少 25.3%。有毒动植物及毒蘑菇引起的食物中毒事件报告起数和死亡人数最多，分别占食物中毒事件总报告起数和总死亡人数的 40.1% 和 72.5%；微生物性食物中毒事件中毒人数最多，占食物中毒事件总中毒人数的 60.4%。

【概述】

急性食物中毒的原因很多。主要可以分为以下几类：①细菌性食物中毒：由于食入大量细菌及其毒素引起，占食物中毒绝大多数。引起中毒的食品主要有动物性食品（如肉类、鱼类、奶类和蛋类等）和植物性食品（如剩饭、豆制品等）。②真菌性食物中毒：食物贮存过久或贮存不当，招致真菌生长，产生真菌毒素，食入后产生急性中毒或慢性累积中毒。③植物性食物中毒：某些植物或植物药物有毒，食入后致中毒。④动物性食物中毒：如河豚等中毒。⑤化学性食物中毒：如糖精、酒精等中毒。

【护理评估】

（一）健康史

了解有无进食不洁食物或饮料史，询问进食情况、进餐时间及同时进餐人员有无同样症状。

（二）身体状况

虽然食物中毒的原因不同，症状也不相同，但一般都具有如下流行病学和临床特征：

1. 潜伏期短，呈爆发流行　一般由几分钟到几小时，食入“有毒食物”后于短时间内几乎同时出现多名病人，来势凶猛，很快形成高峰。

2. 病人临床表现相似　多数表现为肠胃炎的症状，并和食用某种食物有明显关系。

3. 发病与食入某种食物有关　病人在近期同一段时间内都食用过同一种“有毒食物”，往往一家人或一群人同时发病，不食者不发病，停止食用该种食物后很快不再有新病例发生。

4. 无传染性　发病呈骤升骤降，一般人与人之间不传染。

5. 有明显的季节性　夏秋季多发生细菌性和有毒动植物食物中毒，冬春季多发生肉毒中毒和亚硝酸盐中毒等。

（三）辅助检查

查找病原菌，应根据实际情况从多方面采集标本：如排泄物、呕吐物、粪便、剩余食物和餐饮用具等。

临床上引起食物中毒的细菌很多，如沙门菌、空肠弯曲菌、葡萄球菌、副溶血性弧菌、蜡样芽胞杆菌、致病性大肠杆菌、变形杆菌、肉毒梭菌、小肠结肠炎耶尔森菌等。粪便培养对临床确诊有重要意义。

【护理诊断】

1. 有体液不足的危险　与大量呕吐导致失水有关。

2. 活动无耐力　与频繁呕吐导致水、电解质丢失有关。

3. 腹泻　与胃肠道炎症有关。

4. 疼痛：腹痛　与胃肠炎症有关。

5. 知识缺乏　与不了解饮食卫生的重要性有关。

【护理措施】

（一）紧急救护

1. 禁食可疑食物　停止继续摄入曾食用过的可疑食品，收集残剩食物送检。

2. 洗胃、导泻　洗胃和导泻可去除胃肠内尚未被吸收的毒物。

3. 紧急药物应用　尽快查明中毒原因，使用解毒剂。对肉毒杆菌中毒者，尽早使用肉毒抗毒血清，发病24小时内最有效，对于皮肤过敏试验阳性病人应进行脱敏注射。伴有高热的严重病人，可按不同的病原菌选用抗生素。

4. 维持水电解质平衡　应及时评估病人脱水情况，能口服的病人鼓励多喝糖盐水；对呕吐、腹泻严重者，短期内不能进食的病人，特别是年老体弱者和婴幼儿应给予补液，选择乳酸林格液或5%～10%葡萄糖溶液。

（二）一般护理

1. 卧床休息　为防止呕吐物堵塞气道而引起窒息，应让病人侧卧，便于吐出。腹部盖毯子保暖，有助于促进血液循环。如腹痛剧烈，可取屈膝仰卧位，有助于缓解腹肌紧张。

2. 饮食护理　早期饮食为易消化的流质或半流质饮食，病情好转后可恢复正常饮食。在呕吐中，不要让病人喝水或进食食物，呕吐停止后应马上补充水分。留取呕吐物和大便样本，送检。沙门菌食物中毒应床边隔离。

（三）病情观察

观察病人生命体征、尿量、进食量、口渴及皮肤弹性情况；观察呕吐及腹泻情况。

（四）对症护理

1. 遵医嘱诱导呕吐或使用缓泻药排出胃肠道毒物；呕吐、腹痛明显者，可口服溴丙胺太林（普鲁本辛）或皮下注射阿托品。

2. 若恶心或呕吐持续，需静脉输入盐和葡萄糖以纠正脱水和保持电解质平衡。

3. 呼吸道有分泌物不能咳出时应予吸痰，必要时行气管切开术。呼吸肌麻痹而导致自主呼吸困难者，则应使用呼吸机辅助呼吸。

4. 病人出现抽搐、痉挛时，放置牙垫，也可用纱布包绕筷子塞入病人上下磨牙间，以防止咬破舌头。

5. 遵医嘱合理使用抗生素，如沙门菌、副溶血弧菌可选用喹诺酮类抗生素。

【健康教育】

1. 做好防蝇灭蝇、灭蟑螂工作，预防食物被细菌污染。

2. 养成良好的卫生习惯，便后注意洗手，常剪指甲，不直接用手抓取食物。

3. 餐饮具和食品加工器皿严格清洗消毒，生、熟食具分开使用，生、熟食品应分开放置。

4. 不吃变质、腐烂的食品，不吃被有害化学物质或放射性物质污染的食品，不食用病死的禽畜肉，不吃毒蘑菇、河豚、生的四季豆、发芽土豆、霉变甘蔗，不生吃海鲜、河鲜、肉类等。

五、急性酒精中毒病人的救护

乙醇俗称酒精，无色、易燃、易挥发、易溶于水，气味醇香。过量饮入乙醇或含乙醇饮品，可引起精神神经先兴奋后抑制的状态，称乙醇中毒或酒精中毒。

【概述】

（一）病因

急性中毒主要是因过量饮酒所致。

（二）乙醇的吸收与代谢

乙醇主要经胃和小肠吸收。吸收后迅速分布于全身，90% 在肝脏代谢、分解（先后被转化为乙醛、乙酸，最后分解为二氧化碳和水），只有 10% 以原形从肺或肾排出。当大量乙醇进入体内超过了肝脏的代谢能力，可在体内蓄积并进入脑，导致精神神经症状。

（三）中毒机制

1. 干扰代谢　乙醇在肝脏代谢生成的代谢产物可影响体内多种代谢过程，使乳酸增多、酮体蓄积，导致代谢性酸中毒以及糖异生受阻，引起低血糖。

2. 抑制中枢神经系统功能　乙醇具有脂溶性，可透过大脑屏障作用于大脑神经细胞膜上的某些酶，影响细胞功能。小剂量可产生兴奋作用，随着剂量增加依次抑制小脑、网状结构和延髓，引起共济失调、昏迷、呼吸及循环衰竭。

【护理评估】

（一）健康史

有大量饮酒史。应了解病人用酒的种类、剂量及饮用时间，是否经常饮酒，发病前有无情绪变化，有无服用其他药物等。

（二）身体状况

急性酒精中毒的表现与个人对乙醇的耐受性以及摄入量有密切关系，临床上一般分为三期：

1. 兴奋期　当血乙醇浓度>500mg/L 时，病人有颜面潮红或苍白，多语、兴奋、欣快感，情绪不稳、喜怒无常，粗鲁言语甚至有攻击行为，也可有沉默、孤僻等表现。呼出气带酒精味。

2. 共济失调期　当血乙醇浓度>1500mg/L 时，病人有肌肉运动不协调，行动笨拙、步态不稳、言语含糊不清、眼球震颤、视物模糊、恶心呕吐、嗜睡等。

3. 昏迷期　当血乙醇浓度>2500mg/L 时，病人进入昏迷状态，颜面苍白，瞳孔散大，皮肤湿冷，体温降低，心率加快，血压下降，口唇微绀，呼吸慢而有鼾声，严重者可发生呼吸、循环衰竭而危及生命。也可因咽部反射减弱，饱餐后呕吐，导致吸入性肺炎，甚至窒息而死亡。

急性中毒病人苏醒后常有头痛、头晕、乏力、恶心、食欲缺乏、震颤等症状，少数可并发低血糖症、肺炎、急性肌炎等。偶见病人在酒醒后发现肌肉突然肿胀、疼痛，可伴有肌球蛋白尿，甚至出现急性肾功能衰竭。

（三）实验室检查

血清或呼出气中乙醇浓度测定对诊断酒精中毒、判断中毒程度及评估预后都具有重要意义。

【护理诊断】

1. 急性意识障碍　与酒精对中枢神经系统的损害有关。

2. 有窒息的危险　与呕吐物堵塞呼吸道有关。

3. 有受伤的危险　与酒精中毒导致兴奋躁动、步态不稳有关。

4. 知识缺乏　与对过量饮酒对身体的危害认识不足有关。

【护理措施】

（一）紧急救护

1. 清除毒物　催吐、洗胃、导泻等对清除胃肠道内残留乙醇有一定作用。

2. 促进乙醇氧化　应用葡萄糖溶液、维生素 B_1、维生素 B_6 等以促进乙醇氧化为醋酸，达到解毒的目的。

3. 保护大脑功能　应用纳洛酮 0.4～0.8mg 缓慢静脉注射，有助于缩短昏迷时间，必要时可重复给药。

4. 血液净化　病情严重或有酸中毒等并发症，同时服用其他可疑药物者，应尽早行透析治疗。

（二）一般护理

1. 卧床休息，轻症病人一般不需特殊治疗，卧床休息，注意保暖，可自行恢复。兴奋躁动者应给予适当约束，共济失调者应严格限制其活动，以免摔伤或撞伤。

2. 维持气道通畅，及时清除呕吐物，保证供氧充足，必要时配合医生行气管插管、机械通气。

（三）观察病情

密切观察生命体征，尤其是神志、呼吸、呕吐物性状，必要时行心电血压监护，维持循环功能，防止心肌损害。

（四）对症护理

给予足够的热量，复合维生素 B 等，防止肝损害。呕吐严重者应注意维持水、电解质、酸碱平衡。烦躁不安或过度兴奋病人可用小剂量地西泮，禁用吗啡、氯丙嗪及巴比妥类镇静药。呼吸抑制、严重昏迷病人可应用呼吸兴奋剂，保证充分供氧；脑水肿病人应限制入水量，使用利尿剂。低血压、休克病人给予扩容、应用血管活性药物，纠正酸中毒。

【健康教育】

1. 开展反对酗酒的教育。向公众宣教长期酗酒可造成营养缺乏、肝硬化等身体危害。宣教酒后驾车易导致人身公共安全损害和财产损失，做到开车不喝酒，喝酒不开车。

2. 指导家属对酗酒严重者加强监督与管理，培养良好的生活饮食习惯。创造替代条件，加强文体活动。

3. 早期发现嗜酒者，早期戒酒，进行相关并发症的治疗和康复治疗。

六、急性百草枯中毒病人的救护

【概述】

百草枯是目前应用的高效除草剂之一，也叫对草快、克芜踪，化学名 1，1- 二甲基 -4，4- 联吡啶阳离子盐。百草枯属中等毒物，在酸性环境下性质稳定，在碱性环境下易分解，接触土壤后能迅速失活。可经胃肠道、呼吸道和皮肤吸收，进入人体后迅速分布到全身各器官组织，以肺、骨骼浓度最高。百草枯作用于人体细胞氧化、还原过程，导致细胞膜脂质氧化，晚期为肺间质纤维化。对皮肤、黏膜有刺激性和腐蚀性。人类百草枯中毒后死亡率高，国外报道为 65%，国内报道高达 95%。

【护理评估】

（一）健康史

在我国以口服中毒为主。且常表现为多器官功能损伤或衰竭，肺、肝和肾是最常见的受累脏器。

（二）身体状况

1. 呼吸系统　肺损伤是最严重、最突出的表现。小剂量中毒病人，早期可无呼吸系统症状或仅有咳嗽、咳痰、呼吸困难、发绀、胸闷、胸痛，双肺可闻及干、湿性啰音。大剂量中毒病人，可在 24～48 小时内出现呼吸困难、发绀、肺出血、肺水肿，常在 1～3 天内死于 ARDS。部分病人急性中毒症状控制后 1～2 周内，可发生进行性肺间质纤维化，再次出现进行性呼吸困难，最终因呼吸衰竭而死亡。

2. 消化系统　口服中毒者有口腔、咽喉部烧灼感。舌、咽、食管及胃黏膜糜烂、溃疡、出血，吞咽困难、恶心、呕吐、腹痛、腹泻甚至呕血、便血和胃肠穿孔。部分病人于中毒后 2～3 天，出现肝大、肝区疼痛、黄疸、肝功能异常等中毒性肝病表现。

3. 泌尿系统　中毒后 2～3 天可出现尿急、尿频、尿痛和尿常规异常，血肌苷和尿素氮升高，严重者发生急性肾功能衰竭。

4. 局部刺激反应　①皮肤接触部位发生接触性皮炎、皮肤灼伤，表现为暗红斑、水泡、溃疡等。②经呼吸道吸入后，产生鼻、咽、喉刺激症状并出现鼻出血等。③眼睛接触药物则引起结膜、角膜灼伤，并形成溃疡。④高浓度百草枯液污染指甲，指甲可出现褪色、断裂甚至脱落。

5. 中枢神经系统　出现幻觉、头痛、头晕、抽搐、昏迷等。

6. 其他　可有发热、纵隔及皮下气肿、贫血、心肌损害等。

百草枯中毒病情严重程度与摄入量有关。摄入百草枯量<20mg/kg，无临床症状或仅有口腔黏膜糜烂、溃疡和呕吐、腹泻。摄入百草枯量>20mg/kg，部分病人可存活，但多数病人 2～3 周内死于肺功能衰竭。摄入百草枯量>40mg/kg，1～4 日内死于多器官衰竭。

（三）心理 - 社会状况

部分百草枯中毒者是自杀病人，多有悲观、厌世、自卑、抑郁等心理反应，评估时要了解病人自杀原因，家庭及社会关系，动态观察病人心理变化。

（四）辅助检查

血清百草枯检查有助于判断病情的严重程度和预后，采血时间必须是病人摄入百草枯 4 小时后，标本用塑料试管保存，不能用玻璃试管。如血中百草枯浓度>30mg/L，则预后极差。如一次尿液检测不出，可再过 2 小时再次监测。

【护理诊断 / 护理问题】

1. 气体交换受损　与百草枯中毒导致肺损伤有关。
2. 舒适度改变　与百草枯中毒导致舌、咽、食管及胃黏膜糜烂、溃疡、出血有关。
3. 排尿异常　与百草枯中毒致泌尿系统损伤有关。
4. 皮肤黏膜完整性受损　与百草枯致皮肤、黏膜灼伤有关。
5. 悲观、抑郁　与病人厌世情绪和病情危重，担心预后有关。

【护理措施】

急性百草枯中毒目前尚无特效解毒剂，治疗以减少毒物吸收、促进体内毒物清除和对症支持治疗为主。

（一）紧急救护

1. 现场急救　一旦发现中毒病人，立即给予催吐并口服白陶土悬液，或就地取泥浆水 100～200ml 口服。

2. 减少毒物吸收　①清洗：尽快脱去污染的衣物，用肥皂水彻底清洗被污染的皮肤、毛发。眼部被污染时立即用流动清水持续冲洗 15 分钟以上。②洗胃、吸附：用白陶土洗胃后，口服药用炭或 15% 的漂白土等吸附剂以减少毒物的吸收。由于百草枯有腐蚀性，洗胃时应避免动作过大导致食管或胃穿孔。③导泻：20% 甘露醇加等量水稀释或用 33% 硫酸镁溶液 100ml 口服导泻。

3．促进毒物排泄　除常规输液、应用利尿剂外，可在病人服毒后6～12小时内进行血液灌流或血液透析。如果病人血中百草枯浓度>30mg/L，则预后极差。

4．防止肺损伤和肺纤维化　①自由基清除剂：尽早按医嘱给予，如还原性谷胱甘肽、茶多酚、维生素C或维生素E等。②肾上腺糖皮质激素：早期、大剂量应用，可延缓肺纤维化的发生，降低百草枯中毒的死亡率。中、重度中毒病人可使用环磷酰胺。③氧疗：高浓度氧气吸入，会加重肺损伤，故仅在氧分压<40mmHg或出现ARDS时才使用浓度大于21%的氧气吸入，或使用呼气末正压通气给氧。肺损伤早期，给予正压机械通气联合激素应用，对百草枯中毒引起的难治性低氧血症具有良好效果。

（二）对症与支持治疗

包括：①加强对口腔溃疡、炎症的护理：应用冰硼散、珍珠粉等喷洒于口腔创面，促进愈合，减少感染机会。②饮食护理：除早期有消化道穿孔的病人外，均应给予流质饮食，并给予质子泵抑制剂等保护消化道黏膜，防止食管粘连，缩窄。③保护重要脏器功能：保护肝、肾、心脏功能，防止肺水肿，积极控制感染。出现肾功能衰竭、肝功能受损，提示预后极差，应积极给予相应的治疗措施。

（三）心理护理

对服药自杀病人，应做好心理疏导，取得病人信任，同时要加强防护，以防再次自杀。积极与病人家属沟通，赢得家庭最大支持，使病人树立生活信心。

（四）健康教育

对病人及家属加强卫生宣传教育，告知百草枯的危害，讲解其保管、使用注意事项。

实训十一　急性中毒病人的急救

（程忠义）

思考题

1．赵先生，42岁。参加同学聚会，几杯酒下肚，说话含糊不清，走路不稳，并呕吐两次，回宿舍后倒头就睡，他人呼叫无反应，学友们担心出事送入医院。

请问：

（1）你能否对赵先生进行正确评估？

（2）根据评估结果，赵先生当前存在的主要护理问题是什么？

（3）应如何对赵先生紧急救护？

2．张先生，农民，53岁。1小时前，张先生在承包的果园中喷洒农药时，突然昏倒在地，被村民紧急送入医院。病人既往体健。查体：皮肤湿冷，面部肌肉抽搐，双瞳孔呈针尖样，双肺底有少量湿啰音，呼吸有蒜臭味。

请问：

（1）该病人最可能是什么原因引起的昏迷？

（2）你认为目前张先生需要做什么检查？

（3）作为急诊护士，如何与医生协作对张先生实施急救？

第八章　意外伤害病人的紧急救护

学习目标

1. 具有对意外伤害病情敏锐的观察能力和较强的分析能力。
2. 掌握中暑、淹溺、触电及气管异物的救治原则与护理措施。
3. 熟悉中暑、淹溺、触电及气管异物的护理评估；熟悉烧烫伤及强酸、强碱损害的护理措施。
4. 了解中暑、淹溺、触电及气管异物的病因和发病机制。
5. 熟练掌握中暑、淹溺、触电及气管异物的救护方法。

第一节　中暑病人的救护

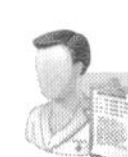
工作情景与任务

工作情景：

李女士，45 岁。在高温环境下工作 3 小时后，突然感到全身软弱，乏力、头晕、头痛，出汗减少。来医院求诊，检查：体温 41.3℃，面色潮红，脉搏 108 次 / 分，呼吸 26 次 / 分，心肺无异常。既往无高血压病史，无家族遗传史及传染病史，无烟酒嗜好。

工作任务：

1. 请根据病情对该病人做出初步护理评估。
2. 确定急救原则。
3. 立即对李女士采取紧急救护。

中暑（heat stroke）是指在高温和热辐射的长时间作用下，引起机体体温调节障碍，汗腺功能衰竭，水、电解质代谢紊乱，神经系统和循环系统功能损害的一种急性疾病。临床主要表现为突发高热、皮肤干燥、无汗、意识丧失或惊厥等。

【概述】

常见易患因素有：①在高温（室温≥35℃）、烈日暴晒环境下劳动，且无足够的防暑降温措施，或环境温度偏高，空气中湿度大，通风不良时，从事重体力劳动易中暑。②年老体弱、产妇、慢性疾病病人，睡眠不足、工作时间过长、劳动强度过大、过度疲劳等易诱发中暑。

③伴发糖尿病、心脑血管病、下丘脑病变等潜在疾病。④使用阿托品、巴比妥等药物。

【护理评估】

（一）健康史

询问是否在高热环境下工作，突然发生高热、皮肤干燥无汗伴有中枢神经症状的表现，这是主要诊断依据。同时注意发现有无诱发因素、有无既往潜在疾病、是否服用过阿托品之类的药物等。

（二）身体状况

1. 先兆中暑　在高温环境下工作一定时间后，出现大汗、口渴、头晕、注意力不集中、眼花、耳鸣、胸闷、心悸、恶心、四肢无力、体温正常或略高。脱离高温环境，及时转移到通风处稍事安静休息，适当喝淡盐水，即可恢复正常。

2. 轻度中暑　除具有先兆中暑症状外，同时兼有以下情况之一：①体温在38℃以上；②面色潮红、胸闷、心率加快、皮肤灼热；③有早期周围循环衰竭的表现，如恶心、呕吐、面色苍白、四肢皮肤湿冷，多汗、脉搏细数、血压下降等。如进行及时有效的处理，3～4小时可恢复正常。

3. 重度中暑　除具有轻度中暑症状外，伴有高热、痉挛、晕厥和昏迷。重度中暑可分为以下三种类型：

（1）热衰竭（中暑衰竭）：此型最常见，常见于老年人、孕产妇或未能适应高温者。主要因出汗过多，失水、失钠，同时外周血管扩张，引起血容量不足，导致周围循环衰竭。病人出现头痛、头晕、恶心、呕吐，继而胸闷、面色苍白、皮肤湿冷、脉搏细数、体位性晕厥、血压下降、手足抽搐和昏迷，体温基本正常。

（2）热痉挛（中暑痉挛）：常见于健康青壮年人群。大量出汗后，饮水过多又未及时补充钠盐，体液被稀释，使血液中钠、氯浓度降低而引起。特点为：四肢无力；肌肉痛性痉挛、疼痛，以腓肠肌多见，也可因腹直肌、肠道平滑肌痉挛引起急腹痛，阵发性痛性痉挛不超过数分钟，多能自行缓解，体温多正常。

（3）热射病（中暑高热）：常见于在高温环境中工作数小时或年老体弱者、慢性疾病病人等在连续数天高温后发生中暑。表现为大量出冷汗、高热，体温可超过41℃，继而皮肤干燥无汗，呼吸浅快，脉搏细数，≥140次/分，血压正常或降低，烦躁不安，渐转为模糊、昏迷，可伴有抽搐。严重者可发生脑水肿、肺水肿、心功能不全，弥散性血管内凝血、肝肾功能损害等严重并发症而死亡。

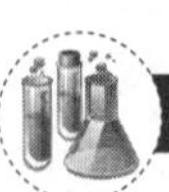
知识窗

日射病

在烈日暴晒或强烈的热辐射长时间直接作用于头部，可引起脑组织充血水肿，头部温度较体温高，称日射病。

病人在烈日下劳动时间过长，又没有防护措施者易发生。由于暴晒，脑组织温度可达40～42℃，但体温不一定增高。初期，病人出现剧烈头痛、头晕、眼花、耳鸣、呕吐，精神萎靡，四肢无力，步态不稳，共济失调，突然跌倒，目光凝视，眼球突出，有的全身出汗。随病情进展，呈现心血管系统、运动中枢、呼吸中枢、体温调节中枢紊乱甚至麻痹症状。心力衰竭、静脉怒张、脉搏细弱、呼吸急促、节律紊乱，呈毕奥呼吸或潮式呼吸。有的体温上升，皮肤干燥，汗液分泌少或无汗，兴奋不安，剧烈痉挛或抽搐，严重者可发生惊厥和昏迷，迅速死亡。

（三）心理-社会状况

周围循环衰竭、脑水肿发生后，病人出现意识模糊、嗜睡、对周围环境表现冷漠、反应迟钝。热痉挛的肌肉痉挛和疼痛，热射病的高热、剧烈头痛、呕吐常使病人出现精神紧张、烦躁不安。

（四）辅助检查

1．血液检查　热衰竭有低钠和低钾血症。热痉挛出现低钠、低氯血症，尿肌酸增高。热射病外周血白细胞总数增高，以中性粒细胞增高为主，血尿素氮、血肌酐可升高，有凝血功能异常时，应考虑DIC。

2．尿液检查　尿常规可有不同程度的蛋白尿、血尿、管型尿改变。

3．严重病例可出现肝、肾、胰腺和横纹肌损害。

【护理诊断/护理问题】

1．体温升高　与体温调节功能障碍有关。

2．体液不足　与大量出汗、恶心、呕吐有关。

3．活动无耐力　与体液不足、疲乏、虚弱有关。

4．知识缺乏：缺乏中暑的预防、急救等相关知识有关。

5．意识障碍　与中暑引起中枢功能障碍有关。

【护理措施】

（一）紧急救护

救护原则：抓紧时间，迅速降温，纠正水、电解质紊乱，积极防治循环衰竭、休克和并发症。

1．院前紧急救护

（1）转移病人：迅速将病人搬离高热环境，安置到通风良好的阴凉处或20～25℃的房间内，解开或脱去外衣，病人取平卧位。

（2）降温：轻症病人可反复用冷水擦拭全身，边擦拭边按摩，使皮肤血管扩张，血液循环增快，皮肤散热加快而降温。饮用含盐冰水或饮料，直至体温低于38℃。体温持续在38.5℃以上者，可口服水杨酸类解热药物，如阿司匹林、吲哚美辛等。

一般先兆中暑和轻度中暑的病人经现场救护后可恢复正常，但对疑为重度中暑者，应立即转送医院。

2．院内紧急救护

（1）降温：是抢救重度中暑的关键，降温速度决定病人预后。通常应在1小时内使直肠温度降至38℃左右。降温措施包括物理降温和药物降温。

物理降温包括三种措施：①环境降温：将病人安置在通风的阴凉处，使用电风扇吹风。有条件者可置于室温在20～25℃之间的空调室内。②体表降温：在头、颈、腋窝、腹股沟等大血管走行处放置冰袋。用40%～50%酒精或冰水擦拭全身皮肤，边擦拭边按摩使皮肤血管扩张，血液循环增快，皮肤散热加快而降温。③体内降温：用4～10℃的5%葡萄糖盐水1000ml经股动脉向心性注入病人体内。用4～10℃的10%葡萄糖盐水1000ml注入病人胃内或给病人灌肠。

药物降温必须与物理降温同时使用。重症病人可用：①氯丙嗪25～50mg稀释在4℃的葡萄糖盐水500ml内，快速静脉滴注，1～2小时内滴注完毕，低血压病人禁用。用药过程中观察血压，血压下降时应减慢滴速或停药，低血压时应肌内注射重酒石酸间羟胺（阿拉明）、盐酸去氧肾上腺素（新福林）或其他α受体兴奋剂；②山莨菪碱（654-2）10～20mg稀释在5%的葡萄糖盐水500ml内，静脉滴注，可改善微循环，防止弥散性毛细血管内凝血（DIC）的发生。③人工冬眠：氯丙嗪25mg+哌替啶50mg+异丙嗪25mg从茂菲滴管内滴入，如1小时后无反应，可重复应用一次，注意观察血压、呼吸变化。

（2）改善周围循环，预防休克发生：对伴有周围循环衰竭的病人，可酌情输入5%葡萄糖盐水1500～2000ml，但速度不宜过快，以防发生心力衰竭。纠正酸中毒，可酌情静脉滴入5%碳酸氢钠200～250ml。

（3）急性肾衰竭的防治：中暑高热时由于大量水分自汗液排出，血液浓缩，心排出量降低，可使肾小球滤过率下降，导致急性肾衰竭。因此，凡疑有急性肾衰竭者，应早期快速注射20%甘露醇250ml及静脉注射呋塞米（速尿）20mg，保持尿量在30ml/h以上。

（二）一般护理

1．调控室温　有条件者可将室温调节在20～25℃之间。

2．准确执行各种降温措施　①注意冰袋放置位置准确，尽量避免同一部位长时间直接接触，以防冻伤。②酒精全身擦浴的手法为拍打式擦拭背、臀及四肢，而不用按摩式手法，因按摩式易产热。擦浴前头部放冰袋，以减轻头部充血引起的不适，足底放热水袋以增加散热。禁擦胸部、腹部、足底及阴囊等处。③冰（冷）水擦拭和冷水浴者，在降温过程中，必须用力按摩病人四肢及躯干，避免皮肤血流淤滞。④冰水浸浴禁用于新生儿以及昏迷、休克、心力衰竭等病人。浸泡过程中应不断用力按摩病人颈、躯干及四肢肌肉，使皮肤潮红，加速散热；同时监测病人的脉搏、呼吸、血压。

（三）病情观察

1．降温效果观察　①在物理降温或药物降温过程中，应密切监测肛温，每15～30分钟测量一次，根据肛温变化调整降温措施，避免出现虚脱或休克，尤其是年老、体弱病人。②观察末梢循环情况，冰（冷）敷浴过程中，注意观察病人反应，经治疗后体温下降和四肢末梢转暖、发绀减轻或消失，则提示治疗有效。有寒战、毛囊棘起表现，提示药物降温用量不足，需补加用药。③如有呼吸抑制，深昏迷，血压下降（收缩压低于80mmHg）则停用药物降温。

2．监测病人脉搏、呼吸、血压、神志变化和皮肤出汗情况，防止虚脱、衰竭发生。

3．观察与高热同时存在的其他症状　如是否伴有寒战、大汗、咳嗽、呕吐、腹泻、出疹或出血等，以协助医生明确诊断。

（四）对症护理

1．保持呼吸道通畅　休克病人采取平卧位，头部偏向一侧，可防止舌根后坠阻塞气道，也便于分泌物从口角流出，避免吸入呼吸道。及时吸除鼻咽分泌物，保持呼吸道通畅。必要时给予吸氧。

2．皮肤护理　高热病人应及时更换衣裤和被褥，定时翻身，防止压疮。使用冰水敷擦和使用冰袋者应随时按摩躯干皮肤，避免皮肤血液淤滞。

3．口腔护理　高热病人唾液分泌减少，口腔黏膜干燥，容易发生舌炎、牙龈炎等，应重视口腔护理以防感染和黏膜溃破等。

4．高热惊厥的护理　应置高热惊厥病人于保护床内，防止坠床和碰伤。为防舌咬伤，床边应备开口器与舌钳。

5．饮食护理　高热病人饮食以清淡为宜，给予细软、易消化、高热量、高维生素、高蛋白、低脂肪饮食。鼓励病人多饮水，多吃新鲜水果和蔬菜。

（五）心理护理

耐心对病人讲解有关中暑的预防知识和急救措施，对病人进行心理疏导，解除其紧张恐惧的情绪，使其树立恢复健康的信心。

【健康教育】

1. 尽量减少高温时的户外活动　对于老年人、孕妇、有慢性疾病的人，特别是有心脑血管疾病的人，在高温天气更要尽可能地减少外出活动。避免长时间在高温、高湿的环境下活动，尤其是长时间暴露在烈日下。

2. 常备消暑饮料及药品　如解暑片、风油精、清凉油、藿香正气水、人丹丸、十滴水等，出现头晕、乏力、胸闷不适等中暑先兆，应迅速离开高温环境，在阴凉通风处安静休息，及时服用清凉饮料及解暑药物。

3. 注意饮食方面的调理　出汗较多时可适当补充一些盐水，弥补人体因出汗而失去的盐分。另外，乳制品既能补水，又能满足身体的营养之需，也是防暑良好饮品。

4. 保持充足睡眠　充足的睡眠，可使身体各系统得到放松，既利于工作和学习，也是预防中暑的良好措施。每天最佳的就寝时间是22～23时，最佳的起床时间是5时30分～6时30分。

第二节　淹溺病人的救护

工作情景与任务

工作情景：

赵先生，62岁，退休工人。某日下午5点游泳时发生淹溺，被人发现救到岸边，拨打“120”急救电话求救，同时行简单心肺复苏后，5点20分急救人员到达现场，经检查发现：意识丧失，颈动脉搏动消失，血压测不到，双侧瞳孔5mm，对光反射消失。

工作任务：

1. 请向现场围观人员询问了解淹溺发生时的基本情况。
2. 请根据病情对该病人做出初步护理评估。
3. 请立即配合医生采取紧急救护措施。

淹溺（drowning）又称溺水，是指人淹没于水或其他液体中，呼吸道被水、泥沙、杂草等杂质堵塞，引起换气功能障碍、反射性喉头痉挛而缺氧、窒息，吸收到血液循环的水或其他液体引起血液渗透压改变、电解质紊乱和组织损害，严重者如抢救不及时可导致呼吸、心搏骤停而死亡。

【概述】

淹溺发生的常见原因有：①缺乏游泳能力意外落水。②入水前饮酒过量或服用过量的镇静药物。③在浅水区跳水，头撞硬物，发生颅脑外伤而致淹溺。④在游泳过程中，时间过长体力耗竭、受冷水刺激发生肢体抽搐、肢体被植物缠绕等造成浮力下降而淹没于水中。⑤患有心脑血管疾病、癫痫或其他不能胜任游泳的疾病或游泳时疾病急性发作而导致淹溺。

⑥潜水意外造成淹溺。

人体溺水后数秒内，本能地反射性屏气和挣扎，直到不能坚持屏气，从而出现高碳酸血症和低氧血症，刺激呼吸中枢而被迫深呼吸，随着吸气，大量水进入呼吸道和肺泡，充塞气道，阻滞气体交换，导致严重缺氧、高碳酸血症和代谢性酸中毒。根据发生机制，淹溺可分两类：干性淹溺和湿性淹溺。

1. 干性淹溺　干性淹溺是指人入水后，因受强烈刺激（惊慌、恐惧、骤然寒冷等），引起喉痉挛，以致呼吸道完全梗阻，导致窒息死亡。呼吸道和肺泡很少或无水吸入，约占淹溺者的10%。当喉头痉挛时，心脏可反射性地停搏，也可因窒息、心肌缺氧而致心脏停搏。

2. 湿性淹溺　湿性淹溺是肺内吸入大量水分，充塞呼吸道和肺泡，发生窒息，呼吸道内的水迅速经肺泡吸收到血液循环，病人数秒后神志丧失，继之发生呼吸停止和心室颤动，约占淹溺者的90%。根据发生水域不同，分为两类：淡水淹溺和海水淹溺。

（1）淡水淹溺：淡水是指江、河、湖泊之水，为低渗透性液体。当人体大量吸入淡水后，低渗性液体进入血液循环，血容量剧增可引起肺水肿和心力衰竭。低渗性液体使红细胞肿胀、破裂，发生溶血，造成高钾血症和血红蛋白血症。高钾血症可使心室颤动而致心脏停搏。过量的游离血红蛋白堵塞肾小管，引起急性肾衰竭。淡水进入血液循环，稀释血液，引起低钠、低氯和低蛋白血症。

淡水淹溺包括淡水中含有各种有毒、有害物质的污染水淹溺，可发生急性中毒、肺部感染和肺不张，死亡率极高。

（2）海水淹溺：海水含3.5%氯化钠及大量钙盐和镁盐，为高渗性液体。吸入肺泡后，肺泡上皮细胞和肺毛细血管内皮细胞受海水损伤后，大量蛋白质及水分向肺间质和肺泡腔内渗出，引起急性非心源性肺水肿。高钙血症可导致心律失常，甚至心脏停搏。高镁血症可抑制中枢和周围神经，导致横纹肌无力、血管扩张和血压降低。

【护理评估】

（一）健康史

询问现场目击者淹溺者发生淹溺的时间、地点、水源性质，以利急救。注意检查头部有无硬物碰撞痕迹，以便及时诊治颅脑外伤；询问病人有无激动、紧张、悲伤等情绪波动，有无饮酒或服用镇静类药物，既往有无不能胜任游泳的疾病等。

（二）身体状况

临床表现因淹溺时间长短、溺水量的多少、吸入水的性质及器官损害范围不同，出现窒息轻重程度亦不等。

1. 一般表现　轻者轻度缺氧，口唇、四肢末端青紫，面部肿胀，四肢发硬、厥冷、寒战，呼吸表浅，重者面色青紫，口鼻腔内充满血性泡沫或泥沙，四肢冰冷，昏睡不醒，瞳孔散大，呼吸停止。

2. 各系统可有如下表现：

（1）呼吸系统：呼吸浅快或不规则，剧烈咳嗽，胸痛，淡水淹溺者多见咳粉红色泡沫痰，呼吸困难，发绀，两肺湿啰音，肺部叩诊浊音。

（2）循环系统：脉搏细数或不能触及，心律不齐，心音低钝，血压不稳定，心力衰竭，危重者出现室颤甚至心室停搏。

（3）神经系统：烦躁不安或昏迷，可伴有抽搐，肌张力增加，牙关紧闭，可出现异常反射。

（4）消化系统：上腹饱胀，胃内充满水，呈扩张状态。海水淹溺者口渴明显。

(5) 泌尿系统：尿液混浊呈橘红色，可出现少尿或无尿。严重者出现肾功能不全。

(6) 运动系统：少数病人合并骨折或其他外伤。

(三) 心理 - 社会状况

病人常因发病突然，因呼吸困难而出现紧张、恐惧心理，并为是否留有后遗症而担心。对于自杀淹溺的病人可能会有抵触情绪，不配合治疗。

(四) 辅助检查

1. 血液检查　白细胞总数和中性粒细胞比例增高，红细胞和血红蛋白因血液浓缩或稀释情况不同而变化不同。淡水淹溺者血钾增高，血钠、血氯下降，低蛋白血症。海水淹溺者血钠、血氯增高，血中尿素增高。动脉血气分析显示低氧血症和代谢性酸中毒。

2. 尿常规　可见蛋白尿、管型尿、血红蛋白尿。

3. X 线检查　肺部呈绒毛结节状高密度阴影，以内侧带和肺底为多。两肺弥散性肺水肿的絮状渗出或炎症改变，通常于 12 小时至 6 天内恢复正常。如果胸片异常加重或肺内阴影持续存在 10 天以上，则提示继发细菌性肺炎。疑有颈椎损伤时，应进行颈椎 X 线检查。

【护理诊断 / 护理问题】

1. 清理呼吸道无效　与大量液体进入呼吸道及呼吸道痉挛有关。

2. 有体液失衡的危险　与液体进入体内过多有关。

3. 焦虑 / 恐惧　与忆起溺水经历、治疗信心降低有关。

4. 潜在并发症：脑水肿、肺水肿、ARDS、DIC、急性肾功能衰竭等。

【护理措施】

(一) 紧急救护

救护原则：迅速将病人救离出水，立即恢复有效通气，施予心肺复苏。根据病情对症处理。

1. 院前紧急救护　淹溺可在几分钟至十几分钟内导致死亡。因此，抢救工作必须分秒必争，给予及时恰当的处理，以保证抢救成功。

(1) 迅速将淹溺者救出水面。

(2) 畅通呼吸道：立即为淹溺者清除口、鼻中的污泥、杂草等异物，牙关紧闭者设法撬开，有义齿者取下义齿，将舌头拉出，避免后坠堵塞呼吸道。松解领口、紧裹的内衣、胸罩和腰带，确保呼吸道通畅。

(3) 倒水处理：可选用下列方法迅速倒出呼吸道和胃内积水(图 8-1)：①膝顶法：急救者取半蹲位，一腿跪地，另一腿屈膝将淹溺者腹部横置于救护者屈膝的大腿上，使其头部下垂，并用手按压其背部，使呼吸道及消化道内的水倒出。②肩顶法：急救者抱住淹溺者的双腿，将其腹部放在急救者的肩上，使淹溺者头胸下垂，急救者快步奔跑，使积水倒出。③抱腹法：急救者从淹溺者背后双手抱住其腰腹部，使淹溺者背部在上，头胸部下垂，摇晃淹溺者，以利倒水。

注意事项：①应尽量避免因倒水时间过长而延误心肺复苏等措施的实施；②倒水时注意使淹溺者头胸部保持下垂位置，以利积水流出。

(4) 心肺复苏：是淹溺抢救工作中最重要的措施(具体操作详见第四章)。

2. 院内紧急救护　经现场初步处理后应迅速转送至附近医院进一步救治，并注意在转送途中仍需继续监护与救治。

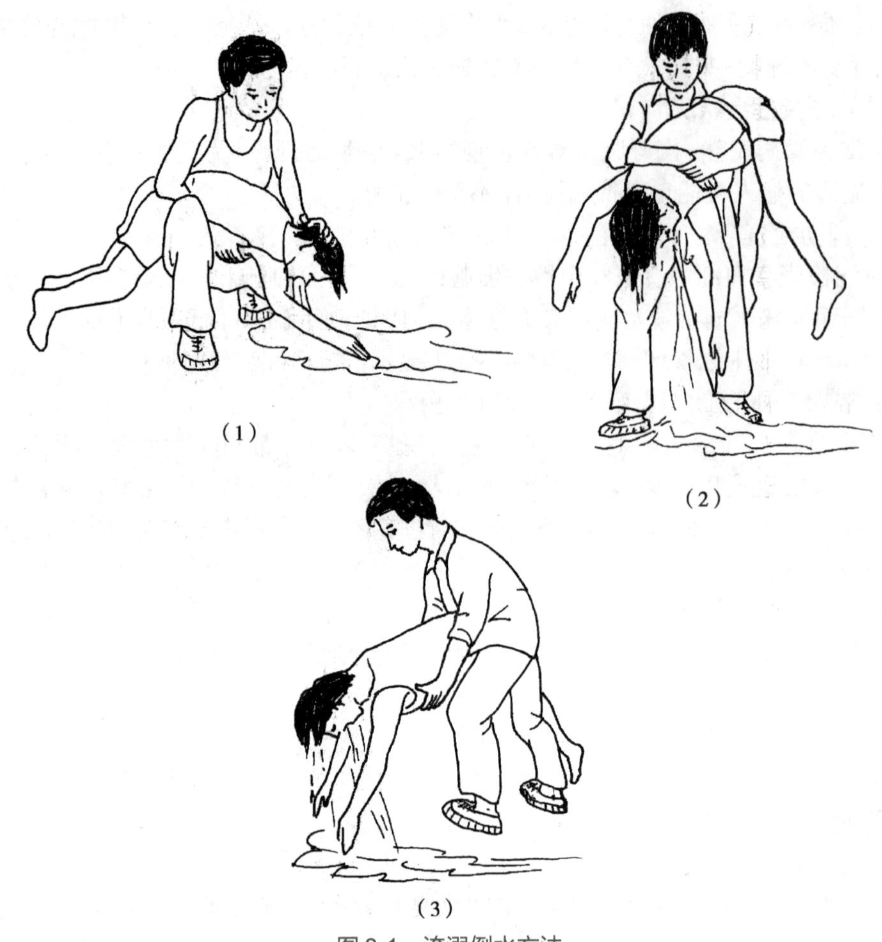

图 8-1 淹溺倒水方法
(1) 膝顶法;(2) 肩顶法;(3) 抱腹法

(1) 维持呼吸功能:①保持呼吸道通畅是维持呼吸功能的前提。及时、安全地清除淹溺者呼吸道内的分泌物。进行吸痰时应注意:凡分泌物黏稠者,吸痰前应先向气道内注入3~5ml生理盐水后再抽吸。撤去气管插管后,应定时拍背,协助排痰,预防肺部感染。②心搏恢复后,仍需继续进行有效的人工通气,及时行血气监测。有自主呼吸者给予高浓度吸氧,无自主呼吸者,应行气管插管或气管切开,机械辅助呼吸。同时,静脉注射呼吸兴奋剂,如山梗菜碱(洛贝林)、尼可刹米(可拉明)。污染水淹溺者,除了进行常规抢救外,应尽早实施经支气管镜下灌洗。

(2) 维持循环功能:①心搏恢复后,常伴有血压不稳定或低血压,可将中心静脉压(CVP)、动脉压和尿量三者结合起来分析,以指导输液治疗。若胸外心脏按压无效,应观察有无室颤,如有,采用电除颤或药物除颤。②纠正血容量:淡水淹溺者,静脉滴注2%~3%氯化钠500ml或输入全血或红细胞,减轻肺水肿与心力衰竭,以纠正血液稀释。海水淹溺者,静脉滴注5%葡萄糖溶液或输入血浆,以纠正血液浓缩及血容量不足。

(3) 并发症防治:①肺水肿处理:在采取加压吸氧的同时,用40%~50%的乙醇湿化吸氧,使用强心、利尿剂等;②防治脑水肿:使用糖皮质激素和脱水剂,如20%甘露醇、50%葡萄糖静脉滴注。有条件可行高压氧治疗。如有抽搐可用地西泮、苯巴比妥或水合氯醛等镇静剂。③纠正酸中毒:可给予5%碳酸氢钠静脉滴注。④防治肺部感染:淹溺时泥沙、杂

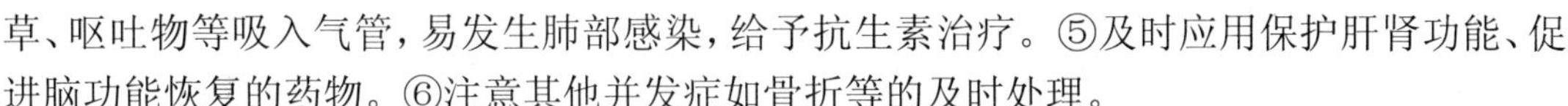

草、呕吐物等吸入气管，易发生肺部感染，给予抗生素治疗。⑤及时应用保护肝肾功能、促进脑功能恢复的药物。⑥注意其他并发症如骨折等的及时处理。

（二）一般护理

1. 迅速将病人安置于抢救室内，换下湿衣裤，盖被子保暖。

2. 根据病情合理安排饮食，保证热量供给。

3. 做好口腔与皮肤护理，对复苏后未清醒病人要预防压疮发生。

（三）病情观察

1. 严密观察病人的神志、呼吸频率、深度，判断呼吸困难程度。观察有无咳痰，痰的颜色、性质，听诊肺部有无啰音，测量血压、心率、脉搏。

2. 注意监测尿的颜色、量、性质，并准确记录。

3. 应用利尿剂和脱水剂时，密切观察血压、脉搏、呼吸、意识等病情变化。

（四）对症护理

1. 复温护理　淹溺时，水温越低，人体的代谢率越低，存活机会越大。某些淹溺者在冷水中心脏停搏 30 分钟后仍有复苏可能。但是低温亦是淹溺者死亡的常见原因，在冷水中超过 1 小时复苏很难成功，特别是海水淹溺者。因此，复温对病人的预后非常重要。病人心跳呼吸恢复后，应脱去湿冷的衣服，以干爽的毛毯包裹全身给予复温。其他复温方法有热水浴法、温热林格液灌肠法等。注意复温时速度不能过快。

2. 控制输液　①对淡水淹溺者应严格调节静脉输液速度，从小剂量、低速度开始，避免短时间内大量液体输入，加重血液稀释程度。②对海水淹溺者出现血液浓缩症状时，应保证 5% 葡萄糖和血浆液体等的输入，切忌输入生理盐水。

（五）心理护理

护理人员应向其解释治疗措施和目的，使其能积极配合治疗。对于自杀淹溺的病人应尊重病人的隐私权，注意引导其正确对待人生、事业、他人，保持适度的心理反应，配合治疗。同时做好家属的思想工作，以协助护理人员使病人消除自杀念头。

【健康教育】

1. 小儿游泳时需有成人在场看护。

2. 心脑血管病人、癫痫病人、饮酒后或服用镇静药物后避免游泳。

3. 对自杀淹溺者嘱家属多陪伴开导。

4. 注意游泳安全，教导自救和互救方法。

第三节　电击伤病人的救护

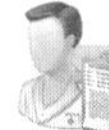

工作情景与任务

工作情景：

周先生，38 岁。修理变压器时不慎被高压交流电烧伤双上肢、腹部、右大腿及腹股沟区，局部创面炭化、肿胀。受伤当时病人腹部及右大腿接触墙壁，电流由双手进入，右大腿及腹部流出，伤后病人意识消失，3～5 秒后自行恢复。病人双上臂肿胀较明显，左上肢近手腕处形成环形焦痂。

工作任务：
1. 作为目击者，对该病人进行现场紧急救护。
2. 请提出该病人目前的护理诊断/护理问题。
3. 请针对护理诊断/护理问题，为周先生实施护理。

【概述】

电击伤(electric injury)，俗称触电，指一定量的电流或电能量(静电)通过人体时，造成组织损伤和器官功能障碍，重者发生心跳和呼吸骤停。超过1000V(伏)的高压电还可引起灼伤，闪电损伤(雷击)属于高压电损伤范畴。

电击伤常见原因有：①缺乏安全用电知识，安装和维修电器、电线不按规程操作，电线上挂吊衣物等。②高温、高湿和出汗使皮肤表面电阻降低，容易引起电击伤。③意外事故如暴风雨、大风雪、火灾、地震时，电线折断接触到人体。④雷雨时，大树下躲雨或使用铁柄伞而被闪电击中。⑤医源性如使用起搏器、心导管监护、内镜检查治疗时，如果仪器漏电，微电流直接流过心脏可致电击伤。

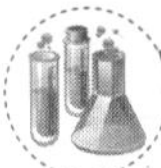

知识窗

影响电击损伤程度的因素

1. 电流种类　同样电压下，交流电比直流电的危险性大三倍。

2. 电流强度　电流损伤的热效应与电流强度成正比。

3. 电压高低　电压越高，触电后流经人体的电流量越大，对人体的损害也越重。

4. 人体电阻　在相同电压下，电阻越大，通过人体的电流越小，组织受损越轻；反之，组织损害严重。

5. 通电途径　触电时，凡电流流经心脏、脑干、脊髓，均可导致严重的后果。如电流从一脚进入，由另一脚流出，则危害性较小。

6. 电流接触时间　电流对人体的损害程度与接触时间成正比。

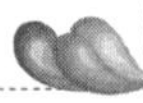

【护理评估】

（一）健康史

询问现场目击者，触电者触电时间、地点、电源情况，以利急救。注意检查触电受伤情况。

（二）身体状况

1. 局部症状　主要表现为电流通过的部位出现电烧伤。①低压电引起的电烧伤：可见电流的出入口，入口比出口重。伤面小，呈圆形或椭圆形，与健康皮肤分界清楚，边缘规则整齐，焦黄或灰白色，中央凹陷，为无痛的干燥创面，偶可见水泡，一般不损伤内脏，致残率低；②高压电引起的电烧伤：常有一处进口和多处出口，伤面不大，但可深达肌肉、神经、血管，甚至骨骼，有“口小底大，外浅内深”的特征。随着病情发展，可在一周或数周后出现坏死、感染、出血等，甚至使组织坏死、炭化，后果严重，致残率高达35%～60%。

2. 全身症状　全身症状表现的轻重与上述影响触电损伤程度的因素密切相关。

(1) 轻型：常由触电者在瞬间接触电压低、电流弱的电源而引起。表现为精神紧张、头晕、心悸、面色苍白、表情呆滞、呼吸心跳增快、四肢无力、触电部位肌肉抽搐、疼痛。敏感的病人可发生晕厥、短暂意识丧失。一般很快可恢复，恢复后可有肌肉疼痛、疲乏、头痛及

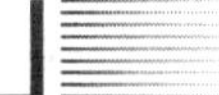

神经兴奋症状。

（2）重型：出现持续抽搐，甚至肢体骨折、休克或昏迷。低电压电流可引起病人室颤，开始尚有呼吸，继而发生呼吸停止，脉搏消失，进入“假死”状态；高电压电流引起病人呼吸中枢麻痹，若不及时抢救，10 分钟内即可死亡。若系高电压、强电流电击伤，呼吸、循环中枢系统同时受累，立刻死亡。

（三）心理 - 社会状况

病人的心理状态很复杂，早期害怕疼痛，表现为烦躁或抑郁，后期害怕残疾和死亡，担心留有后遗症等，情绪低落。尤其是在截肢术后，生活、婚姻、家庭等一系列问题都使病人产生悲观、失望的情绪。

（四）辅助检查

1. 血液检查　早期可有肌酸磷酸激酶（CPK）、同工酶（CK-MB）、乳酸脱氢酶（LDH）、天门冬氨酸氨基转移酶（GOT）的活性增高。

2. 尿液检查　呈现血红蛋白或肌红蛋白尿。

3. 心电图检查　常表现为心室纤颤，传导阻滞或房性、室性期前收缩。

【护理诊断 / 护理问题】

1. 心排出量减少　与电击伤后心律失常有关。

2. 体液不足　与大面积电击伤后大量体液自创面丢失、血容量减少有关。

3. 皮肤完整性受损　与皮肤灼伤、失去皮肤屏障功能有关。

4. 疼痛　与电击伤后创面疼痛及局部炎症有关。

5. 焦虑 / 恐惧　与电击伤后出现短暂的休克、担心植皮和截肢有关。

6. 潜在并发症：急性肾功能衰竭、感染、继发性出血、高钾血症等。

【护理措施】

（一）紧急救护

救护原则：严格按抢救规程处理，迅速将病人脱离电源，分秒必争，尽快进行有效抢救。

1. 院前紧急救护

（1）迅速脱离电源：根据触电现场的情况，采用最安全、最迅速的办法，使触电者脱离电源。具体方法包括：①关闭电源；②用干燥木棒、竹竿等绝缘物挑开电线；③切断电线；④用干燥绝缘绳索套在触电者身上，拉开触电者等。

（2）轻型电击伤：病人神志清楚，仅感心慌、乏力、四肢发麻，应原地观察，平卧休息，以减轻心脏负荷，促进恢复。

（3）重型电击伤：在脱离电源后，应根据病情立即进行心肺复苏等抢救。在进行以上抢救措施的同时，拨打“120”电话，启动 EMSS，使病人能尽快转运至医院作进一步处理。

2. 院内紧急救护

（1）维持有效呼吸：保持呼吸道通畅，及时清除气道内的分泌物。自主呼吸停止者尽早做气管插管，给予人工呼吸机辅助通气。同时，行心电监护，进行有效的心肺复苏。

（2）维持有效循环：一般在人工呼吸和心脏按压后仍未触到动脉搏动时，可使用心脏复苏药物，如肾上腺素、利多卡因等。

（3）去除心室颤动：除颤治疗在复苏抢救中十分重要。触电时，如不及时处理，心室颤动可能会导致病人死亡。因此，应尽早胸外电除颤，必要时辅以药物治疗。

（4）脑水肿的防治：在心肺复苏的同时，降低脑代谢，减轻脑水肿。可应用冰帽，在颈、腋下和腹股沟处放置冰袋，使肛温维持在32℃，并静脉滴注20%甘露醇溶液、高渗葡萄糖及能量合剂，以改善脑细胞代谢。

(5) 维持水电解质平衡：纠正酸中毒，可给予5%碳酸氢钠静脉滴注。

(6) 创面处理：应用消毒无菌液冲洗后，用无菌敷料包扎。局部坏死组织如与周围健康组织分界清楚，应在伤后3～6天及时切除焦痂。如皮肤缺损较大，可给予植皮治疗。必要时应用抗生素，并预防破伤风的发生。

(7) 筋膜松解术和截肢：肢体受高压电热烧伤，大块软组织烧伤引起的局部水肿和小血管内血栓形成，可使电烧伤远端肢体发生缺血性坏死。因而需要进行筋膜松解术，减轻烧伤部位周围压力，改善肢体远端血液循环。必要时做截肢手术。

(二) 一般护理

1. 防止并发症　病情严重者注意口腔护理、皮肤护理，预防口腔炎和压疮。

2. 伤口护理　保持病人局部伤口敷料的清洁、干燥，防止脱落。

3. 抗感染　加强消毒隔离，严格遵守无菌操作规程。

4. 补充液体　建立有效静脉通路，按计划补液，维持有效循环。

5. 饮食护理　无恶心、呕吐者给予营养清淡、易消化的饮食，必要时给全胃肠营养液或静脉高营养补液，并发急性肾功能衰竭者，应限制饮水量。

(三) 病情观察

定时测量呼吸、脉搏、血压及体温。复苏后病人应仔细检查心率和心律，判断有无心律失常。注意呼吸频率，判断有无呼吸抑制及因喉部肌肉痉挛引起的窒息发生。如出现上述情况应迅速报告医生，并做好心肺复苏的抢救配合。

(四) 对症护理

1. 保持呼吸道通畅　给予高浓度氧气或含二氧化碳的混合气体吸入，改善组织缺氧。

2. 注意病人的防护　对清醒病人应给予心理安慰。注意病人出现电击后精神兴奋症状，应强迫病人休息，避免发生意外。对神志不清者，加以床档保护，防止坠床。

3. 准确记录尿量　对严重肾功能损害或脑水肿者，使用利尿剂和脱水剂，应准确记录尿量。

4. 注意病人有无其他合并伤存在　因病人触电后弹离电源或自高空跌下，常伴有颅脑伤、气胸、血胸、内脏破裂、四肢及骨盆骨折等，应配合医生做好抢救。如电流伤害到病人脊髓，应注意保持脊椎固定，防止脊髓再次受损。

5. 避免局部皮肤冻伤　对放置冰袋的病人，应注意包裹好冰袋，及时更换，并随时按摩肢体皮肤，促进局部血液循环。

6. 加强创面护理，促进愈合。随时观察创面颜色、气味，有无发绀、坏死，警惕大出血的发生等。

(五) 心理护理

耐心地安慰病人，告知其治疗方法、治疗过程及效果，鼓励病人表达自身感受，教会其自我放松的方法，针对个体情况进行心理护理，鼓励病人家属和朋友给予其关心和支持。

【健康教育】

1. 对病人及家属宣传安全用电知识。

2. 预防大出血　因创面较深，有些大血管易受损导致大出血，嘱咐病人勿动，床边备好止血用品。

3. 功能锻炼　对于电击伤严重的部位及时进行相应的功能锻炼，防止发生失用性萎缩。

4. 防瘢痕治疗　遵医嘱使用防瘢痕药物，平时饮食注意少吃或不吃深色食物如酱油等。

第四节　气管异物病人的救护

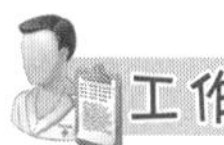

工作情景与任务

工作情景：

小芳，1 岁半。在家中边玩耍边进食果冻，突然小芳停止玩耍，双手扼颈，剧烈咳嗽，呼吸困难，发绀，家人急忙送其入院。查体：体温 37.7℃，脉搏 165 次 / 分，呼吸 29 次 / 分，急性病容，唇发绀，可见吸气性三凹征，双肺呼吸音增粗，右肺呼吸音减低，可闻及少许哮鸣音，X 线胸片示右侧局限性肺气肿，急诊医疗诊断：气管异物。

工作任务：

1. 请协助医生立即对小芳进行急救。
2. 请向家人作气管异物健康教育。
3. 教会家人海姆立克急救法。

【概述】

气管异物是耳鼻咽喉科常见急症之一，多见于 5 岁以下儿童，偶见于成人。若诊疗不及时，轻者造成气管、支气管、肺部损害，重者因窒息死亡。据不完全统计，我国每年因吞咽异物或气管异物阻塞等引起意外窒息而死亡的儿童有近 3000 名。

异物进入气管后引起的病理变化，与异物性质、异物停留时间和异物形状有关。植物性异物如花生，因含有游离脂酸，对黏膜的刺激性很强，2～3 天后即可引起支气管黏膜的炎症反应，并出现部分性阻塞表现。随着分泌物的增多、异物吸水后膨胀，则可出现完全性阻塞表现，分泌物渐渐转为脓性。有的可见异物周围有肉芽生长，且包绕异物。金属性和动物性异物、化学制品类对黏膜的刺激性不大，较少发生炎症，但如果停留时间长，也可发生气管炎、支气管炎、肺炎、肺脓肿、脓胸等。尖锐异物进入气管时，可损伤黏膜，出现局部黏膜出血，继之充血肿胀。

【护理评估】

（一）健康史

患儿多有进食时哭笑、逗玩、惊吓等情况，因小儿咳嗽反射及喉防御反射功能不健全，异物易吸入气道。成人说笑或工作时口内含有食品或物品，在不经意时或嬉笑时误吸入气管。全身麻醉或昏迷病人，可因咽反射消失，易造成呕吐物或松动的义齿吸入气道等。常见的异物为花生米、瓜子、黄豆、栗子、玉米粒、果冻等食品，或纽扣、硬币、小玩具等。

（二）身体状况

主要表现为剧烈呛咳，吸气性呼吸困难及发绀等。

1. 异物嵌顿于喉头者，异物较大可立即窒息死亡。异物较小、尖锐者，除有吸气性呼吸困难和喉鸣外，大多有声音嘶哑甚至失音。异物停留时间较长者，可有疼痛及咳血等症状。

2. 异物位于气管者，多随呼吸移动而引起剧烈的阵发性咳嗽，多为吸气性呼吸困难。如异物较大且嵌在气管隆突之上，则表现为混合性呼吸困难，同时有喘鸣音。睡眠时，咳嗽及呼吸困难均减轻。

3. 异物在一侧支气管者，病人咳嗽、呼吸困难及喘鸣症状轻，称无症状期。此期仅有轻度咳嗽及喘鸣，以后因异物堵塞和并发炎症，产生肺气肿或肺不张等支气管阻塞症状。异物存留时间较长者，炎症加剧，可并发支气管炎、肺炎甚至肺脓肿，加重呼吸困难，并引起全身中毒症状如高热等。

4. 并发症　气管、支气管内异物阻塞气道时，由于缺氧，导致肺循环阻力增加，心脏负荷增加，可并发心力衰竭。严重肺气肿剧烈咳嗽时，可导致细支气管或肺泡破裂，发生气胸、纵隔或皮下气肿。合并感染可引起肺炎或肺脓肿。

（三）心理 - 社会状况

气管异物病情危急，呼吸困难使病人出现紧张、恐惧表现。婴幼儿好动，自制力差，不善用言语表达而引起烦躁、哭闹，家属担心病人生命受到威胁而焦虑不安。

（四）辅助检查

1. X 线和 CT 检查　可确定异物的位置、形状及大小，可发现肺部感染渗出和肺不张等影像表现。

2. 支气管镜检查　该检查可明确诊断，并可同时取出异物。

【护理诊断 / 护理问题】

1. 有窒息的危险　与异物阻塞阻碍正常呼吸有关。

2. 清理呼吸道无效　与气管内异物致呼吸道分泌物增多有关。

3. 恐惧与焦虑　与呼吸不畅及担心疾病预后有关。

4. 知识缺乏　与缺乏气管异物防治知识有关。

5. 潜在并发症：肺炎、肺不张、肺气肿、气胸、心力衰竭、破伤风等。

【护理措施】

（一）紧急救护

气管异物可危及病人生命，应及时诊断，尽早取出异物，以保持呼吸道通畅。气管异物常易继发感染，应酌情应用抗生素。

1. 院前紧急救护　根据气道阻塞症状的轻重而有所区别处理。

(1) 气道阻塞轻微时：鼓励病人继续用力咳嗽并尽力呼吸，施救者不宜干扰其自行排出异物，应密切观察病人情况，如自行解除阻塞失败，立即拨打“120”电话启动 EMSS。

(2) 气道阻塞严重时：施救者应立即实施干预，尽快帮助病人排出异物。

首先应清理鼻腔和口腔，然后使用海姆立克手法（Heimlich 手法，图 8-2）使异物排除：①站位急救法：救护者站在病人身后，用双臂围绕病人腰部，一手握拳，拳头的拇指侧顶在病人的上腹部（脐稍上方），另一手握住握拳的手，向上、向后猛烈挤压病人的上腹部，挤压动作要快速，压后随即放松。②卧位急救法：病人仰卧，救护者两腿分开跪在病人大腿外侧的地面上，双手掌叠放在病人脐稍上方，向下、向前快速挤压，压后随即放松（图 8-3）。③自救法：自己是受害者，孤立无援时，可用自己的拳头和另一只手掌，也可在椅背或任何固定的钝角物体上快速挤压腹部，压后随即放松。④儿童及婴幼儿急救法：让患儿俯卧在两腿间，头低脚高，然后用手掌适当用力在患儿的两肩胛骨间拍击 4 次。拍背不见效，可让患儿背贴于救护者的腿上，然后救护者用两手示指和中指用力向后、向上挤压患儿中上腹部，压后即放松，可重复数次。也可倒提其两腿，使头向下垂，同时轻拍其背部，这样可以通过异物的自身重力和呛咳时胸腔内气体的冲力，迫使异物向外咳出。

(3) 呼吸停止时：立即给予口对口人工呼吸。严重窒息病人可行环甲膜穿刺术，重新开放气道，再将病人送往就近的医院抢救。

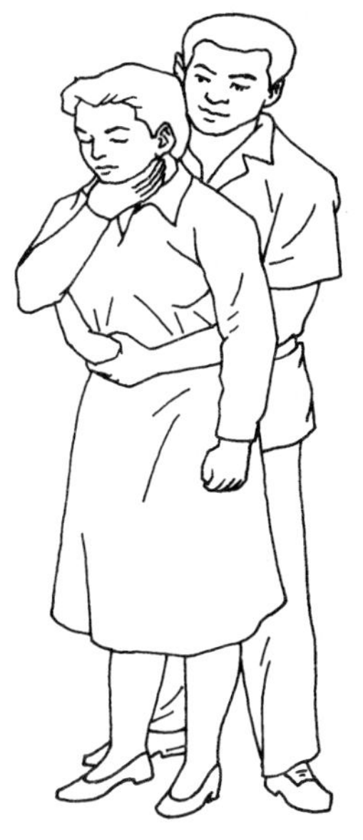

图 8-2 海姆立克手法（立位）

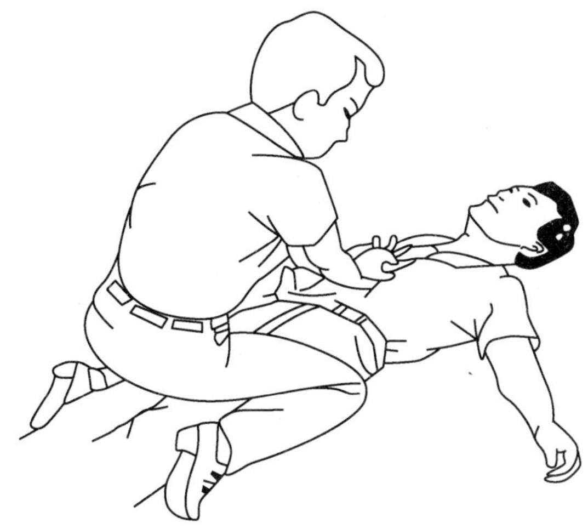

图 8-3 海姆立克手法（卧位）

2. 院内紧急救护

（1）快速备好吸氧，吸痰装置，气管切开包，心电监护及急救药品。必要时备好光源及支气管镜、喉镜。

（2）密切观察病人呼吸、神志变化，并给予吸氧。注意观察呼吸的节律、幅度、呼吸音及咳嗽等情况。

（3）保持安静，减少对患儿的刺激，避免哭闹、躁动，以免加重缺氧或异物突然移位发生窒息。

（4）呼吸困难或突然发生窒息时，立即行人工呼吸，心肺复苏。必要时行气管切开术或喉镜下异物取出术。

（5）了解异物的种类、大小、形状和嵌顿部位。询问最后进餐时间，需手术取出异物时，护士应快速做好术前准备。

（二）一般护理

1. 床头备齐氧气、吸痰器、喉镜、气管插管、气管切开包、额镜灯等抢救物品。

2. 准确及时执行医嘱，如并发发热、咳嗽、咳脓痰、咯血及心肺功能损害等，应给予适当吸氧，抗生素及对症治疗。

3. 做好家属沟通工作。如需急症手术则应协助医生做好术前准备。

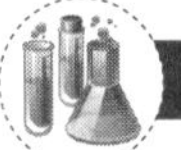

知识窗

较小的异物呛入气管后，病人一阵呛咳后，未咳出任何异物，却很快平静下来。说明异物已进入支气管内，支气管异物可无明显的呼吸障碍。此情况下异物被咳出的机会极少。异物在肺内长时间存留，可引起支气管肺炎、肺不张、肺脓肿等严重疾病，影响肺功能。所以，确有异物呛入气管者，即使无呼吸障碍表现，也应尽早去医院行胸部 CT 等检查，以便在气管镜下取出异物。

（三）病情观察

1. 如病人烦躁不安，大汗淋漓、青紫，明显三凹征，且病史明确者，须立即抢救及手术取异物。条件允许时即行手术取出异物。

2. 出现阵发性咳嗽，并闻及异物拍击音时是异物取出的好时机，应及时把握。

（四）手术护理

1. 对手术病人要做好病人术前常规准备工作，术前4～8小时禁食水，严肃讲明禁食的重要性。向病人及家属说明手术概况，可能发生的情况、注意事项等。

2. 全麻病人去枕平卧、头偏向一侧，防止分泌物误吸，如呼吸困难明显，则提示有喉水肿发生，应通知医生，必要时气管切开。观察病人有无发热、胸痛、咳嗽、咳痰，积极预防气管炎、肺炎等。

3. 保持呼吸道通畅　①吸痰：一般每2小时吸痰1次，或听到气道痰鸣音即吸，选择粗细适宜的吸痰管，吸痰时严格执行无菌操作，吸引器负压不宜超过2.45kPa，吸痰管插入深度以能刺激患儿咳嗽为宜，时间5～15秒，边吸边退边旋转，直至呼吸音清晰，同时观察患儿心率、面色。先吸气管，后吸鼻咽。②呼吸道湿化：呼吸道充分湿化是保护呼吸道通畅，防止肺部感染的重要措施。用注射器将湿化液每隔2小时，随呼吸沿气管壁缓缓滴入4～6滴。也可使用超声雾化器进行雾化吸入，以稀释痰液，促进排痰，减少渗出，抗菌消炎。

4. 饮食护理　术后禁食1天，而后给予半流饮食。先试以小口饮水，自套管无水呛出后方可给以半流饮食，但仍应注意勿大口进食吞咽，完全恢复后逐渐改为普食。

（五）心理护理

认真、仔细地向家属交代病情，安定其情绪，并取得配合，同时亲切耐心地安慰患儿，急救操作时做到轻、稳、准、快，以取得患儿与家长的信任。

【健康教育】

1. 避免给5岁以下的小儿吃花生米、瓜子、豆类、果冻等食物。小儿食物应尽可能捣烂、碾碎。

2. 不要让孩子将硬币、纽扣及小玩具等物体含在口中玩耍。

3. 不能躺在床上吃东西；进食时不嬉戏、哭闹、打骂等。

第五节　烧烫伤及强酸、强碱损害病人的救护

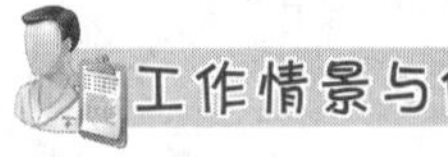

导入情景：

患儿男，4岁半，误服装在饮料瓶中的硫酸，又将瓶中剩余的硫酸洒在了手臂上，家人将其送往医院急诊科，经检查发现：该病儿口腔黏膜、咽部及食管均疼痛和溃烂，剧烈腹痛、呕吐，呕吐物带血液成分。

工作任务：

1. 请首先对该病人进行护理评估。
2. 明确紧急救护措施。
3. 病情稳定后对患儿及家属进行健康指导。

一、烧烫伤病人的救护

烧烫伤是由于热力、化学物品、电流、放射线等作用于人体所引起的损伤，它不仅会使皮肤损伤而且还可深达肌肉骨骼，严重者能引起感染、休克等。临床上以热力烧伤多见。据不完全统计，我国烧伤年发病率约为1.5%～2.0%，即每年约有2000万人遭受不同程度烧伤，其中约5%的烧伤病人需要住院治疗。

【护理评估】

（一）健康史

接触火焰、热水、蒸汽、电流、激光、放射线、强酸、强碱等均可致烧伤。儿童、老人、孕妇、运动及意识障碍病人是平时发生烧伤的高危人群。消防设施和消防意识薄弱的某些厂矿、商场、歌舞厅等是重大火灾多发地，也是引起烧伤的常见社会、环境因素。对伤者要详细询问致伤原因、时间，既往病史，现场急救及转运情况。

（二）身体状况

通过对烧伤程度、烧伤病程的估计，能全面了解病人的身体情况、并发症发生的可能性和危险性、病情严重性及预后等。

（三）心理-社会状况

伤情突发，病人缺乏心理准备，易造成心理打击和压力。病人的年龄、家庭角色、社会角色、信仰及价值观念、医疗费负担或承受力等多种因素会对其产生不同的心理影响。病人早期多有恐惧性反应，如精神紧张、发抖、行为异常等，也有病人表现迟钝、麻木及凝视，或者呻吟、大哭、烦躁、缺乏自制力。中期由于换药疼痛、经济负担、手术治疗等而惶恐不安或忧虑。后期可能因面容损毁、躯体功能障碍或致残而长期精神困扰，给病人带来很大的心理压力和思想负担，甚至悲观厌世。

（四）辅助检查

重度烧伤早期，体液丢失，血液浓缩时，血常规检查红细胞计数、血红蛋白量和血细胞比容明显增高。尿量减少、尿比重增高、分解代谢增强，以及肾功的损害，可引起尿素氮变化。代谢性酸中毒时，二氧化碳结合力降低。脓毒症时，白细胞总数常在$10\times10^9/L$～$25\times10^9/L$之间，中性粒细胞达85%以上，并可见中性核左移及中毒颗粒。脓液细菌培养及药敏试验有助于确定致病菌种类，可针对性地选择抗生素。

【护理诊断/护理问题】

1. 疼痛　与烧伤造成神经末梢裸露及水肿有关。
2. 组织完整性受损　与烧伤所致组织破坏及烧伤深度有关。
3. 体液不足　与血浆丢失，体液转移至组织间隙及创面渗出有关。
4. 有感染的危险　与皮损屏障功能丧失，组织坏死有关。
5. 营养失调：低于机体需要量　与创伤、渗出、代谢增高、消化功能紊乱有关。
6. 焦虑/恐惧　与疼痛、意外事故打击及顾虑预后有关。

【护理措施】

（一）紧急救护

1. 院前紧急救护　烧伤现场急救是否正确及时、护送方法和时机是否得当，直接关系到伤员生命安全，所以伤后迅速脱离致伤源并进行必要紧急救治是现场救护的基本原则。

（1）迅速脱离致伤环境：将伤员救离火场、高温蒸汽等环境。

（2）去除衣物和清除致伤物质：①衣物着火应立即脱去，或就地卧倒打滚压灭火焰、或用水浸各种物体扑盖灭火，最有效是用大量水灭火，切忌站立喊叫或奔跑呼救，以防头面部及呼吸道吸入性烧伤。②如为烫伤，衣服被开水浸透时，应用剪刀剪开或撕开脱去，切勿强行拉扯，以免剥脱烫伤的皮肤。③对酸、碱等化学物质烧伤，立即脱去或剪开沾有酸、碱的衣服，以大量清水冲洗为首选措施，而且冲洗时间应适当延长。如系生石灰烧伤，应先除去石灰粉粒，再用清水长时间的冲洗，以避免石灰遇水产热加重损伤。磷烧伤时立即将烧伤部位浸入水中或用大量清水冲洗，同时在水中拭去磷颗粒，不可将创面暴露在空气中，避免剩余磷继续燃烧。创面忌用油质敷料，以免磷在油中溶解而被吸收中毒。

（3）保护创面：①中小面积的烧伤可将肢体浸入冷水中或以凉水持续冲洗，以减轻疼痛和热力对组织的损害，创面不做特殊处理。②Ⅰ度烧伤可在创面涂以京万红软膏、烧伤软膏等。③浅Ⅱ度烧伤水疱未破者，可用无菌注射针头行多处刺破以利引流，使表皮紧贴创面覆盖，以保护创面避免污染。④水疱已破并有移位者应剪除表皮，涂以烧伤软膏，用无菌辅料覆盖，但不涂任何带颜色的药液（如碘伏等）和其他油类，以免影响对烧伤面积和深度的判断。⑤可用消毒辅料或干净的被单包裹覆盖创面，以减少污染，并尽早应用抗生素及破伤风抗毒素，然后送医院进行清创处理。

（4）电击烧伤处理：应立即关闭电源将伤员转移至通风处松开衣服，如呼吸停止应立即施行口对口人工呼吸；心脏停止跳动时施行胸外按压，呼吸心搏骤停时立即进行心肺复苏。

（5）合并严重创伤处理：如严重车祸、爆炸事故时烧伤同时合并有骨折、脑外伤、气胸或腹部脏器损伤，均应先按外伤急救原则作相应紧急处理，如用急救包填塞包扎开放气胸、制止大出血、简单固定骨折等，再送附近医院处理。

（6）迅速转运：病人生命体征相对平稳后，再送附近医院进一步救治。有呼吸道烧伤者转运前应先做气管切开，避免转运途中发生窒息。

2．院内紧急救护

（1）镇静、止痛：烧伤后伤病员多有不同程度疼痛和躁动应给予适当镇静、止痛。病情明确疼痛剧烈的病人可给予止痛药物，对合并呼吸道烧伤、颅脑损伤或小儿烧伤者禁用吗啡，以免影响呼吸功能。

（2）保持呼吸道通畅：注意病人有无呼吸道烧伤，如有呼吸困难，应及时行气管切开，保持呼吸道通畅。

（3）预防休克：迅速补充液体，能口服者尽量口服含盐饮料，不能口服者静脉补液。有大出血、骨折者采取相应处理。

（二）一般护理

病情严重者应注意口腔护理、皮肤护理，预防口腔炎和压疮的发生。保持病人局部伤口敷料的清洁、干燥，防止脱落。

（三）病情观察

细心观察病人的意识状态，每小时测量体温、脉搏、呼吸、尿量，注意尿的颜色并及时记录，如出现烦躁不安或表情淡漠、烦躁口渴、脉细速、血压下降、肢端厥冷、尿量少甚至无尿等，应及时报告医生，并详细记录病人每小时的出入量，每 8 小时小结一次（从受伤算起），24 小时总结一次。

（四）对症护理

1．休克期护理　防治烧伤休克的主要措施是输液治疗，大面积烧伤病人需快速输液，以恢复有效循环血量，护理人员必须保护好静脉通道，掌握正确输液的知识，熟悉休克期常见症状的临床意义及观察和护理方法，安全应用利尿剂及冬眠药物。休克期在静脉输液的同时，还应注意保暖、镇痛等措施。休克期如果处理不当，病人除可以死于休克外，还有可能发生脑水肿、肺水肿、急性肾功能不全等并发症。未能平稳度过休克期的病人，易早期暴发脓毒症，因此休克的防治应强调平稳度过休克的重要性。

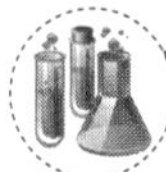

知识窗

补液病人的输液调节观察点

1. 尿量　尿量是判断血容量是否足够的一个重要、简便、可靠、敏感的指标，可作为调节输液的重要指标。详细观察和记录病人尿量，留置导尿管应保持通畅，发现少尿或无尿时，应检查尿管是否堵塞。

2. 病人状态　有休克或缺氧的表现，须加快输液。

3. 末梢循环　肢端暖，毛细血管充盈良好，表示输液适当；肢端冷，末梢循环充盈不良，提示有早期休克，须加快输液。

2. 感染的防控　感染是烧伤创面愈合前始终存在的问题，也是烧伤病人死亡的主要原因。①密切观察创面变化：若创面水肿、渗出液多、肉芽颜色转暗、创缘下陷、创缘出现红肿等炎症表现，或上皮停止生长，原来干燥的焦痂变得潮湿、腐烂，创面有出血点等都是感染的征象。②协助医生正确处理创面并做好创面护理。③遵医嘱应用抗生素：应用抗生素时，须注意不良反应及二重感染的发生。应及时做好创面细菌培养及药敏试验，以便选用有效抗生素。④做好消毒隔离工作：病房用具应专用；工作人员出入病室要更换隔离衣、口罩、鞋、帽；接触病人前后要洗手，做好病房的终末消毒工作。

（五）心理护理

对有恐惧反应或压抑反应者，鼓励病人表达情感，帮助寻找消除恐惧及悲哀情绪的方法；对经济不宽裕者，应避免在病人面前谈论医药费问题，并及时安慰；对伤残或者面容受损害者，应注意沟通技巧，使病人精神放松，避免无意中对病人自尊心的伤害；鼓励病人认识自己的人生价值，正确对待伤残，鼓起生活勇气。

【健康教育】

1. 告知社区人群防火、灭火、自救常识，预防烧伤事件的发生。
2. 指导病人进行正确的功能锻炼，以主动运动为主，被动运动为辅，以减轻瘢痕挛缩、肌肉萎缩等原因造成躯体功能障碍。
3. 嘱咐病人避免抓挠、暴晒、使用刺激性强的肥皂和过热的水接触初愈的皮肤。
4. 鼓励病人参与一定的家庭、社会活动，促进病人身心健康。

二、强酸、强碱损害病人的救护

【护理评估】

（一）健康史

强酸类损害多为经口误服、呼吸道大量吸入酸雾、皮肤接触而致腐蚀性灼伤；强碱类损害多为直接溅洒于皮肤、黏膜、眼所致的刺激与强腐蚀、灼伤，误服也可中毒。

（二）身体状况

1. 强酸损害 ①吞食强酸后，口腔、咽部、食管及胃肠等处黏膜发生水疱、溃烂和灼痛，并有恶心、呕吐、腹痛、便秘或腹泻等症状。呕吐物有酸味，含有血液和黏膜碎片。②由于喉头痉挛或水肿，可致声音嘶哑、吞咽困难、窒息等。严重者可发生休克及消化道穿孔。③强酸进入消化道后，恢复时大多发生食管和幽门狭窄。大量强酸吸收后，常发生重度酸中毒，出现呼吸困难、惊厥、昏迷等。部分病人有肝、肾损害，甚至发生肝坏死，尿毒症。④硝酸中毒除上述症状外，还可导致高铁血红蛋白血症，并出现血压下降和心肌损害等；小儿因误服草酸和草酸盐中毒时，可引起低血钙及手足搐搦。若肾小管被草酸钙等结晶体堵塞，则可引起尿闭。⑤吸入中毒主要表现为呼吸道刺激症状，如呛咳、胸闷、呼吸困难、青紫、咳出血性泡沫痰，同时有血压下降，体温升高，甚至发生喉痉挛、窒息死亡。⑥皮肤接触则有局部灼伤、疼痛、红肿、坏死和溃疡等，大面积接触可有全身症状。

2. 强碱损害 ①误服后导致口腔、咽部、食管及胃烧灼痛、腹部绞痛、流涎；呕吐带血的胃内容物，呈强碱性；排出血性黏液粪便。口、咽处可见糜烂创面，先为白色，后变为红色或棕色。重症有喉头水肿、窒息、肺水肿、休克，食管及胃穿孔。后期可致消化道狭窄。食入固体强碱时，口腔可无明显损伤，而食管与胃腐蚀很重。②毒物吸收后，发生碱中毒，病儿有剧烈头痛、低钙性手足搐搦、昏迷等。其他可有肝、肾等内脏器官的损害，偶致急性肾功能衰竭。③吸入中毒症状主要表现为剧烈咳嗽、呼吸困难、喉头水肿、肺水肿，甚至窒息。接触者主要为局部红肿、水泡、糜烂、溃疡等。

（三）心理 - 社会状况

病人如因不慎接触者，常出现紧张、恐惧心理，并为是否留有后遗症而担心。如系有人故意伤害可能会情绪激动，烦躁不安，并为是否留有后遗症而惶恐不安。

（四）辅助检查

血气分析：可提示酸碱中毒。血生化检查：可发现硝酸中毒导致高铁血红蛋白血症。

【护理诊断 / 护理问题】

1. 疼痛 与皮肤黏膜受强酸强碱腐蚀有关。
2. 组织完整性受损 与强酸强碱的碱腐蚀致皮肤受损有关。
3. 绝望 与强酸强碱腐蚀食管致狭窄不能进食有关。
4. 有感染的危险 与皮肤损伤致使防御屏障破坏有关。
5. 有窒息的危险 与吸入浓酸烟雾有关。

【护理措施】

（一）紧急救护

1. 防护与撤离 救护人员需做好自身防护，如穿戴防护衣，戴防护手套、防护眼镜或防护面罩等。立即将伤者撤离现场。

2. 皮肤损伤处理 ①迅速脱去污染衣物，清洗毛发和皮肤。②对强酸损伤者，首先用大量清水冲洗皮肤或黏膜 15～30 分钟，再用 4% 碳酸氢钠溶液冲洗，再以生理盐水洗净，并按灼伤治疗。③对强碱损伤者，用清水反复冲洗 1 小时以上，直到创面无滑腻感，再用 2% 醋酸、5% 氯化钠、10% 柠檬酸钠中和或 2% 醋酸湿敷皮肤损伤处。

3. 眼部损伤处理 迅速应用大量清水冲洗 10 分钟，滴入阿托品眼液、可的松和抗生素眼药水。但强碱所致眼损伤不可用酸性液体以中和碱剂，以免造成热力烧伤。生石灰烧伤不可用生理盐水冲洗，以免生成碱性更强的氢氧化钠。眼部剧痛者可用 2% 丁卡因滴眼。

4. 吸入性损伤处理　可用异丙肾上腺素、麻黄碱、普鲁卡因、地塞米松及抗生素向气管内间断滴入或雾化吸入，同时对症镇咳、吸氧。若发生肺水肿，呼吸困难，应尽快行气管切开术，呼吸机辅助呼吸。

5. 口服损伤处理　①一般禁忌催吐、洗胃，以免加重食管和胃壁的损伤，引起胃穿孔。可立即口服清水1000～1500ml，以稀释强酸或强碱的浓度，保护胃肠道黏膜。②对口服强酸者，忌用碳酸氢钠及碳酸钠，因可产生大量气体导致胃穿孔。可先口服蛋清、牛奶、豆浆200ml以稀释强酸，然后选服氢氧化铝凝胶、2.5%氧化镁溶液或75%氢氧化镁混悬液60ml，或石灰水的上清液200ml中和强酸。③对口服强碱者，先口服生牛奶200ml，然后选服食醋、1%～5%醋酸、橘汁或柠檬汁等。碳酸盐中毒时用清水稀释或口服硫酸镁，忌用酸类，以免导致胃肠内充气引起穿孔。

（二）一般护理

保持病房内适当温、湿度和清洁卫生环境，避免交叉感染。注意口腔与皮肤护理，协助医生为病人及时换药。对发热者遵医嘱给予降温措施。做好饮食与排便护理，对禁食者遵医嘱给予静脉高营养。

（三）病情观察

严密观察病情变化，注意体温、脉搏、呼吸、血压及意识变化。注意观察有无纵隔炎、腹膜炎的表现。

（四）对症护理

疼痛剧烈者，可予以止痛剂。昏迷、抽搐、呼吸困难的危重病人应立即吸氧，建立静脉通道，防治肺水肿和休克。对吞咽困难病人应加强支持疗法，维持水电、酸碱平衡，保护重要脏器功能，防治急性肾衰竭。

（五）心理护理

强酸强碱中毒病人极度痛苦，尤其出现食管狭窄不能进食者，极易产生悲观、绝望情绪。因此，应加强与病人沟通，取得病人信赖，鼓励其倾诉内心痛苦、矛盾，及时疏导，给予心理支持。

【健康指导】

1. 改革完善生产工艺，减少腐蚀剂跑、漏、冒的现象。

2. 加强宣传，遵守操作规程，加强个人防护。

3. 妥善保管强酸强碱类物质，防止误服、误触。

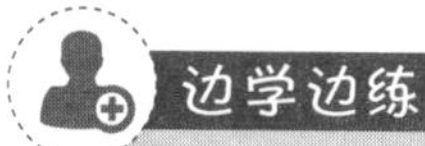

实训十二　意外伤害的紧急处置

（杨　峰）

1. 一中专新入校男生，16岁。参加暑期入学军训第4天出现多汗，四肢无力，小腿肌肉和腹部疼痛并阵发性痉挛，由老师和同学急送入院。入院查体：意识清楚，体温37℃，P 110次/分，R 23次/分，BP 120/80mmHg。

请问：

（1）该男生可能发生了什么情况？

（2）为进一步明确诊断，常需做哪些辅助检查？

（3）应紧急对该学生采取哪些救护措施？

2．小张，20岁，某饰品公司工人。病人于昨晚在工作时右手在碱性稀料桶中浸泡（手套灌入）长达半小时，自己未在意，之后右手逐步肿胀、皮肤起皱、伴疼痛到本地医院急诊。

（1）请对该病人进行护理评估并做出主要护理诊断。

（2）对其应立即采取哪些救护措施？

第九章　灾难医学救援

学习目标

1. 具有灾难医学救援的危急意识、大局意识和奉献精神。
2. 掌握灾难救援中的病人搜索、分级救护及个体防护。
3. 熟悉常见灾难的救援要点、灾难救护人员的安全防护。
4. 学会批量病人的现场检伤分类和转运技术、灾难救援中团队合作与沟通。

灾难医学(disaster medicine)是一门研究在各种灾难情况下实施紧急医学救治、疾病预防和卫生保障的学科。是一门独立的多学科相互交叉渗透的新兴边缘学科。

灾难的医学救援包括灾难的现场急救、病人分拣、分级救治和病人转运等灾难病人的院前救护，救援人员的生存技能和自我防护，以及尸体处理、死者身份鉴定等。

第一节　灾难医学救援要求

一、组织要求

我国发布的《灾害事故医疗救援管理办法》要求各级卫生行政部门主要领导亲自挂帅，联合医政、药政、防疫等有关单位参加，并成立永久性领导组织，以便一旦发生灾情就能立即行动。街道卫生站、村卫生室应备有基本的急救物品，城乡卫生院应有相应的急救药品和器材。县以上医院开设具有一定急救能力的急诊科，大、中城市至少有一个急救中心，负责辖区内的急救和灾害救援工作。建立国家级、省级、地市级应急医疗救治专家库，成立各级应急救护队。应急救护队的应急骨干平时是医院各有关专业的技术骨干，不定时进行应急专业培训和演习，使应急救援队常备不懈、训练有素、机动性强。同时，还要开展全民教育。

二、技术要求

灾难多为突发事件，时间紧迫，急救人员难以获得确切病史，缺乏辅助检查，要求急救人员具有多学科知识和多种急救技能，要具备熟练的技术和果断的作风，对伤情做出迅速而准确的判断。在尽可能早的时间内开展紧急救护，尽可能减少并发症、后遗症和致残率。

三、设备要求

先进的通信设备和通信技术，快速、平稳、安全、便于途中救护的运输设备，体积小、重量轻、便于携带等优点的医疗设备，性能广泛、一机多用、便于操作的医疗仪器是开展灾害医学救援的基本保障。

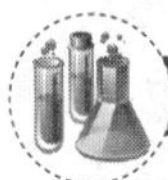
知识窗

现代灾难医学救援的“三七”理论

三分救援，七分自救；三分急救，七分预防；三分业务，七分管理；三分战时，七分平时；三分提高，七分普及；三分研究，七分教育。

该理论充分强调灾难救援重点在于对广大群众日常普及、宣传、教育、预防的重要性，真正调动全民的力量预防灾难发生。普及救生知识，提高生存率，减少伤残率。

第二节　灾难院前救护

一、紧急启动EMSS

灾难应急医疗救援涉及多个部门、多个环节的共同协作，因此需要建立一个有效的、科学的应急救援体系和应急预案。当发生事故时，应首先紧急启动EMSS（急救医疗服务体系），并与110、119等多部门联动，是最快捷、科学的救援模式。

二、搜索病人，脱离危险环境

事故发生后首先要将病人从事故现场脱险，安全移出，以避免进一步的伤害。移动病人时要轻柔，避免鲁莽的动作，移动过程中要特别注意可能发生脊髓损伤，或使原有的损伤加重，对可疑脊髓损伤病人要由2名以上急救人员同时搬动，移动前先固定颈部，移动过程中保持头颈脊柱成一轴面。要注意判断现场的危险程度，注意有无可能导致施救者伤亡的情况，如着火、爆炸、触电等。

三、病人的现场检伤分类

病人的现场检伤分类也称分拣，是根据生命体征、明显的解剖损伤、致伤机制及病人一般情况等，对病人伤情做出判断，发现可能危及生命的重要损伤，以便有效地为病人实施救治和后送转运。

（一）检伤分类的目的

检伤分类的目的在于区分病人的轻重缓急，使危重而有救治希望的病人得到优先处理。当病人数量超过了救治能力和医疗资源时，救治的前提是检伤，以明确现场救治和转运的先后顺序。为了尽可能救治较多的病人，检伤分类仅在救援人员数量、仪器、药品和血液等可获得的资源有限时采用，也是战争或和平时期发生批量病人的基本原则。

1. 确定救治优先权　即确定病人救治的顺序，区分需紧急救治、需手术但非紧急手术、暂时不需要手术和已经死亡的病人。在分拣后，必须以最有效地使用有限的急救资源为依据，确立处理优先次序，确立不同阶段的优先方案。

2. 确定需转送的病人　不同于平时的少量或单病人救治原则：“最好的医疗资源用于最严重的病人，轻中度病人等待处理”。灾难发生产生批量病人时，分级救治的基础和基本

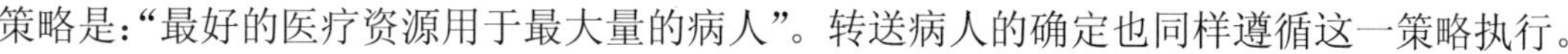

策略是:“最好的医疗资源用于最大量的病人”。转送病人的确定也同样遵循这一策略执行。

(二)现场分拣方法

到达现场后应当立即开始现场分拣,分拣是从现场到转运途中的持续过程,病人情况改变时,需要重新分拣。在灾难现场只进行生命体征和有可能危及生命状况的评估,评估必须按照顺序进行,必要时根据病人和环境需要,进行适当调整。除非观察地点不安全,应当尽可能在发现病人的地点开展现场评估。

1. 分拣类别

(1)收容分类:接触病人的第一步,快速将病人分别安排到相应的区域,接受进一步检查和治疗,如直接将需要紧急抢救的危重病人分拣出来,送到抢救室或现场就地抢救。

(2)救治分类:按照创伤的严重程度和主要损伤,然后确定救治措施,再根据救治措施的紧迫程度,结合病人数量和救治条件统筹安排救治顺序。

(3)转运分类:以病人尽快到达确定性治疗机构为目的,根据各类救治措施的最佳实施时机、转运工具和转运环境特点,区分病人转运顺序、工具、地点以及体位等医疗要求。

2. 分拣的工具和方法

(1)分拣工具:检伤分类由医务人员或经专门训练的急救员施行。通过看、问、听及简单的体格检查将危重病人筛选出来。分拣出的病人要佩戴醒目的病人标志卡片(见文末彩图 2-1),国际标准多采用红、黄、绿、黑四色系统卡片。①红色:表示即刻优先(第一优先),病人有生命危险需立即进行紧急处理;②黄色:表示紧急优先(第二优先),伤情严重但相对稳定,允许在一定时间内进行处理;③绿色:表示延期优先(第三优先),指轻病人不需紧急处理;④黑色:表示无救治希望病人或死亡者(零优先)。此分类系统的优点是按处理的紧急程度进行救治,使所有救护者根据卡片颜色即知晓救治顺序。

(2)分拣方法:目前我国和许多国家、地区都在救援现场采用简明检伤分类法(simple treatment and rapid triage,START),也叫 RPM 检伤分类法,此法可以快捷地将伤员分类,最适合应用于初步检伤,此分类法通常分为四步:

1)第一步—行动能力检查:首先呼唤和引导行动自如的病人到指定分区,挂绿色标志卡。病人暂不处理或仅提供敷料绷带等物资自行简单处理,但个别伤员会有潜在的重病或可能发展为危重病,因此需要复检。对不能行走的病人开始第二步分拣。

2)第二步—呼吸检查:无呼吸者开放气道,但注意颈椎固定和保护,开放气道之后仍无呼吸,挂黑色标志卡;开放气道后恢复自主呼吸挂红色标志卡。有自主呼吸者,计数每分钟呼吸次数,呼吸次数≥30 次 / 分或者≤6 次 / 分,挂红色标志卡。呼吸次数在 6～30 次 / 分者开始第三步分拣。

3)第三步—循环检查:可以通过毛细血管再充盈时间或触摸桡动脉来判断。毛细血管再充盈时间>2 秒或不能触及桡动脉搏动,挂红色标志卡,这时如果有体表活动性出血,应采取有效的止血措施;如果能触及到脉搏或再充盈时间<2 秒开始第四步分拣。

4)第四步—意识状态检查:病人不能够回答简单问题,或不能按照指令动作,挂红色标志卡,可以回答问题或按照指令动作者挂黄色标志卡。

分拣流程如图 9-1。

病人的病情是动态变化的,同时在救治的各个环节中,只要有批量伤员等待处置,就必须进行分拣,分出救治顺序,因此分拣是需要反复进行的。另外,为避免分拣无效或较高的二次分拣。为保证后继救治工作顺利进行,分拣不应当由低年资医师承担。

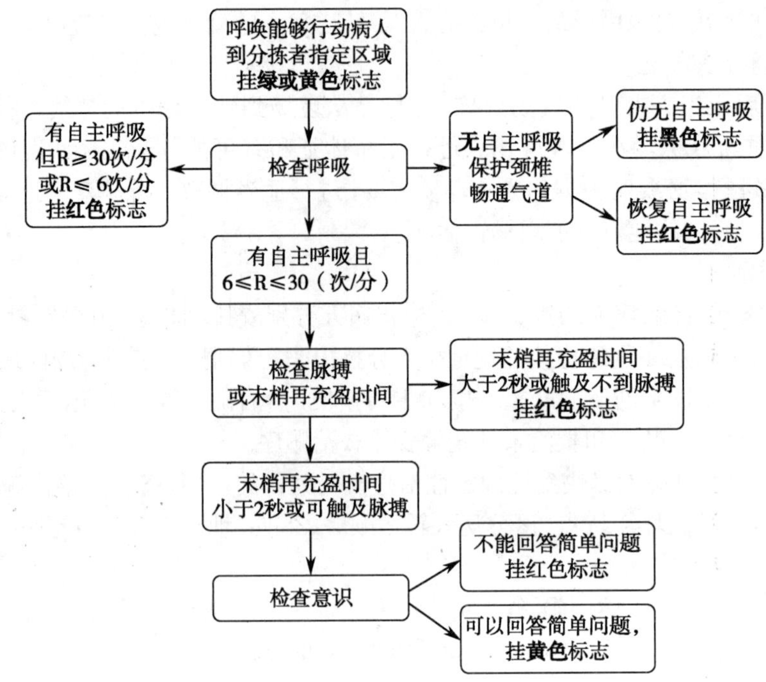

图 9-1 病人分拣流程图

如果灾难现场是不安全的，需要重新应用反向病人分类法，以挽救最多的病人。这意味着抢救顺序变为首先抢救和转运可以行走的病人，其次为轻病人，再救治重病人，最后留下死者。如果我们花费大量时间去救治一名重病人或是在进行复杂救援的同时让其他轻病人继续留在现场，那么当现场失控时就只能在拯救少数人的过程中失去了多数人的生命。

3. 分拣分区 设立分类场，可以设在邻近事故发生地附近，搭设简易帐篷。灾难现场有大批病人时，最简单的急救划分应当分为以下四区，方便有条不紊地进行救护。

(1) 收容区或分类场：大部分的伤病员集中区，在此区进行分类并挂上分类标志，并提供必要的抢救场所。

(2) 急救区：用来接收红色和黄色标志的危重病人，在此处做进一步的抢救工作，如对休克、呼吸、心脏停搏者做心肺复苏等。

(3) 后送区：此区内主要接收能自己行走或病情较轻的伤病员。

(4) 太平区：停放已死亡的病人。

四、病人的分级救护

分级救治又称阶梯治疗，是分阶段、分层次救治病人的组织形式和工作制度。目的是充分利用有限的资源，及时救治危重症，提高救治效果，降低死亡率。主要用于两种情况：①医疗资源相对于病人的需求不足，需要将有限的资源优先用于最需要救治和救治效果最显著的病人；②危及生命或肢体的严重创伤需紧急救治，不允许长时间转运到大型医疗中心或创伤中心，要就近在黄金时间内给予紧急救治。

（一）分级救治的原则

1. 及时合理 要求在病人受伤后 10 分钟内获得现场急救，3 小时内获得紧急救治，6

小时内得到早期治疗，12 小时内接受专科式治疗。为此，应做好现场的抢救，并积极后送，勿使病人在现场过多、过久地滞留。条件允许，抢救机构应尽量靠前配置。必要时，要加强一线救治力量，或上级救治力量前伸，以争取救治的时机。对大批病人的救治，必须坚持群体救治的高效性，尽可能多地救治病人，不宜在前线采取不恰当的措施治疗少数病人而影响多数病人的及时救治。

2. 连续继承　分级救治本身就是将完整的救治过程分工、分阶段进行。前一级救治要为后一级救治做好准备，后一级救治要在前一级基础上补充其未完成的救治，并采取进一步措施。分级救治前后紧密衔接，逐步完善，共同形成一个完整的救治过程。另外，必须按规定填写统一格式的医疗后送文书，在分级救治中准确传递病人伤情及处置信息，使前后继承有所依据，保证病人分级救治的连续性和继承性。

3. 治送结合　后送的目的是使病人进一步获得完善的治疗。各级救治机构根据环境情况、病人数量及结构特点、本机构所担负的救治任务及卫生资源情况、分级救治体系的配置和医疗后送力量等，因时、因地制宜地实施，不能只强调治疗而延误病人向下一级救治机构后送，也不能一味后送而不采取必要的治疗措施，而造成病人在后送途中病情恶化。

（二）分级救治模式和任务

1. 分级救治模式　分级救治一般分二级救援模式和三级救援模式。

（1）二级救援模式：灾区内基层医院—灾区内三级医院。

（2）三级救援模式：灾区内基层医院—灾区内三级医院—灾区外医院。

2. 分级救治任务

（1）一级救治（现场救治）：主要是紧急处理危及生命的损伤和预防严重并发症发生，维持机体生命体征，保证病人能安全后送转运。技术范围包括通气、止血、包扎、固定、搬运、基础生命支持等内容。

（2）二级救治（灾区附近医院的早期治疗）：担任紧急救治和早期救治任务，主要是处理危及病人生命的损伤和并发症，防止并发症发生。救治范围主要包括在 3～6 小时内需要实施的紧急手术：截肢术、大血管修补术、吻合结扎术、胸腔闭式引流术、内脏止血术、开颅减压术等。

（3）三级救治（后方医院的专科治疗）：主要指进行专科治疗和确定性手术，对伤后并发症进行综合性处理，并开展康复治疗。

（三）现场救援技术

现代救援医学要求对威胁生命的损伤立即进行现场处理，灾难现场为病人提供基础生命支持措施，采用简单、快捷的急救技术，可以降低伤死率、伤残率，为后续治疗争取时间，为确定性治疗提供机会。

1. 保持呼吸道通畅　防止误吸、保持气道通畅是现场急救的首要任务。

2. 呼吸功能支持　呼吸功能障碍的病人紧急采取人工呼吸辅助通气；开放性气胸应密封伤口；张力性气胸立即穿刺抽气减压后才能后送。

3. 循环功能支持　包括止血和液体复苏两方面。大出血直接威胁病人生命，外出血采用止血术，内出血病人紧急后送手术治疗。灾难现场控制出血后进行充分、足量的液体复苏，必要时建立 2～3 条静脉通道补液，对休克病人现场可先输入高渗氯化钠溶液，然后输等渗晶体溶液，有条件可现场输血。

4. 创伤急救　灾难现场最常用的急救技术包括止血、包扎、骨折固定等(详见第四章第四节)。

5. 危重病人应予吸氧,心跳呼吸停止病人应立即心肺复苏,自主循环未恢复者不得后送。

第三节　病人的转运

经过现场分检和急救处理,部分病人需要送到医院治疗。能否将伤者快速安全地转运到医院接受确定性治疗,是评价一个地区急救系统是否完善的重要标志。监护型救护车用于运送危重伤者,可在途中不中断抢救如抗休克、呼吸支持等。普通型救护车配备供氧、输液装置及急救药品,用于运送轻伤者。医疗直升机速度快,机动性好,配备同于监护型救护车。直升机运送伤者在发达国家已很普及,国内也有少数地区开始尝试,已取得较好效果。突发事件中病人的转运包括院前转运和院间转运。

一、院前转运

院前转运是院前急救的重要组成部分,是指将病人从现场转送至医院。院前转运是连接现场急救和院内救治的桥梁,因此,最大限度地缩短转运时间,提高转运质量,可以大大减低病人的死亡率和伤残率。

二、院间转运

院间转运是指将病人由基层医院向上级医院转送的全过程。院间转运应当由转出医院、接受医院和转运队共同执行,综合确定最好的转运方式,并且确认转运人员、设备能够应对病情变化和可能发生的并发症,保证转运安全。

1. 转运原则　灾区内应根据优先级别实施院间转运,转运过程中必须保持通信畅通。

2. 转运安全评估　遵循 NEWS 原则,即每一步是否必要(necessary),治疗是否充分(enough),治疗是否有效(working),转运是否安全(secure)。

3. 转运前评估　为确保转运安全,转运前应评估下列基本内容。

(1) 检查气道,确定是否需要气管插管。

(2) 评估、记录呼吸状态,必要时安置鼻胃管,以防止使用镇静剂或插管导致病人误吸。

(3) 检查所有插管的位置或装置是否可靠固定。

(4) 评估、记录心率、脉搏、氧饱和度和血压。

(5) 危重症应当在监护下转运,以便转运中进行持续的血流动力学监测。

(6) 记录神经系统检查结果和 GCS 评分,适当给予镇静药物。

(7) 和家属签署知情同意。

第四节　救援人员的安全防护

一、灾难救援准备

医学救援人员在奔赴救灾一线前必须备齐生存、生活的有关装备,包括水、食物、帐篷、

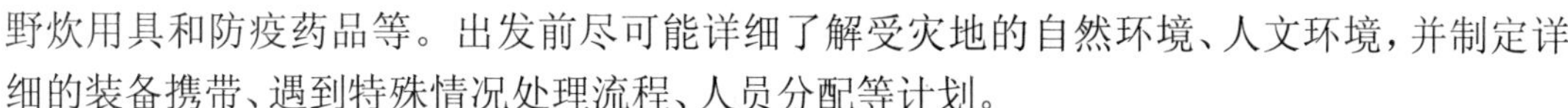

野炊用具和防疫药品等。出发前尽可能详细了解受灾地的自然环境、人文环境，并制定详细的装备携带、遇到特殊情况处理流程、人员分配等计划。

二、饮用水安全保障

在救灾现场，救援人员的饮用水除了自带的瓶装净化水外，在救灾区域寻找饮用水非常重要。通常可以依靠感官发现水源，如听到流水声、蛙声等，多说明离流水较近了。注意水往低处流，山脚下、低洼处往往会有地下水或雨水汇集，干河床往下挖几米常有水，但多数需要净化处理方可饮用。在南方丛林中，用刀将含水量大的植物性底部砍断，饮用从茎中滴出来的液体，即取即饮，不要饮用乳浊状的汁液。

寻找到的水源一般都不适宜直接引用，水源的污染源包括污浊物、寄生虫、细菌、病毒和化学物等，灾难救援人员需要采用两种或两种以上的净化方法处理饮用水，包括过滤法、蒸馏法、煮沸法、化学品消毒法。现代的净化系统能有效去除威胁健康的主要污染物，快速生效，便于携带。

三、食品安全保障

除饮用水外，人类生存必需的营养素包括蛋白质、脂肪、碳水化合物、矿物质、维生素、纤维素和微量元素。充足的食物是生存的保障，虽然救灾行动前已准备充足的食物，但是很多情况下，因地制宜获取野生天然食物也是必不可少的生存技能。可食用的天然食物包括动植物和菌类，可食用的昆虫包括蚂蚁、蜗牛、蜘蛛、蝉、蝗虫等。可食用的野生植物包括野果、野菜、藻类、地衣和蘑菇等。但是食物安全保障非常重要，首先要防止误食有毒食物，简单的方法是颜色鲜艳的植物有毒可能性大，尤其是果实和菌类，而动物的内脏尤其是肝脏较肌肉有毒的可能性大。通常采用煮沸、烤熟等方法处理食物，进食熟食既消毒又有利于营养吸收。

四、宿营地选择

尽量选择交通便利的地点宿营。营地要选择离水源近的地方。既能保证饮食和用水，又能够提供洗漱用水，要注意背风，可选择林间或林边空地、山洞、山脊的侧面和岩石下面等，要尽可能选在日照时间较长的地方，使营地比较温暖、干燥、清洁、便于晾晒衣服、物品和装备。营地地面要坚硬、平坦，上方不要有滚石、滚木，不要在滑坡、泥石流多发地建立营地，雨天注意避开河道，雷雨天不要在山顶或空旷地上安营，以免遭到雷击。建营地时要仔细观察营地周围是否有野兽的足迹、粪便和巢穴，要有雄黄等驱蚊、虫、蝎的药品和防护措施。

五、个体防护

个体防护是利用个体防护装备的物理或化学阻隔作用，消除或控制有害物质，使进入或接触人体的有害物质水平符合人体基本安全和健康的要求。在灾难救援中，救援人员要做好个人防护，保证自身安全，不因此造成减员，甚至增加其他人员的工作量、占用救灾资源。故医疗救援人员本身的防护具有重要意义。

（一）个体防护装备及使用

根据灾难现场可能的有害物具有的毒性、入侵途径和对人体的危害程度，选择适用、有效的个体防护装备。

1. 防护服　防护服按照式样分为连体式或分体式，有一次性和限次使用两种。各种防护服性能有较大差别，因而适用范围不同，所以要根据具体情况，选用防护服。但目前我国医院传染病房使用的隔离服无性能指标评价，不能够用于灾难救援。

2. 眼、面防护用具　眼、面防护用具均具有防止高速粒子冲击和撞击功能。眼罩对少量液体喷洒物有隔离作用。呼吸防护需用全面具，可以隔绝致病微生物等有害物通过眼睛、口鼻黏膜侵入，在传染病、呼吸病病房、实验室和灾难现场等工作环境中，应当佩戴眼镜或其他眼部保护装置。

3. 防护手套、鞋靴　与防护服类似，各类防护手套和鞋靴都有相应的适用范围，不同化学物对手套、鞋靴的防护性能有不同的要求。同时，还要考虑现场环境的温度、尖锐物、电源等因素，并具有耐磨性能，最好根据不同灾难现场进行有针对性的选择。

4. 呼吸防护器　分为两大类：①过滤式呼吸防护：有防尘面罩和防毒面具，按照防护对象分为防颗粒物、防气体或蒸汽以及尘毒综合防护三类。过滤式呼吸器用于C级别防护（详见个体防护分级）。②隔绝式呼吸防护：将使用者呼吸器官和有害空气环境隔绝，靠本身携带的气源或导气管引入作业环境以外的清洁空气以供使用。

（二）个体防护分级

防护级别一般分为A、B、C、D四级，救援人员要明确责任，在相应的区域内开展救援工作，并穿戴相应的防护装备。

1. A级个体防护

（1）防护对象包括：①接触高压蒸汽和可经过皮肤吸收的气体、液体。②接触可致癌和高毒性化学物。③在极有可能发生高浓度液体泼溅；或极有可能接触、浸润高浓度化学物；或极有可能发生蒸汽暴露的情况下。④接触未知化学物。⑤接触达到有害浓度即可威胁生命和健康的，可经皮肤吸收的化学物。⑥在低氧环境中工作。

（2）防护装备包括：①全面罩正压空气呼吸器。②全封闭式气密化学防护服。③抗化学物质的防护手套和防护靴。④头部防护安全帽。

2. B级个体防护

（1）防护对象包括：①种类确知的气态有毒化学物质，不经皮肤吸收。②达到威胁生命和健康浓度。③低氧。

（2）防护装备包括：①全面罩正压空气呼吸器；②头罩式化学防护服，非气密性，防化学液体渗透；③抗化学物质的防护手套和防护靴；④头部防护安全帽。

3. C级个体防护

（1）防护对象包括：①接触非皮肤吸收气态有毒物，毒物种类和浓度已知。②毒物非威胁生命和健康浓度。③在非低氧环境下工作。

（2）防护装备包括：①空气过滤式呼吸防护用品：过滤元件适合特定的防护对象，防护水平适合毒物浓度水平。②防护服：隔离颗粒物，防少量液体喷溅。③抗化学物质的防护手套和防护靴。

4. D级个体防护

（1）防护对象为非挥发性固态或液态物质，毒性或传染性低。

（2）防护装备包括与所接触物质相适应的防护服、防护手套、防护靴等。

防护装备应当尽可能具体到使用的每个人，装备的使用具有显著专业性，只有正确使用才能保证自身的健康和安全。灾难救援中应贯彻抢救病人和保护救援人员并重的原则。

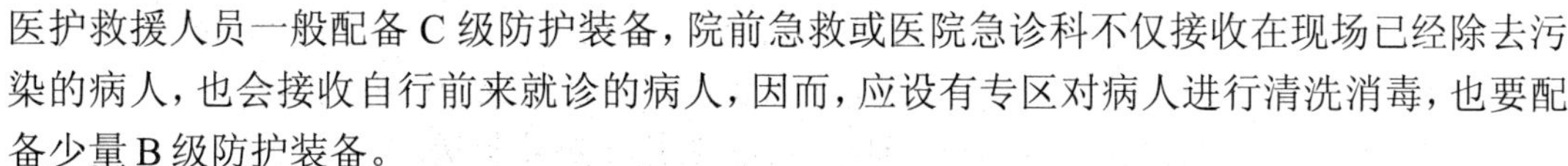

医护救援人员一般配备C级防护装备，院前急救或医院急诊科不仅接收在现场已经除去污染的病人，也会接收自行前来就诊的病人，因而，应设有专区对病人进行清洗消毒，也要配备少量B级防护装备。

第五节　常见灾难救援

据资料显示，全世界每年约有350万人死于灾难，约占人类死亡总数的60%，是除自然死亡以外人类生命与健康的第一杀手。

一、地震

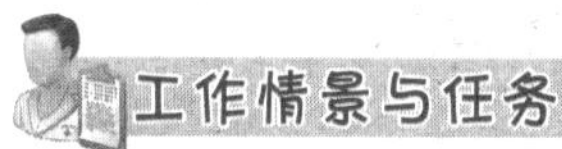

导入情景：

王大爷，家住农村，房屋年久失修，一天，正在家里休息，突感房屋晃动，紧接着发生房屋倒塌。王大爷被困建筑废墟中，意识清楚，腿部疼痛，受伤较严重。

工作任务：

1. 指导王大爷正确自救。
2. 接到现场抢救任务后，请正确采取现场救援。
3. 采取正确的搬运方法运送王大爷。

地震是地壳快速释放能量过程中产生地震波，造成地面震动，导致灾害发生的一种自然现象。常常引起水灾、火灾、有毒气体泄漏、放射性物质扩散等，还可能造成海啸、滑坡、崩塌等次生灾害，造成严重人员伤亡。

地震具有突发性、不可预测性、频度较高、次生灾害多等特点。但地震是可以提前防御的，做好相关防御工作可以最大限度减轻灾害后果。

（一）地震危害的特点

1. 发生突然，可防御性差　地震发生突然，且目前尚不能准确有效地预报，而一次地震往往只持续几十秒就足以摧毁整座城市，没有防护和反应时间。

2. 破坏力强，伤亡惨重　地震波对建筑物摧毁力强，易造成较大人员伤亡。建筑物抗震性能差，人们的防御意识差也是造成伤亡的重要原因。

3. 次生灾害多且复杂　如泥石流、山体滑坡、堰塞湖、传染病疫情等。

4. 地震预报困难。

（二）地震的救援原则

地震灾害现场医疗救援具有突发性，救治环境和病人伤情复杂，组织协调具有临时性和医疗资源相对严重不足的特征，在救灾过程中，尤其是医疗资源不足的情况下，需要遵守以下原则：

1. 确立救援指挥者　指挥者的主要任务是向总指挥汇报现场情况和反应等级，联系其他救援单位，建立通信系统，决定现场部署，并通知指挥中心及其他救援单位，分配救护人力并监督各部门工作，必要时请求支援，根据现场情况提升或降低反应等级并通知指挥中心，直接对现场救护工作的成败和效率负责。

2. 救援分组进行　为保证救援工作有条不紊地开展，救援工作要分组、分工进行。通常分为现场抢救小组、后送小组、药械供应小组、救治医院等。

3. 病人救护的原则　对症处理，处置及时，救护环节紧扣，转运和现场救治相结合。抢救顺序是首先迅速使病人脱离险境，先救命后治伤，先危重后轻伤，先易后难，先救生存者，后处置遗体。

4. 病人分流、转运　按照病人的分类进行病人的分流和转运，转运前再次检伤分类，转运途中密切观察病情变化，转运中正确搬运，避免二次损伤。病人后送的禁忌证包括：①活动性大出血者，或经现场止血仍未完全控制者。②休克未纠正，血流动力学不稳定者。③四肢骨折未固定，或固定肢体末梢循环不良者。颅脑伤疑有颅内高压，有可能发生脑疝者。④颈髓损伤有呼吸功能障碍者，呼吸道梗阻、极度呼吸困难或窒息者。⑤胸腹部术后伤情不稳定，随时有生命危险者。⑥胸部损伤伴有大量血气胸，伤情有恶化可能，开放性、张力性气胸未处理。⑦被转运人或家属依从性差，转运人员和设备不足，缺乏相应的急救能力、应变能力及处理能力。

5. 救援人员的自我防护原则　学习应对突发灾难的个人防护知识，以集体培训和个人自学相结合，现场中做好自身防护及自救互救，避免二次损伤。熟悉地震发生后可能导致的环境污染，熟知灾难后易引起的传染性疫情，熟悉个人防护的分级原则，避免防护不足或防护过度。开展应对灾难的心理防护知识培训，采取合理的应对方式，可以增强心理适应能力，保持身心健康。

（四）正确自救

1. 地震发生时，要立即在室内选择合适的地方躲避，如床下、炕沿下、坚固家具附近。

2. 要选择开间小的卫生间、厨房、储藏室及内墙墙根、墙角躲避。

3. 地震发生后，必须抓住时机拉断电源、关闭煤气、熄灭炉火，以防火灾和煤气泄漏等次生灾害。

4. 地震时最好不要外逃，如果条件许可能够外逃时，最好头顶被子、枕头或安全帽。

5. 一旦被建筑物掩埋，不要慌张地不停地大声呼救，可以间断呼救，或用硬物敲打暖气管路或水管，以保存体力。

6. 体表出血，最好进行简单处理，防止失血过多。

二、水灾

（一）海啸

我国海岸线长，发生海啸几率较高。海啸引发的海浪水墙可高达数十米，含有极大的能量，速度快，登陆后对生命和建筑物可造成严重危害。

1. 海啸救援的特点　环境恶劣、病人分布广、受伤人员多、伤情复杂、伤亡惨重，骨折及挤压伤多，易漏诊和误诊、受灾人群心理创伤严重，公共卫生问题突出。

2. 海啸的现场救援原则　①对个体现场救援：先抢后救，先救命后治伤，先重伤后轻伤，以救为主，边救边送。伤情严重有生命危险时，先就地抢救，伤情稳定后方可以转送。②对群体救援：分类救治，充分利用有限的医疗资源，尽可能救治更多的病人。③分区救治：海啸往往病人分布广泛，分区救治，避免重复搜救，造成医疗资源浪费。④合理后送。⑤做好紧急卫生救援。

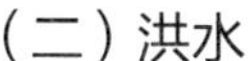

（二）洪水

1. 洪水危害的特点　受伤原因、病情多样，包括淹溺、寒冷损伤、中暑、机械创伤、叮咬伤、公共卫生及相关疾病和精神障碍等。

2. 洪水灾害的救援原则　①做好病人的分类。②提高救治整体效能。③迅速、安全转送病人。④掌握重点，调整救治力量。⑤注意自身安全。

三、火灾

火灾能严重威胁生命财产安全，影响经济发展和社会稳定。现代城市高层建筑增多，火灾隐患多，火灾呈上升趋势。高层建筑具有烟道效应，火灾蔓延快，人员疏散困难，灭火难度大，所以，高层建筑火灾重在预防，建筑设计施工要符合更高级别消防要求。

（一）火灾的危害特点

1. 直接伤害　包括火焰烧伤、热烟灼伤。

2. 间接伤害　包括浓烟窒息、中毒、砸伤及埋压、刺割伤。

（二）火灾的救援原则

火灾的救援包括救人和灭火两个方面，“救人第一”是火灾救援的总原则。救援人员在火灾现场首先必须评估环境，注意自身安全防护，避免自身伤亡。

1. 医疗救援　烧伤是火灾中常见创伤之一，烧伤急救总原则是迅速灭火，阻止烧伤面积继续扩大和创面继续加深，防止休克和感染，具体措施如下：

（1）脱离热源：脱去燃烧的衣服，就地翻滚，用水喷洒着火衣服。切勿奔跑、大声呼叫，防止火借风势加大，吸入高热气流或烟雾造成吸入性损伤，更不宜用手扑打以防手部烧伤。

（2）开放气道：要检查呼吸道是否通畅，是否有呼吸道烧灼伤，清除口腔异物，吸氧，必要时气管切开。

（3）冷水湿敷：小面积烧烫伤可用冷清水湿敷局部肢体。

（4）包扎、止血、固定：对伤口用干净敷料进行包扎，外伤大出血者应当给予止血，骨折应做临时固定。

（5）补液：严重烧伤病人要尽快建立2～3条静脉通道，快速有效地补液，预防和纠正休克，未建立静脉通道者可口服糖盐水。

（6）镇静、镇痛：疼痛难以忍受者应当安慰、鼓励，使其情绪稳定，必要时可酌情使用镇静、止痛药品。

（7）其他急救：中毒、坠落伤、挤压伤等，按相应急救原则急救。

2. 自救和防火演练　加强日常生活和工作中防火意识，提高群体使用防火、灭火工具的技能，防止小火演变成大火和火灾。加强在火灾中逃生和自救知识与技能的宣教、培训及演练。提高应对火灾的能力，火灾发生时可以大大减少伤亡。

（三）正确自救

1. 当发生火灾时，如果火势不大，应奋力将小火控制、扑灭，千万不要惊慌失措，置小火于不顾而酿成大灾。

2. 家用电器着火后应先断电后灭火，用湿地毯或棉被等盖住电器，达到灭火和防爆双重目的。油类、酒精等起火，不可用水去扑救，可用沙土或浸湿的棉被迅速覆盖。煤气起火，可用湿毛巾盖住火点，迅速切断气源。

3. 正确使用灭火器。

4. 火势过大，可以用湿毛巾捂住口鼻，放低身子，沿楼梯快速撤离。

5. 如果楼道中烟雾非常重，可以躲入没有着火，靠近外界的房间，关紧门，封闭门缝，对外呼救。

四、矿难

（一）矿难危害的特点

1. 损伤类型　砸伤、挤压伤、坠落伤、切割伤、爆炸伤、溺水窒息多见。

2. 伤情特点　矿难伤具有发生率高、死亡率高、致残率高的特点。受伤者受伤部位以四肢、颅脑、脊柱线、胸腹、骨盆为主。

（二）矿难的救援原则

煤矿救护队是矿难救援的主要力量，矿难发生后首先下井实施救援。发生矿区火灾和爆炸时，必须采取灭火措施，及时报告，及时撤离。井下遇险人员应由在场负责人或有经验的老矿工带领，有组织有秩序地选择避灾路线，迎着新鲜风流撤离危险区。位于风侧人员应戴上自救器或用湿毛巾捂住口鼻，绕道新鲜风流方向撤离。危险区无法撤离的人员应迅速进入预先筑好或临时构建的避难所，等待救援。

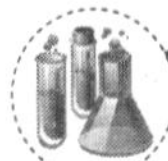

知识窗

突发公共卫生事件

突发公共卫生事件是指突然发生，造成或可能造成社会公众健康严重损害的重大传染病疫情，群体性不明原因疾病，重大食物和职业中毒，以及其他严重影响公众健康的事件。

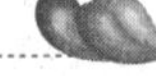

五、危险化学品事故

化学品具有易燃、易爆、毒害、腐蚀、放射性等危险特性，危险化学品由于性质活泼或不稳定，容易受到外界条件的影响。一旦发生事故，容易造成人员伤亡、财产损失和环境破坏。因此，危险化学品事故重在预防。

（一）危害特点

1. 突发性　危险化学品作用迅速，发生事故往往无法预测。

2. 群体性　瞬间可能产生大批中毒、爆炸伤、烧伤病人。容易发展为社会公共事件，影响社会稳定。

3. 高致命性　事故现场，化学品短时间内可造成中毒、窒息、烧伤等致命性伤害，病死率高。

4. 危害大　中毒既包括急性中毒，还包括慢性中毒，因此危害程度上远远大于其他一般事故。

5. 治疗困难　病人的致伤因素多为复合型，治疗困难，容易产生治疗上的相互矛盾。

（二）救援工作内容

1. 应急处理　①创建一条安全有效的绿色抢救通道。②控制危险化学品事故源。③控制污染区：通过检测界定污染边界，做出明显标志，指示人员和车辆进入，做好周围的交通管制。④抢救受伤人员：将受伤人员撤离至安全区进行抢救。⑤检测确定有毒有害化学物质的性质和危害程度，掌握毒物扩散情况。⑥组织受污染区居民防护或撤离，指导受染区居民进行自我防护，必要时组织群众撤离。⑦对受染区实施洗消，寻找并处理各处的动物尸体，防止腐烂危害环境。⑧做好通信、物资、气象、交通、防护保障。⑨抢救队伍所有人员还应当根据毒情穿戴相应的防护器材，并严守防护纪律。

2. 医学救援　根据病情、接触情况和毒物性质，迅速将病人撤离现场，清除毒物，以阻止局部进一步损伤，防止有毒气体吸入体内。加速毒物排出，对症和支持治疗。

(1) 迅速转运，现场救治：现场正确施救对降低死亡率最为重要，应按照现场救治原则实施现场抢救，根据伤情，对病人及时进行鉴别分类，掌握后送指征，使病人在最短时间内能获得必要治疗。

(2) 注意必要的防护措施：危险品化学事故发生后要做好一系列的防护工作，救援人员以及病人均要采取防护措施，以防受损伤或进一步受伤。注意做好呼吸防护、皮肤防护、眼睛防护和食品防护等几方面工作。

(3) 积极对症和支持治疗：化学事故造成的复合伤，在临床上病情发展迅猛，救治困难，死亡率高，综合治疗至关重要。

(4) 心理支持：突发的事故给病人造成的精神创伤是明显的，要特别注意公众心理危害程度，并立即采取正确的应对策略。

（赵丰清）

思考题

1. 一天，张护士接到院前出诊任务：高速公路发生公交车相撞事故。到达现场发现受伤人数 20 人，伤情各不相同。

请问：

(1) 张护士第一步应当做什么？

(2) 张护士如何检伤分类？

(3) 何种伤(病)情病人属于后送禁忌证？

2. 某市郊区化工厂发生爆炸。市立医院急诊护士接到通知，救护车马上将第一批 5 名病人送到医院急诊。

请问：

(1) 当班护士应当采取几级防护措施？

(2) 防护装备包括哪些？

实 训 指 导

实训一　“120”急救中心(站)见习

【实训目的】

1. 学会“120”电话接线方法。

2. 了解急救中心(站)的工作任务和工作程序，认识急救中心在 EMSS 中的重要性。

3. 培养“时间就是生命”的急救意识。

【实训前准备】

1. 教师准备　选择当地急救中心(站)，预约见习时间、见习内容及带教人员，联系见习用车，列出见习安排表；召开见习学生会议，强调见习注意事项。

2. 护生准备　划分见习小组，选出小组负责人；查阅网络资料，了解有关“120”急救中心情况。准备记录本、笔。

自主学习提示：①国内、外 EMSS 模式。②所在地市急救中心情况。③ EMSS 概念、组成与管理。④拨打“120”电话规定及注意事项。

3. 用物准备　摄影、摄像设备。

【过程与方法】

1. 教师带领见习小组前往见习地点。

2. 教师讲解本次见习主要内容与见习流程。

3. “120”急救中心(站)带教人员按流程进行见习指导。

4. 指导教师布置课后作业：模拟练习接线服务，写出实训报告。

“120”急救中心(站)见习流程图见实训图 1。

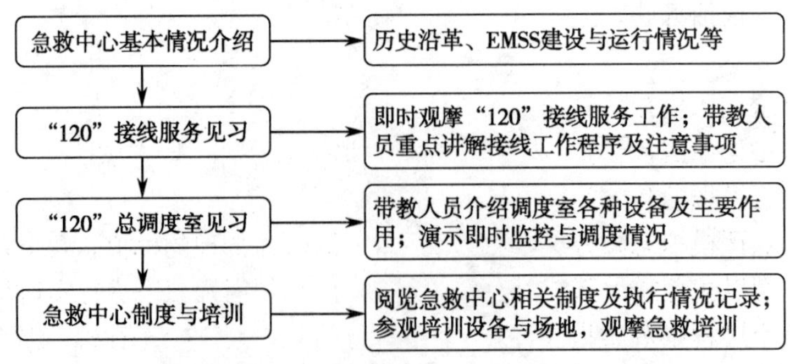

实训图 1　“120”急救中心(站)见习流程图

【实训报告】

1. 写出本市EMSS组成与工作流程。

2. 列出“120”接线服务工作要求与注意事项。

（王为民）

实训二　院前急救病人的现场救护

【实训目的】

1. 能正确拨打“120”急救电话，快速启动EMSS。

2. 学会现场急救评估方法。

3. 能正确为病人进行分类标记。

4. 能为各类急救病人正确安置体位。

5. 学会紧急救护时去除或松解衣物的方法。

【实训前准备】

1. 教师准备

(1) 情景案例准备

1）案例一：张先生，62岁。晨练后去市场买菜，回家途中突感心前区闷痛，呼吸不畅，晕倒俯卧在地。

如你是在现场目击者，请模拟：①呼救；②为病人安放合适体位，保持呼吸道通畅。

2）案例二：某一级公路上一辆货运汽车与一辆农用三轮车相撞，3人受伤，伤情不明，路人拨打“120”急救电话，急救人员到达现场后发现：伤员甲神志清楚，能站立行走，右面、右肩、右肘关节多处软组织擦伤，坐于地上大声呼救；伤员乙体表无明显外伤，面色苍白，平卧于地面；伤员丙表情痛苦，头颈部及右下肢疼痛活动受限。

请模拟：①现场伤情评估；②现场检伤分类；③为伤员丙进行手锁固定。

(2) 模拟情景场所准备：根据教学条件、学生分组和案例需要，可将实训场所布置在实训室内或在室外。

2. 学生准备　查阅资料，复习院前急救相关知识；划分实训小组，选出小组负责人，根据教师提供案例，分配情景模拟角色；准备记录本、笔。

自主学习提示：①院前急救概念与急救原则。②院前病人现场救护内容。③院前急救有关现实案例。

3. 用物准备　模拟人、手电筒、血压计、听诊器、伤员分类卡。

【过程与方法】

1. 学生按小组进入模拟情景场所。

2. 小组成员讨论案例，并分别拟定出案例一和案例二模拟急救方案。

3. 各小组提交模拟急救方案。

4. 指导教师点评模拟急救方案，综合归纳两案例较为合理的模拟急救步骤。

5. 各小组分别以角色扮演形式进行情景模拟，也可利用模拟人进行实训练习。

6. 教师在整个过程中观察指导实训，并对每位学生的表现给予评价，填写实训评价表。最好每小组一位教师。

7. 实训结束，各小组总结，整理用物，清理实训场所。

院前急救病人的现场救护参考流程见实训图2。

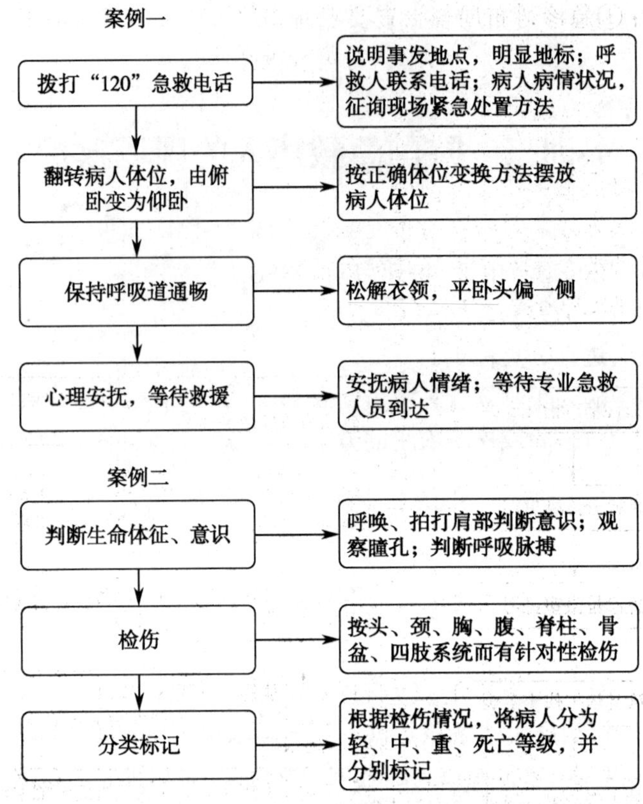

实训图2　院前急救病人的现场救护参考流程图

【实训报告】

1. 写出“120”电话呼救要点。
2. 描述俯卧位病人翻转为仰卧位的方法。
3. 写出现场病情评估的主要内容与方法。
4. 针对案例二，解释三位病人检伤分类的依据。

（王为民）

实训三　医院急诊科见习

【实训目的】

1. 认识急诊急救工作的重要性及在EMSS中的地位。
2. 熟悉急诊科布局和设置。
3. 熟悉急诊科的工作任务和工作程序。
4. 了解急诊科工作特点。
5. 培养“时间就是生命”的急救意识。

【实训前准备】

1. 教师准备　选择当地综合医院急诊科，预约见习时间、见习内容及带教人员；联系见习用车，列出见习安排表；召开见习学生会议，强调见习注意事项。

2. 学生准备　划分见习小组，选出小组负责人；查阅网络资料，了解有关急诊科情况；准备记录本、笔。

自主学习提示：①急诊科布局与设置要求。②急诊科工作任务与工作流程。③本地医院急诊科相关资料收集。④国家急诊急救有关政策文件。

3. 用物准备　摄影、摄像设备。

【过程与方法】

1. 教师带领见习小组前往见习地点。

2. 教师讲解本次见习主要内容与见习流程。

3. 医院急诊科带教人员按流程进行见习指导。

医院急诊科见习参考流程见实训图3。

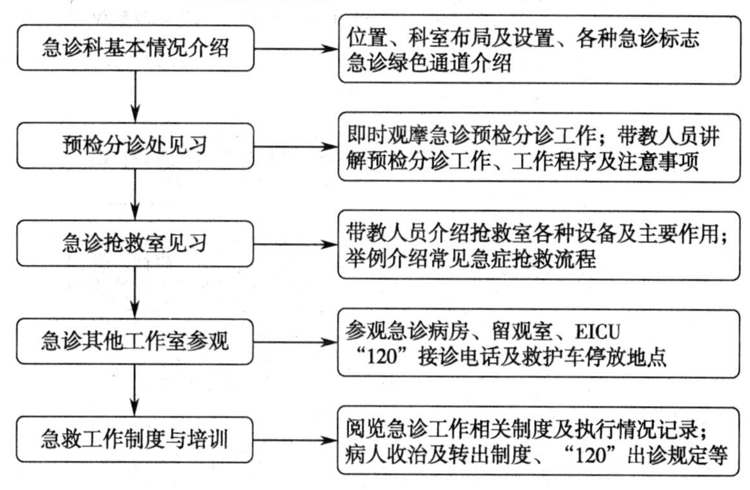

实训图3　医院急诊科见习参考流程

（赵丰清）

实训四　心肺复苏术

【实训目的】

1. 树立心脏骤停紧急抢救意识。

2. 养成团队合作的职业精神。

3. 熟练掌握心脏骤停病人心肺复苏术（CPR）操作流程。

【实训前准备】

1. 教师准备　包括案例的编写、下发，实训场所准备，带教人员准备等。

（1）情景案例准备

1）案例一：一日清晨，某公司保安小孙正在跑步晨练，前方一位晨练老者突然手捂胸口倒在地上，小孙急忙上前，呼喊老人，没有反应，老人已没有了呼吸。受过急救培训的小孙，立刻按培训学习的方法对老人实施紧急心肺复苏，并呼叫周围晨练群众拨打了“120”电话。

请模拟：小孙对老人实施急救的过程（参考单人心肺复苏流程）。

单人心肺复苏参考流程见实训图4。

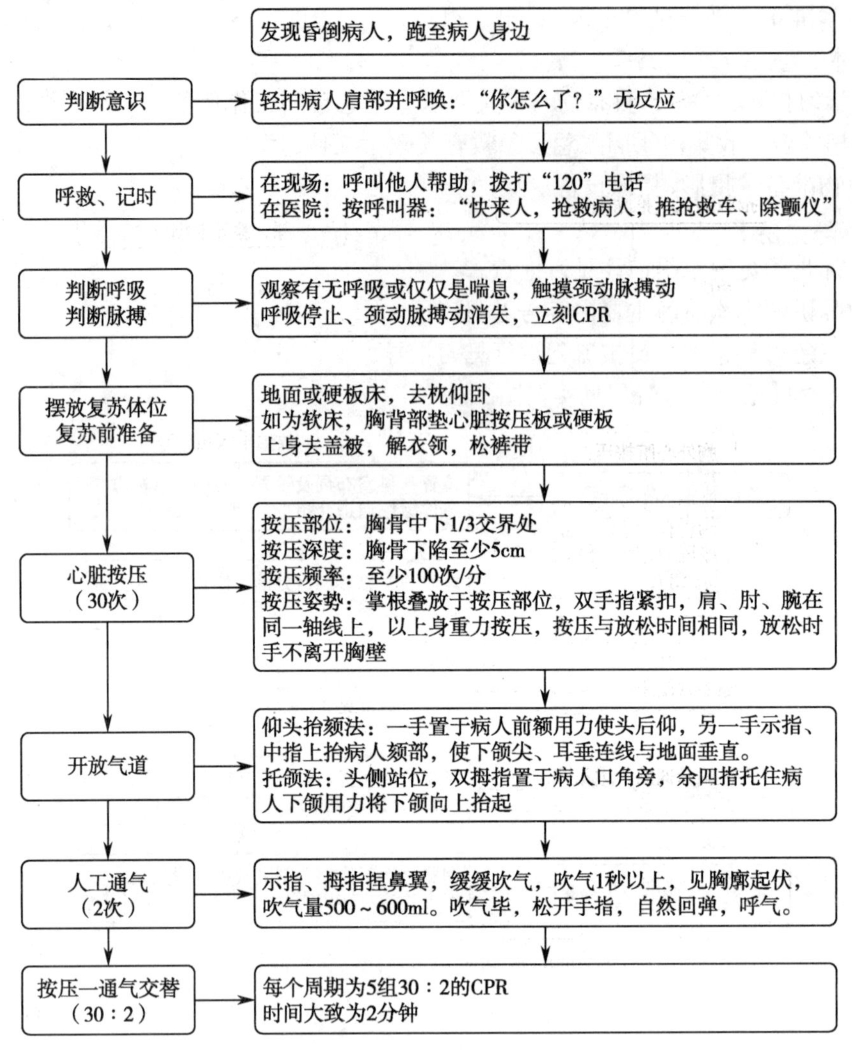

实训图4　单人心肺复苏参考流程

2）案例二：钱女士，62岁，退休职员。因频繁心绞痛入CCU。晚11：30分，钱女士心电监护突然报警，正在当班的林护士迅速察看心电监护情况，监护波形示心室颤动，林护士呼喊同班护士小张前来协助抢救，同时上报医生。

请模拟：2位护士紧急抢救钱女士的过程（参考双人心肺复苏流程）。

双人心肺复苏参考流程见实训图5。

（2）模拟情景场所准备：模拟情景场所要有足够活动空间，根据教学条件、案例需要和学生分组准备，最好是模拟病房或开放的现场。

（3）带教人员准备：确定带教人数，集体备课，统一带教内容与要求。

2．学生准备　认真阅读实训案例，查阅资料，复习心脏骤停病人救护相关知识；划分实训小组，选出小组负责人，根据教师指定案例，分配情景模拟角色；准备记录本、笔。

自主学习提示：①心脏骤停原因及类型。②查阅2010版CPR指南，查阅全国技能大赛CPR评分标准。③观看全国技能大赛心肺复苏视频。

3．用物准备　床单元、心肺复苏模拟人、简易呼吸器、心脏按压板、脚踏凳、纱布、手电筒、血压计、听诊器、医疗护理记录单等。

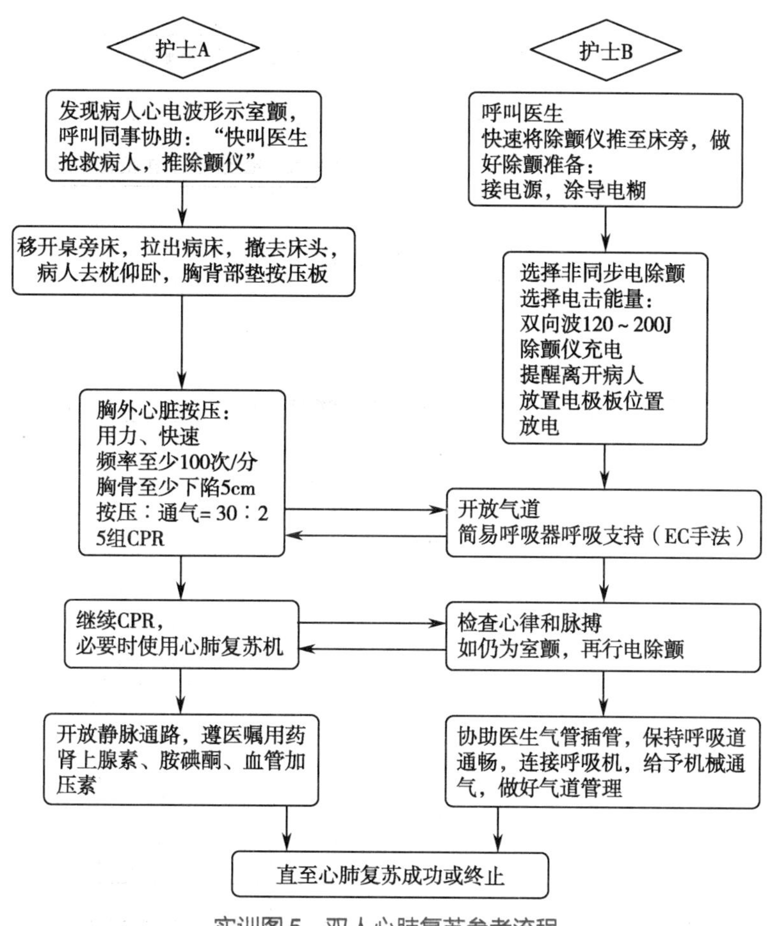

实训图5　双人心肺复苏参考流程

【过程与方法】

1. 学生按小组进入模拟情景场所。

2. 小组成员讨论案例，在前期准备基础上，进一步细化急救方案。指导教师给予指导意见。

3. 以小组为单位，先进行心肺复苏分解动作练习，再进行单人心肺复苏模拟，最后再进行双人心肺复苏模拟。

4. 教师在整个过程中观察指导实训，并对每位学生的表现给予评价，填写实训评价表。

5. 实训结束，各小组总结，教师点评。

6. 整理用物，清理实训场所。

【实训报告】

1. 写出单人心肺复苏步骤。

2. 描述心室颤动的心电图表现。

3. 写出心脏按压动作要领。

4. 描述简易呼吸器使用方法。

单人徒手心肺复苏操作程序及考核标准

项目名称	操作流程	技术要求	分值
心肺复苏（21分）	判断与呼救（4分）	● 判断意识：拍打、轻摇病人肩部并大声呼唤病人	1
		● 判断呼吸，报告结果	1
		● 触摸大动脉搏动，10秒内完成，报告结果	1
		● 紧急呼救：确认病人意识丧失，立即呼叫	1
	安置体位（1.5分）	● 将病人安置于硬板床，取仰卧位	0.5
		● 去枕，头、颈、躯干在同一轴线上	0.5
		● 双手放于两侧，身体无扭曲（口述）	0.5
	心脏按压（5分）	● 抢救者立于病人右侧	0.5
		● 解开衣领、腰带，暴露病人胸腹部	0.5
		● 按压部位：胸骨中下1/3交界处	1
		● 按压方法：两手掌根部重叠，手指翘起不接触胸壁，上半身前倾，两臂伸直，垂直向下用力	1
		● 按压幅度：胸骨下陷至少5cm	1
		● 按压频率：≥100次/min	1
	开放气道（2分）	● 检查口腔，清除口腔异物	0.5
		● 取出活动义齿（口述）	0.5
		● 判断颈部有无损伤，根据不同情况采取合适方法开放气道	1
	人工呼吸（5分）	● 捏住病人鼻孔	0.5
		● 深吸一口气，用力吹气，直至病人胸廓抬起	1.5
		● 吹气毕，观察胸廓情况	1
		● 连续2次	1
		● 按压与人工呼吸之比30∶2，连续5个循环	1
	判断复苏效果（2分）	操作5个循环后，判断并报告复苏效果	
		● 颈动脉恢复搏动，平均动脉血压大于60mmHg（体现测血压动作）	0.5
		● 自主呼吸恢复	0.5
		● 瞳孔缩小，对光反射存在	0.5
		● 面色、口唇、甲床和皮肤色泽转红	0.5
	整理记录（1.5分）	● 整理用物	0.5
		● 六步洗手	0.5
		● 记录	0.5

注：摘自2014年全国职业院校护理技能大赛（中职组）技术操作考核标准

（王为民）

实训五　体外非同步电击除颤技术

【实训目的】

熟练掌握体外非同步电击除颤的操作方法。

【实训前准备】

1. 教师准备　包括案例的编写、下发，实训场所准备，带教人员准备等。

(1) 情景案例准备：李女士，52岁，频发心绞痛入院。晨起洗漱时突然晕倒，心电监护示室颤，你是正在值班的护士，请模拟：为李女士行体外非同步电击除颤过程。

（2）模拟情景场所准备：模拟情景场所要有足够活动空间，根据教学条件、案例需要和学生分组准备。

2. 护生准备　复习有关电击除颤相关知识，准备记录本、笔。

自主学习提示：心脏骤停类型，哪种类型最常见？早期除颤对于抢救心脏骤停病人为什么至关重要？在电除颤的过程中静脉注射肾上腺素的作用是什么？两个除颤电极的位置放在哪里？

3. 用物准备　模拟人、除颤仪、导电糊或盐水纱布、抢救设备。

【过程与方法】

学生以小组为单位，按如下操作流程进行实训：

1. 迅速评估　病人是否存在室颤，除颤仪是否处于安全备用状态。

2. 寻求帮助　呼叫器寻求同伴帮助，记录时间。

3. 安置卧位　再次确认病人为室颤，取平卧位。

4. 除颤准备　①清洁皮肤，去除胸毛。②将两个电极板涂以导电糊，手柄电极涂导电膏或将生理盐水纱布放于除颤部位。③将除颤仪设置为非同步状态。④选择合适能量：成人：单向波360J，双向波120～200J。

5. 充电　按充电按钮，除颤仪自动充电至显示所选的能量水平。

6. 放置电极板　将负极（STERNUM）手柄电极放置于病人胸骨右缘第2、3肋间，正极（APEX）手柄电极应放于心尖部，紧贴皮肤。两电极板之间相距10cm以上，避开瘢痕、伤口。术者双臂伸直，使电极板紧贴胸壁，垂直下压。

7. 除颤提醒　“请离开病人，准备除颤”！并确认术者及他人未与病人接触。

8. 除颤放电　双手拇指同时按下放电按键，放电。

9. CPR　首次除颤后立即进行5个循环心肺复苏，然后观察并记录即刻心电图。如心电监测显示心电静止，立即给予肾上腺素注射。如仍为室颤则可重复除颤。

10. 观察效果　除颤过程中与除颤成功后，均须严密监测并记录心律、心率、呼吸、血压、神志等。

【实训报告】

1. 描述室颤心电图特点。

2. 写出非同步电除颤具体操作流程和注意事项。

（来和平）

实训六　人工气道的建立与管理

【实训目的】

1. 熟练掌握气管插管护理配合及术后气道管理。

2. 认识并学会使用口咽通气管、鼻咽通气管、喉罩。

3. 养成团队合作的职业精神。

【实训前准备】

1. 教师准备　包括案例的编写、下发，实训场所准备，带教人员准备等。

（1）情景案例准备：张先生，52岁，急性心肌梗死，心肺复苏术后，呼吸不规则，医生准备为其做气管插管。请你配合医生为张先生进行气管插管，并做好插管后的相关护理。

（2）模拟情景场所准备：模拟病房。

(3) 带教人员准备：确定带教人数，集体备课，统一带教内容与要求。

2. 学生准备　认真阅读实训案例，查阅资料，复习气管插管适应证、禁忌证、操作流程、护理配合等相关知识；划分实训小组，选出小组负责人，根据教师指定案例，分配情景模拟角色；准备记录本、笔。

自主学习提示：①人工气道种类，网络查阅各种人工气道图片。②气管插管、气管切开适应证、禁忌证、步骤与护理配合。

3. 用物准备　床单元、多功能模拟人（可做气管插管）、气管导管、喉镜、牙垫、简易呼吸器、吸引器、注射器、气囊测压器、口咽通气管、鼻咽通气管、喉罩、护理记录单等。

【过程与方法】

1. 学生按小组进入模拟病房。

2. 小组成员讨论案例，在前期准备基础上，进一步细化实训方案。指导教师给予指导意见。

3. 以小组为单位，一部分同学先认识口咽通气管、鼻咽通气管、喉罩并利用模拟人进行插管练习。另一部分同学则按拟定流程进行医护合作气管插管实训练习。然后两部分同学交换项目练习。

4. 教师在整个过程中观察指导实训，并对每位学生的表现给予评价，填写实训评价表。

5. 实训结束，各小组总结，教师点评。

6. 整理用物，清理实训场所。

经口气管插管参考流程（医护配合）见实训图6。

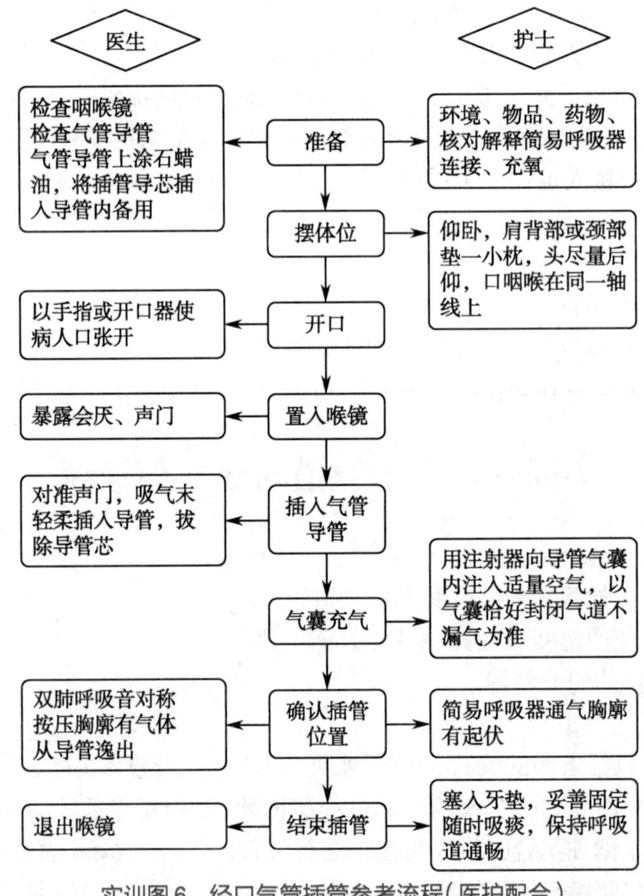

实训图6　经口气管插管参考流程（医护配合）

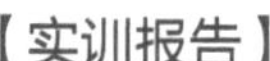

【实训报告】

1. 写出气管插管适应证和禁忌证。

2. 描述气管插管导管气囊的护理。

3. 描述成人气管导管的选择、导管置入深度。

4. 写出确认导管位置的方法。

（王为民）

实训七　球囊-面罩通气术

【实训目的】

熟练使用球囊-面罩呼吸器为呼吸停止或呼吸衰竭的病人进行呼吸支持。

【实训前准备】

1. 教师准备　包括案例的编写、下发，实训场所准备，带教人员准备等。

(1) 情景案例准备：周先生，34岁，因车祸致颅脑损伤急诊入院，来院时病人处于昏迷状态，呼吸微弱，遵医嘱紧急给予球囊-面罩通气。请模拟：为周先生实施球囊-面罩通气术。

(2) 模拟情景场所准备：模拟情景场所要有足够活动空间，根据教学条件、案例需要和学生分组准备。

2. 护生准备　查阅资料，学习球囊-面罩通气术相关知识，做好学习笔记。准备记录本、笔。

自主学习提示：①简易呼吸器的组成和工作原理。②简易呼吸器的特点和使用适应证。③简易呼吸器的维护。④简易呼吸器使用的禁忌证。⑤简易呼吸器的挤压频率。⑥简易呼吸器使用效果判断。

3. 用物准备　模拟人、球囊-面罩呼吸器1套（呼吸囊、呼吸活瓣、面罩、衔接管）、氧气装置。

【过程与方法】

学生以小组为单位，分别进行单人和双人操作实训，具体步骤按如下操作流程进行实训：

1. 核对评估　①向周先生家属解释："周先生呼吸微弱，需要马上使用简易呼吸器帮助呼吸，开展急救，请家属到室外等候，我们会尽最大努力抢救，抢救情况会及时通报，谢谢配合。"②快速评估病人有无自主呼吸及呼吸型态，呼吸道是否通畅，有无义齿，病人的意识、脉搏、血压、皮肤黏膜颜色。

2. 开放气道　①戴手套，检查简易呼吸器各部件是否完好，并正确连接。②病人去枕仰卧，解开病人衣领、腰带。③操作者站于病人头侧，手托起病人下颌，使病人头后仰清除口腔内异物，取下义齿，再次观察病人情况。

3. 放置面罩　①放置面罩覆盖口鼻，EC手法固定面罩，使面罩与口鼻紧贴，不漏气，将氧气接于呼吸囊入口处，氧流量调至8～10L/min左右。② EC手法：中指、无名指、小指勾住下颌角往上抬，拇指、示指固定面罩。

4. 挤压气囊　用另外一只手挤压呼吸囊，面罩与球囊成90°，用手捏住呼吸囊中间部分，待呼吸囊重新膨起后开始下一次挤压，挤压频率为12～16次/分，应尽量在病人吸气时挤压气囊。

5. 观察汇报　观察病人胸廓起伏、皮肤颜色、SpO_2读数、意识、心率，适时向医生汇报。

6. 注意事项

(1) 注意保持气道持续开放状态，面罩与口鼻紧贴，不漏气。

(2) 病人有自主呼吸时，球囊-面罩通气必须和病人自主呼吸同步，以免影响病人的自主呼吸。

(3) 对清醒病人要做好心理护理，简介使用呼吸器的目的和意义，缓解紧张情绪，使其主动配合，边挤压气囊边指导病人跟随提示“吸……”“呼……”进行呼吸。

(4) 挤压气囊时，压力不可过大，力量要均匀，频率要一致，约挤压呼吸囊的1/3～2/3（相当于400～600ml）为宜。成人挤压频率为12～16次/min。

(5) 简易呼吸器提倡一人一用，使用后的气囊、接头、面罩都要做好消毒处理，要定时检查、测试、维修和保养，以保持呼吸囊正常弹性。

【实训报告】

1. 描述球囊-面罩通气术的适应证和禁忌证。

2. 写出球囊-面罩通气术的操作流程。

（王为民　来和平）

实训八　创伤急救技术

【实训目的】

1. 树立爱伤观念。

2. 熟练掌握创伤止血、包扎、固定、搬运基本技术。

3. 学会创伤急救技术在情景案例中的应用。

4. 养成团队合作的职业精神。

【实训前准备】

1. 教师准备　包括案例的编写、下发，实训场所准备，带教人员准备等。

(1) 情景案例准备

1) 案例一：吴女士，去市场买菜，回家时天气突变，风雨交加。行至街角时，突然一扇玻璃窗从天而降，正砸到吴女士身上。吴女士当时头顶部、右前臂被玻璃割伤，血流不止。

请模拟：现场目击者为吴女士紧急止血。

2) 案例二：周先生，54岁。在上班途中，因路面结冰，不小心滑倒在地，右手及右侧肢体触地，当时右手腕及右小腿疼痛难忍，并见明显畸形。路人帮忙拨打了急救电话。

请模拟：急救人员对周先生进行现场急救。

3) 案例三：小姜，男，28岁，某家政公司职员。在为客户家擦窗户时，由于没按规定系保险绳，不慎从二楼跌落下来，肩背部着地，当时有短暂意识丧失，清醒后自述颈、腰部疼痛剧烈。客户已拨打了“120”电话。

请模拟：①现场目击者对小姜的紧急救助。②专业急救人员对小姜的现场急救过程。

(2) 模拟情景场所准备：模拟病房或室外场地。

(3) 带教人员准备：确定带教人数，集体备课，统一带教内容与要求。

2. 学生准备　认真阅读实训案例，查阅资料，复习止血、包扎、固定、搬运相关知识；划

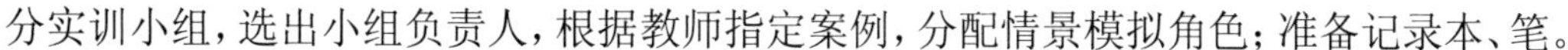

分实训小组，选出小组负责人，根据教师指定案例，分配情景模拟角色；准备记录本、笔。

自主学习提示：外伤病人现场救护应遵循的原则。如何判断外伤出血病人损伤血管的类型？常用的止血方法。选择止血带止血法或布带绞紧止血法的适应证和注意事项。现场常用的包扎材料有哪些？绷带包扎有哪些方法？各适用于哪些部位？现场应如何判断病人是否骨折？骨折固定的原则？开放性骨折的正确处理。搬运的工具有哪些？脊柱伤病人搬运时应注意的事项。

3. 用物准备　三角巾、绷带、橡皮止血带、纱布、夹板、脊柱板、各种担架、颈椎固定器、颈托等。

【过程与方法】

1. 学生按小组进入模拟病房或模拟现场。

2. 教师播放创伤急救技术视频，学生双人合作跟随视频，按下述操作步骤练习止血、包扎、固定各项操作。

止血实训步骤：

（1）评估：①脱去或剪开衣服，暴露伤口，检查出血部位。②语言沟通："您好，您这里受伤流血了，我帮您把衣服脱去，检查一下伤口的情况好吗？""请放松，我马上帮您止血，我会尽量轻一点的。"

（2）安置体位：病人坐位或卧位，无骨折病人可嘱其抬高伤肢："请将您受伤的肢体（按受伤具体部位）抬高一点好吗？这样会减少出血和肿胀的。"

（3）止血：参照第四章第五节止血方法，逐项练习止血技术，要充分体现爱伤观念，练习过程中要边操作边沟通：①加压包扎时："不要担心，我帮您把伤包扎一下，要紧一些才能有止血作用，请忍耐一下。"②指压追止血时："别紧张，我帮你压住这条动脉，伤口出血就会止住了。"③止血带止血时："出血有点多，别害怕，我帮您在手臂上扎一条止血带，就可以止血了，请您配合好吗？""是不是感觉有点紧，但紧点才能够止血，您看，血已经止住了。""止血带虽然可以止血，但是不能一直扎着，每隔 1 小时放松 1 次，每次 2～3 分钟，现在我在这布条上记下了扎止血带的时间，现在是 8 点 30 分，您下次放止血带的时间应该是 9 点 30 分，到时间护士会给你来放松止血带的。""如果时间到了护士还没有来，请您一定要主动喊一下我们啊，谢谢您的配合。""我在这里给您别了一条红布条，是扎止血带的标志，您不要拿下来，其他医护人员一看就知道了。"

包扎实训步骤：

（1）评估：脱去或剪开衣服，暴露伤口，检查伤口，边操作边沟通："您好，我是救护员，我帮您检查一下伤口好吗？痛吧？请忍一下，我马上来帮您包扎，我会尽量轻些的，请您放松好吗？"

（2）包扎：参照第四章第五节包扎方法，逐项练习包扎技术，要充分体现爱伤观念，包扎过程常需病人本人配合，要边操作边与病人沟通，如：①头顶部包扎时："您能坐起来吗？""能帮我压一下敷料吗？""很好，再帮我压一下额头三角巾的边缘好吗？""感到紧了吧？这样才能起到包扎的作用，好了，松开手吧，谢谢您的配合，好好休息吧。"②腹部包扎时："请慢慢躺下来好吗？把膝盖屈起来，很好，请放松，慢慢地呼吸。好，做得很好。""请帮忙压一下伤口好吗？现在把手放开好了，慢慢呼气，好，这样太紧吗？""我马上就包扎好了，请不要紧张，我们会尽快送您到医院治疗的，""包扎好了，您配合得很好，谢谢您。这样躺着还舒服吗？""为病情考虑，请您先不要吃任何食物，包括水，好吗？"

(3) 评价观察：检查伤口覆盖情况，伤口出血有无减少或停止，包扎的松紧度，是否牢固美观。观察远端肢体颜色、感觉，询问："现在感觉怎么样？还有什么不适的？"

(4) 交代：嘱病人安静休息："你先休息，别着急，如有不适，随时呼叫我们，稍等一会，我们会把您送到医院去继续治疗。"

固定实训步骤：

(1) 评估：脱去或剪开衣服，暴露受伤部位，检查伤情：局部有无疼痛、肿胀、畸形和功能障碍，有无神经、血管损伤。询问："您好，我是救护员，您这里受伤了我帮您把衣服剪开检查一下好吗？是这里痛吗？""噢，这里有点肿，可能骨折了，不要着急，先别活动，我马上帮您处理，我会尽量轻一点的。"

(2) 固定：参照第四章第五节固定方法，逐项练习固定技术，要充分体现爱伤观念，固定过程常需病人本人配合，要边操作边与病人沟通，如：①前臂骨折固定："请帮忙把受伤的手托一下好吗？这样会痛得轻些。现在把手放开吧，给您固定好了，您觉得舒服一点吗？""谢谢您的配合。"②颈椎骨折固定："请您忍耐，千万不要扭动颈部，我马上想办法给你固定。"

(3) 评价观察：①检查固定效果夹板是否超过骨折部位的上下两个关节，是否先近心端后远心端，松紧度是否能容纳一指，是否牢固美观。②观察远端肢体颜色、感觉以及有无任何不适。

(4) 询问、交代："现在这样的姿势使您的肘关节处于功能位，挂在颈部的吊带是用来保持功能位的，请不要随便拿下来。""您先安静地休息，如果您有任何不适，请告诉我们的救护员，我们会及时帮您的。一会儿会送您到医院接受进一步治疗的。需要帮你联系家人吗？"

搬运实训步骤：

(1) 评估：检查伤情，确定病人生命体征相对稳定，暂时无生命危险，确定伤口已妥善止血，骨折已妥善固定。与病人沟通："救护车已经来了，我们现在要将您移到担架上，请您按我的提示配合好吗？"

(2) 搬运：参照第四章第五节搬运方法，逐项练习单人、双人、多人搬运技术，要充分体现爱伤观念，搬运过程常需病人本人配合，要边操作边与病人或协作者沟通，如：①单人扶行时："您可以将手搭到我的脖子上，要搂紧，我扶着您，慢慢走。""很好，快到了。""到了，您配合得很好，坐下吧，在这儿先休息一会吧。"②双人担架搬运："请再检查一下病人是否已固定妥当。""好了，请听我口令，我们要保持动作一致。""好，手抓牢，1、2、3 起，左右左，好，就这样保持步调一致。"③三人或多人搬运："请大家分站病人两侧，好，手放好位置，注意保护头颈，保持头颈与身体在同一轴线上""听我口令一起用力，准备好，1、2、3 搬，注意平移，好，准备，1、2、3，放。"

(3) 评价观察：检查经搬运后，病人生命体征是否稳定，出血部位是否有新的出血，固定夹板是否松动，病人体位是否合适，远端肢体颜色、感觉有无改变。

(4) 询问、交代："一会儿就到医院了，不要担心，医生护士都在身边，到医院后医疗条件更好，会为您再进一步检查和治疗的。"

3. 小组成员讨论案例，在前期准备基础上，进一步细化实训方案。指导教师给予指导意见。

4. 以小组为单位，根据提供情景进行情景模拟实训。

5. 教师在整个过程中观察指导实训，并对每位学生的表现给予评价，填写实训评价表。

6. 实训结束，各小组总结，教师点评。

7. 整理用物，清理实训场所。

【实训报告】

1. 写出止血带止血的注意事项。

2. 描述疑似颈椎、脊柱损伤病人的固定与搬运方法。

3. 写出担架搬运病人的要点。

（王为民　来和平）

实训九　重症监护技术

【实训目的】

1. 熟练掌握床旁心电、无创血压、脉搏血氧饱和度监护技术。

2. 熟练掌握呼吸机使用护理配合。

3. 熟练掌握中心静脉压力监测方法。

4. 养成认真仔细的工作习惯，培养严谨的工作态度。

【实训前准备】

1. 教师准备　包括案例的编写、下发，实训场所准备，带教人员准备等。

(1) 情景案例准备

1) 案例一：杨先生，42 岁。昨天因急性心肌梗死急诊入院，经院急诊科抢救后，目前，生命体征基本平稳，血流动力学指标基本平稳，转入重症监护病房 3 床继续观察治疗。请模拟：①遵医嘱为杨先生监测心电、血压、血氧饱和度。②为杨先生监测中心静脉压。

2) 案例二：学生小伟，因失足跌落在正在维修的电梯间，造成重度颅脑损伤，意识不清，呼吸微弱，时断时续，血压 80/60mmHg。请模拟：遵医嘱配合医生为小伟行机械通气。

(2) 模拟情景场所准备：模拟 ICU 病房，根据教学条件、案例需要和学生分组准备。

2. 护生准备　查阅资料学习相关知识，做好学习笔记。准备记录本、笔。

自主学习提示：①心电监护临床意义。②心电监护导联的安放。③无创血压与有创血压监测优缺点比较。④血氧饱和度正常值、临床意义、监测注意事项。⑤呼吸管路连接、加温湿化器使用及呼吸机维护。

3. 用物准备　模拟人、呼吸机、床旁心电监护仪。

【过程与方法】

1. 学生按小组进入模拟情景场所。

2. 小组成员讨论案例，在前期准备基础上，进一步细化实训方案。指导教师给予指导意见。

3. 以小组为单位，按下述参考流程分别进行心电监护仪使用、中心静脉压监测和呼吸机使用实训练习（实训图 7～实训图 9）。

4. 教师在整个过程中观察指导实训，并对每位学生的表现给予评价，填写实训评价表。

5. 实训结束，各小组总结，教师点评。

6. 整理用物，清理实训场所。

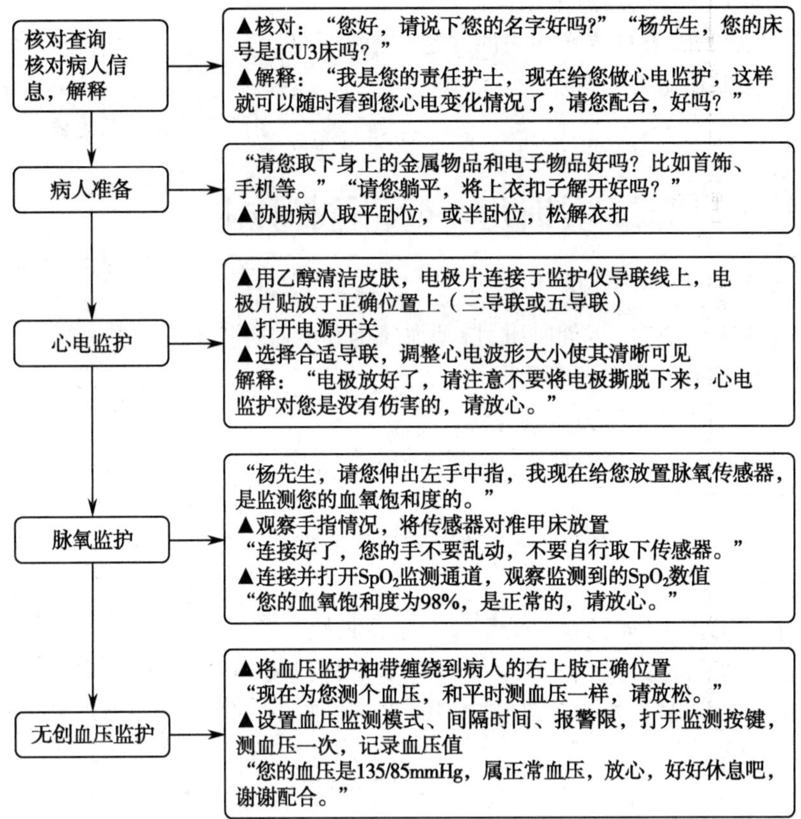

实训图7　心电监护仪使用参考流程

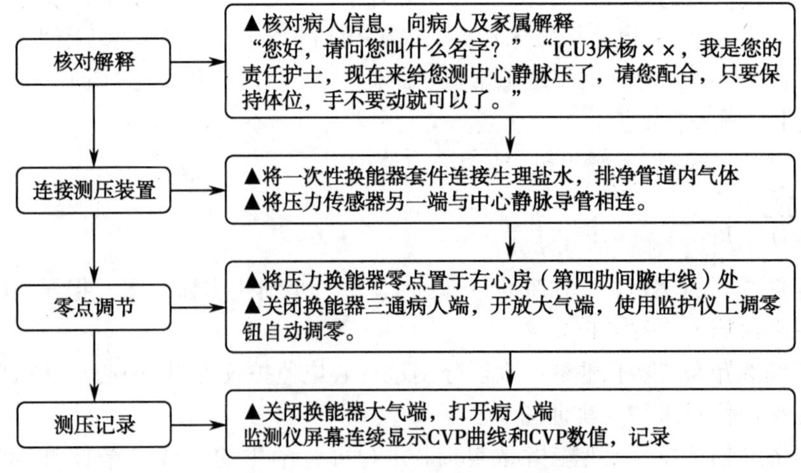

实训图8　中心静脉压监测参考流程

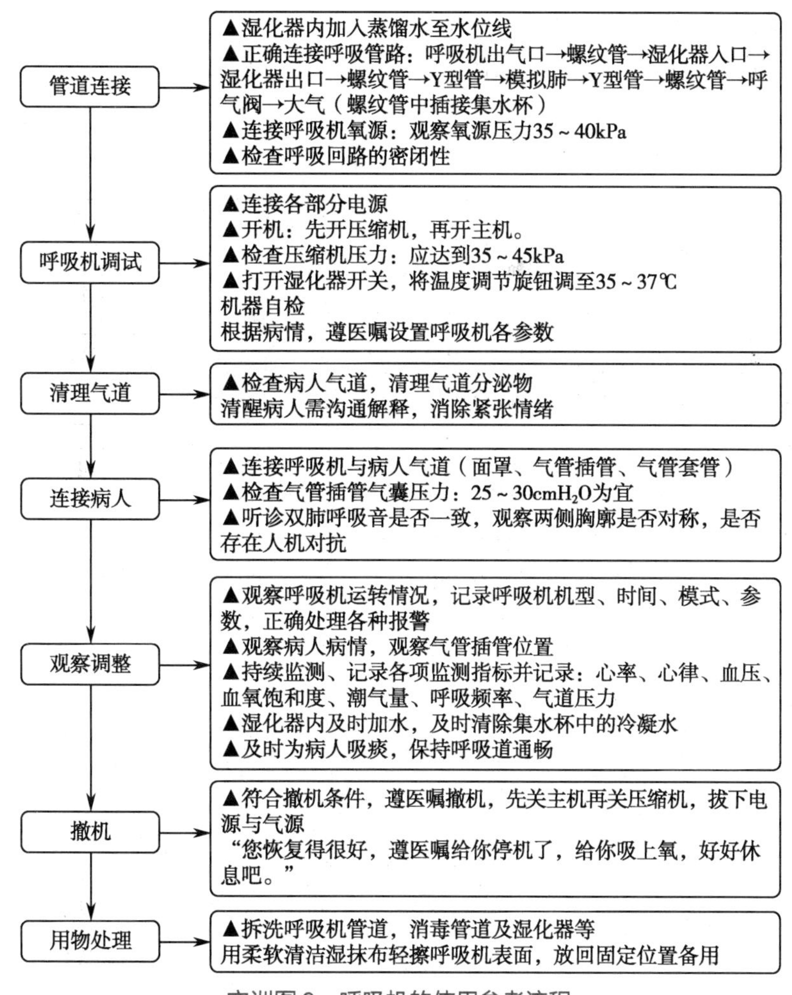

实训图9　呼吸机的使用参考流程

【实训报告】

1. 写出心电监护仪使用步骤。
2. 叙述中心静脉压正常值及监测意义。
3. 描述呼吸回路连接。

（王为民　王　鑫）

实训十　急症病人的紧急救护

一、咯血病人紧急救护

【实训目的】

1. 树立咯血病人急症救护意识。
2. 能正确安置咯血病人体位。
3. 能正确评估咯血病人有无窒息表现。
4. 能正确评估止血效果与氧疗效果。
5. 熟练掌握多参数监护仪连接方法，并能正确读取监测信息。

6. 熟练掌握气道管理及高流量吸氧方法。

7. 能快速使用留置针开放静脉通路，并留取血标本。

【实训前准备】

1. 教师准备　包括案例编写、下发，实训场所准备，带教人员准备等。

(1) 情景案例准备：黄先生，45 岁。20 岁时被诊断为支气管扩张症，长期慢性咳嗽，咳脓性痰，偶有少量咯血，病情时好时坏。自服头孢类及阿司匹林等消炎药物治疗，未接受医院正规治疗。一周前患“感冒”，症状加重，今晨起床时突然咯出大量鲜血，量约 600ml，家人急送入院。查体：T 36.8℃，P 108 次 / 分，R 28 次 / 分，BP 80/60mmHg，神志淡漠，面色苍白，脉搏细数，四肢湿冷。医疗诊断：支气管扩张并大咯血。请模拟：黄先生急救过程。

(2) 模拟情景场所准备：根据教学条件、学生分组和案例需要准备，最好是模拟病房，要有足够活动空间。

(3) 带教人员准备：确定带教人数，集体备课，统一带教内容与要求。

2. 学生准备　认真阅读实训案例，查阅资料，复习咯血病人救护相关知识；划分实训小组，选出小组负责人，根据教师指定案例，分配情景模拟角色；准备记录本、笔。

自主学习提示：①咯血的病因与咯血程度。②窒息的观察与护理。

3. 用物准备　床单元，模拟人，输液臂、呼吸机、供氧设备与用物、多参数监护仪、静脉输液、输血及留取血标本用物、相关药品、模拟血液、医疗护理记录单等。

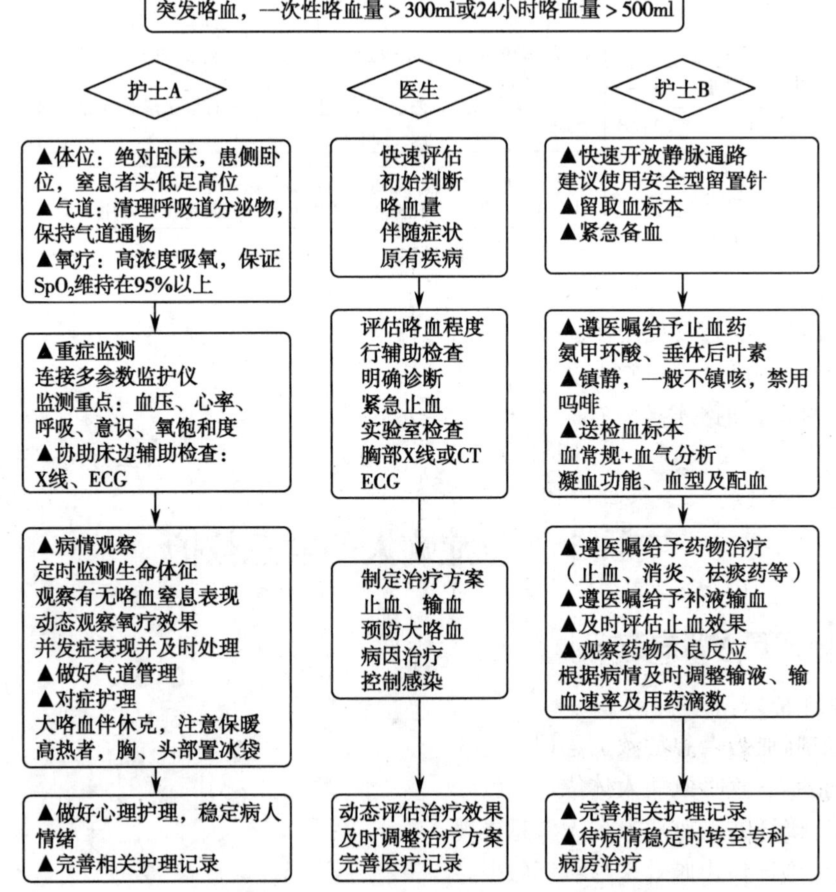

实训图 10　咯血病人救护参考流程(医护合作)

【过程与方法】

1. 学生按小组进入模拟情景场所。

2. 小组成员讨论案例，在前期准备基础上，进一步细化急救方案。指导教师给予指导意见。

3. 以小组为单位，按拟定流程进行咯血病人医护合作救护练习。

4. 教师在整个过程中观察指导实训，并对每位学生的表现给予评价，填写实训评价表。

5. 实训结束，各小组总结，教师点评。

6. 整理用物，清理实训场所。

咯血病人救护参考流程（医护合作）见实训图 10。

【实训报告】

1. 评估黄先生咯血程度，说明分度依据。

2. 写出黄先生适合的体位，并说明理由。

3. 描述为黄先生保持呼吸道通畅的过程。

4. 写出为黄先生紧急止血的措施及评估止血效果的方法。

二、急性心肌梗死病人的紧急救护

【实训目的】

1. 树立急性心肌梗死病人急症救护及医护合作意识。

2. 能正确安置急性心肌梗死病人体位。配合医生完成 12 导联 ECG 描记。

3. 熟练掌握连接多参数监护仪，并能正确读取监测信息。

4. 学会辨识室性心动过速、心室颤动心电图。

5. 学会溶栓病人的护理。

【实训前准备】

1. 教师准备　包括案例编写、下发，实训场所准备，带教人员准备等。

（1）情景案例准备：赵先生，61 岁，资深摄影爱好者。今晨与好友相约郊游拍照，玩得很尽兴。回返途中顺路去幼儿园接孙子，抱着孙子上楼回家时，突感心前区压榨性疼痛，赵先生自知有冠心病史，可能是“心绞痛”发作，想坚持到家再吃药休息，又上了二层楼台，便摔倒在地，幸好邻居遇见，帮赵先生含服两粒随身携带的“救心丸”，并拨打了“120”急救电话，被紧急送往医院。入院查体：神志清，面色苍白，痛苦面容，大汗淋漓，T 37.2℃，P 120 次 / 分，R 32 次 / 分，BP 85/55mmHg，医疗诊断：急性心肌梗死。请模拟：赵先生急救过程。

（2）模拟情景场所准备：根据教学条件、学生分组和案例需要准备，最好是模拟病房，要有足够活动空间。

（3）带教人员准备：确定带教人数，集体备课，统一带教内容与要求。

2. 学生准备　认真阅读实训案例，查阅资料，复习咯血病人救护相关知识；划分实训小组，选出小组负责人，根据教师指定案例，分配情景模拟角色；准备记录本、笔。

自主学习提示：①急性冠状动脉综合征定义、所包含疾病。②急性心肌梗死典型和不典型临床表现、急救护理措施。③急性心肌梗死预防与健康教育。

3. 用物准备　床单元，模拟人，输液臂、呼吸机、供氧设备与用物、多参数监护仪、静脉输液、心电图机、电除颤仪、相关药品、医疗护理记录单等。

【过程与方法】

1. 学生按小组进入模拟情景场所。

2. 小组成员讨论案例，在前期准备基础上，进一步细化急救方案。指导教师给予指导意见。
3. 以小组为单位，按拟定流程进行心肌梗死病人医护合作救护练习。
4. 教师在整个过程中观察指导实训，并对每位学生的表现给予评价，填写实训评价表。
5. 实训结束，各小组总结，教师点评。
6. 整理用物，清理实训场所。

急性心肌梗死救护参考流程（医护合作）见实训图11。

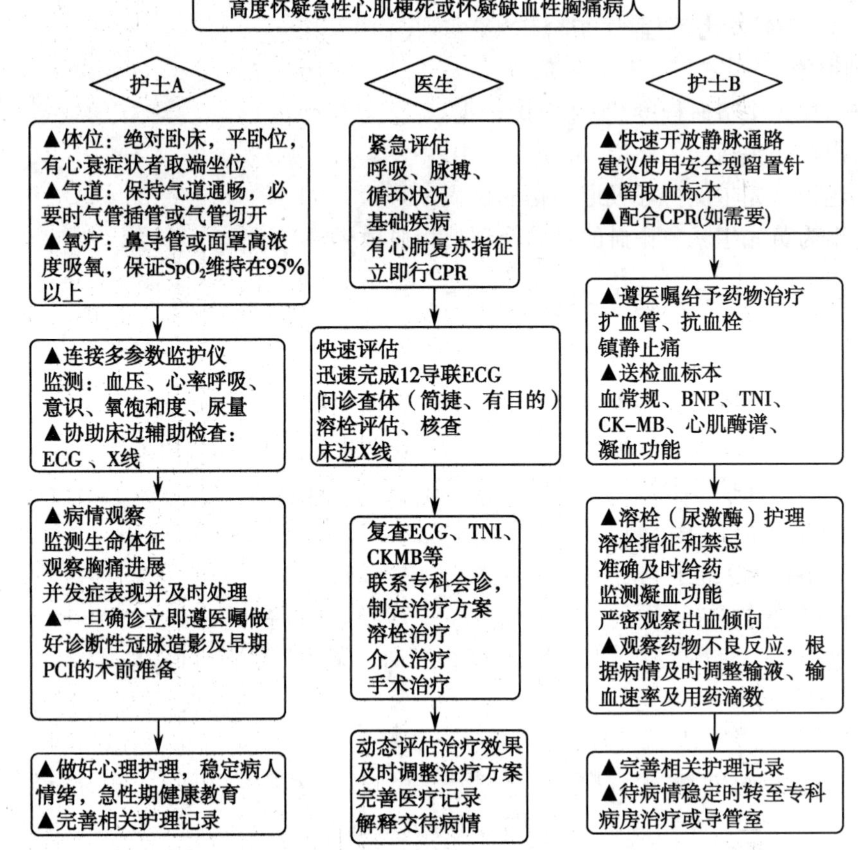

实训图11　急性心肌梗死救护参考流程（医护合作）

备注：PCI：经皮冠状动脉介入治疗；BNP：脑钠肽；TNI：心肌肌钙蛋白；CK-MB：肌酸激酶同工酶

【实训报告】

1. 评估赵先生急性症状，说明诊断急性心肌梗死依据。
2. 写出赵先生适合的体位，并说明理由。
3. 描述急性心肌梗死病人溶栓治疗的指征。
4. 写出急性心肌梗死病人心电图的典型表现。

三、脑卒中病人的急救

【实训目的】

1. 树立脑卒中病人急症救护及医护合作意识。
2. 能快速评估缺血性脑卒中和出血性脑卒中。
3. 能正确评估脑卒中病人意识状态。

4. 能正确安置脑卒中病人体位。

5. 能遵医嘱正确为出血性和缺血性脑卒中病人进行药物治疗。

【实训前准备】

1. 教师准备　包括案例编写、下发，实训场所准备，带教人员准备等。

(1) 情景案例准备：刘先生，66岁，高血压病史20年，糖尿病病史15年，一直通过饮食和口服药物控制血糖和血压，但平时服药不太规律。一天与家人争吵后，突感头痛不能忍受，而后跌倒在地，不省人事。家人急忙将其送入医院急诊科救治。在抢救室中，测得血压210/120mmHg，心率98次/分，呼吸26次/分。瞳孔等大等圆，对光反射存在，无明显颈项强直，右侧肢体活动不利。在等待CT检查时，刘先生突然病情加重，呼吸变得不规则。请模拟：刘先生在抢救室的急救过程。

(2) 模拟情景场所准备：根据教学条件、学生分组和案例需要准备，最好是模拟病房，要有足够活动空间。

(3) 带教人员准备：确定带教人数，集体备课，统一带教内容与要求。

2. 学生准备　认真阅读实训案例，查阅资料，复习脑卒中病人救护相关知识；划分实训小组，选出小组负责人，根据教师指定案例，分配情景模拟角色；准备记录本、笔。

自主学习提示：①脑卒中分类。②各种脑卒中临床表现特点、治疗原则、急救护理措施、并发症。

3. 用物准备　床单元，模拟人，输液臂、呼吸机、供氧设备与用物、多参数监护仪、静脉输液、相关药品、医疗护理记录单等。

突然晕倒，意识改变，肢体偏瘫，口角歪斜，言语不清

护士A	医生	护士B
▲体位：平卧位，床头抬高20°～30°，头偏一侧 ▲气道：保持气道通畅，必要时气管插管或气管切开，雾化、吸痰 ▲氧疗：鼻导管吸氧2L/min，保证SpO_2维持在95%以上	紧急评估 呼吸、脉搏、循环状况 基础疾病 发病突出表现 现存诱因	▲快速开放静脉通路 建议使用安全型留置针 ▲留取血标本 常规标本+纤溶+动脉血气
↓	↓	↓
▲连接多参数监护仪 监测：血压、心率、呼吸、意识、氧饱和度、尿量 ▲协助辅助检查：CT、ECG	评估梗塞或出血？程度如何？ 行辅助检查：头部CT、12导联ECG 溶栓评估、核查	▲遵医嘱给予药物治疗 出血性：降颅压、止血 甘露醇快速滴入、止血三联 缺血性：降压、溶栓、抗凝 硝酸甘油、硝普钠、尿激酶、肝素
↓	↓	↓
▲病情观察 监测生命体征 评估氧疗效果，若SaO_2<90%，协助有创呼吸机辅助通气（体位、镇静、人工气道、呼吸机管路连接等）	缓解急性症状 防治脑水肿 联系专科会诊，制定治疗方案 药物治疗 溶栓治疗 手术治疗	▲评估意识状态，预防并发症 有无应激性溃疡 有无意识改变 溶栓（尿激酶）护理 ▲观察药物不良反应，根据病情及时调整输液、输血速率及用药滴数
↓	↓	↓
▲做好心理护理，稳定病人情绪 ▲完善相关护理记录	动态评估治疗效果 及时调整治疗方案 完善医疗记录 解释交待病情	▲完善相关护理记录 ▲待病情稳定时转至专科病房治疗

实训图12　脑卒中急救参考流程（医护合作）

【过程与方法】

1. 学生按小组进入模拟情景场所。

2. 小组成员讨论案例，在前期准备基础上，进一步细化急救方案。指导教师给予指导意见。

3. 以小组为单位，按拟定流程进行脑卒中病人医护合作救护练习。

4. 教师在整个过程中观察指导实训，并对每位学生的表现给予评价，填写实训评价表。

5. 实训结束，各小组总结，教师点评。

6. 整理用物，清理实训场所。

脑卒中急救参考流程（医护合作）见实训图 12。

【实训报告】

1. 写出脑卒中的类型。

2. 描述 Glasgow 评分。

3. 描述为刘先生保持呼吸道通畅的过程。

4. 写出为刘先生紧急降压方法。

5. 制定一份预防脑卒中的健康教育宣传单。

（王为民　黄　梅）

实训十一　急性中毒病人的急救

【实训目的】

1. 树立急性中毒病人急症救护意识。

2. 培养急救过程医护合作能力。

3. 能正确指导或开展 CO 中毒的现场急救。

4. 能正确评估有机磷中毒、CO 中毒病人特殊并发症。

5. 熟练掌握催吐、洗胃方法。

6. 学会急救工作中的心理护理方法。

【实训前准备】

1. 教师准备　包括案例编写、下发，实训场所准备，带教人员准备等。

（1）情景案例准备

1）案例一：王女士，48 岁。1 小时前因与家人吵架，自服农药（药名不详）一瓶，5 分钟后出现腹痛、恶心，并呕吐一次，逐渐神志不清，大小便失禁，出汗多。家人发现后急送入院。既往体健。查体：T 36.5℃，P 60 次 / 分，R31 次 / 分，BP 110/85mmHg。神志不清，呼之不应，压眶有反应，呕吐 2 次，呕吐物有大蒜味，皮肤湿冷，肌肉颤动。巩膜无黄染，瞳孔呈针尖样，对光反射减弱，口角流涎。双肺叩诊音清，听诊闻及哮鸣音和散在湿啰音。心浊音界不大，心率 60 次 / 分，律齐，无杂音。腹平软，肝脾未触及。双下肢无水肿。医疗诊断：有机磷杀虫药中毒。请参考流程图模拟：王女士急救过程。

2）案例二：李先生，65 岁。一人独住，室内煤火炉取暖，昨晚一切正常，未服用任何药物，今晨其儿子发现李先生呼之不醒，室内有刺鼻煤烟味，随打“120”电话。如你是“120”接线员，请模拟：与报警人的通话。

病人入院后，询问健康史：既往身体健康，无糖尿病史，无药物过敏史。查体：T 36.8℃，P 99 次 / 分，R 24 次 / 分，BP 160/95mmHg。浅昏迷，皮肤黏膜无出血点，巩膜无黄染，口唇樱桃红色，瞳孔等大，直径 3mm，对光反射灵敏。颈软，无抵抗，心肺(-)，病理反射(-)。急查：COHb 58%。医疗诊断：急性 CO 中毒。请参考流程图模拟：李先生抢救过程。

(2) 模拟情景场所准备：根据教学条件、学生分组和案例需要准备，最好是模拟急诊抢救室，要有足够活动空间。

(3) 带教人员准备：确定带教人数，至少每组一人，集体备课，统一带教内容与要求。

2. 学生准备　认真阅读实训案例，查阅资料，复习急性有机磷杀虫药和 CO 中毒病人救护的相关知识；划分实训小组，选出小组负责人，根据教师指定案例，参考医护合作急救流程图，分配情景模拟角色；准备记录本、笔。

自主学习提示：①急性中毒救治原则。②急性有机磷杀虫药中毒机制、临床表现，阿托品化表现。③ CO 中毒表现与救治。

3. 用物准备　床单元、模拟人、输液手臂、洗胃机、呼吸机、供氧设备与用物、多参数监护仪、静脉输液及留取血标本用物、相关药品、医疗护理记录单等。

【过程与方法】

1. 学生按小组进入模拟情景场所。

2. 小组成员讨论案例，在前期准备基础上，进一步细化急救方案。指导教师给予指导意见。

3. 以小组为单位，分配角色，按拟定流程进行急性中毒急救实训练习。

4. 教师在整个过程中观察指导实训，并对每位学生的表现给予评价，填写实训评价表。

急性有机磷杀虫药中毒急救参考流程(医护合作)见实训图 13。

误服或自服有机磷，呼出气体大蒜味，
瞳孔针尖样大小，平滑肌痉挛腺体大量分泌

护士A	医生	护士B
▲体位：坐位或左侧卧位 ▲立即清除尚未吸收的毒物：催吐、洗胃、导泻、灌肠 ▲清除呼吸道分泌物，保持气道通畅	快速评估 初始判断 中毒史 意识状态 急性症状	▲快速开放静脉通路 建议使用安全型留置针 ▲留取血标本 ▲留取毒物、呕吐物标本 ▲促进已吸收毒物排出：利尿、血液净化
▲重症监测 连接多参数监护仪 监测重点：血压、心率呼吸、意识、氧饱和度 ▲协助辅助检查：血、尿胆碱酯酶活性ECG	评估中毒程度 行辅助检查 明确诊断 毒物检测 血、尿定性测定ECG 血、尿胆碱酯酶活性	▲遵医嘱给予解毒、对症、支持治疗 抗胆碱药：阿托品静脉注射至阿托品化 胆碱酶复能剂：碘解磷定、氯解磷定 复方制剂：解磷定注射液
▲病情观察 定时监测生命体征 ▲做好气道管理 若出现低氧血症，进一步协助给予呼吸支持（无创或有创机械通气） ▲对症护理	制定治疗方案 终止毒物吸收 促进已吸收毒物排出 应用特殊解毒药 维持呼吸与循环 保护重要脏器功能 对症支持治疗	▲评估中枢神经系统症状，预防特殊并发症发生 胆碱能危象 中间综合征 迟发性多发性神经病变
▲做好心理护理，稳定病人情绪 ▲完善相关护理记录	动态评估治疗效果 及时调整治疗方案 完善医疗记录	▲完善相关护理记录 ▲待病情稳定转至专科病房治疗

实训图 13　急性有机磷杀虫药中毒急救参考流程(医护合作)

CO中毒急救参考流程(医护合作)见实训图14。

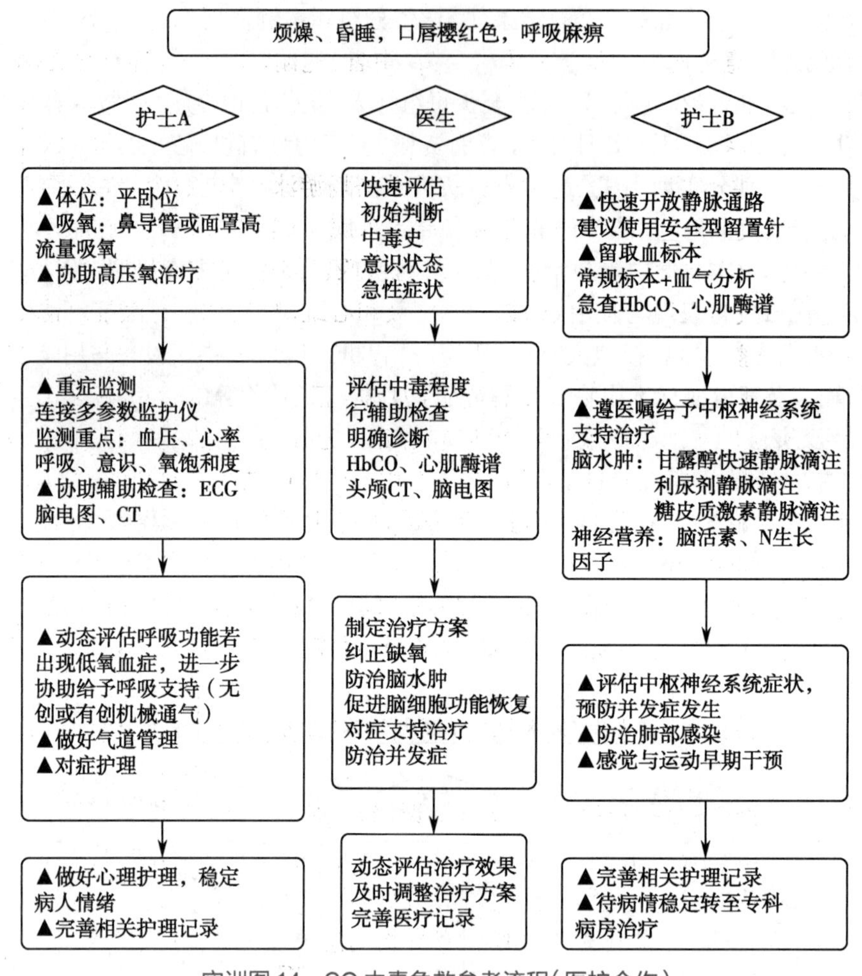

实训图14 CO中毒急救参考流程(医护合作)

【实训报告】

1. 列出案例一有机磷中毒诊断依据。
2. 写出有机磷中毒特殊解毒药及其应用方法。
3. 记录该病人洗胃步骤。
4. 写出急性CO中毒现场急救的要点。
5. 描述急性CO中毒氧疗的方法和意义。
6. 书写预防急性CO中毒的宣教材料。

（王为民 程忠义）

实训十二 意外伤害的紧急处置

【实训目的】

1. 学会中暑、淹溺、触电、气管异物及烧烫伤的紧急救护方法。

2. 能针对意外伤害情景案例正确实施现场救护。

3. 培养学生对意外伤害敏锐的观察能力和较强的分析能力。

【实训前准备】

1. 教师准备　意外伤害的紧急处置流程图；中暑、淹溺、触电、气管异物及烧烫伤的病例准备。

（1）情景案例准备

1）案例一：学生小强，暑假与同学相约去海滨浴场游泳，同学们玩得兴致很高，不知不觉进入了深水区，突然一个海浪打来，小强被卷入水底，同学们见状大声呼叫，海上救护员迅速赶到，将小强救出水面，送到岸边。此时小强呼吸已停止，救护员立即对小强进行了心肺复苏，由于抢救及时得当，小强很快恢复了呼吸和心跳，随后被送往医院。请模拟：海上救护员对小强的急救过程。

2）案例二：某日，阴雨天。农民工程先生，21 岁，正与工友进行产品包装作业，不小心一脚踏上了盘在地上的包缝机电缆线，突然被电击跳起 1m 高，重重摔倒在地，工友们急忙拉下电闸，拽开电缆线，拨打“120”电话，同时在程先生胸前进行按压，急救人员赶到后，又抢救了约 15 分钟，程先生终于恢复了呼吸和心跳，被转送医院，继续治疗。请模拟：工友和急救人员对韩某的急救过程。

3）案例三：小欢，5 岁，随妈妈参加舅舅婚礼，口里含着喜糖与小伙伴们嬉戏玩闹，突然小欢停止动作，双手扼住自己颈部，脸色变得青紫，不断剧咳。如你在现场，请模拟：小欢的现场急救过程。

（2）模拟情景场所准备：模拟情景场所要有足够活动空间，根据教学条件、案例需要和学生分组准备。

（3）带教人员准备：确定带教人数，集体备课，统一带教内容与要求。

2. 学生准备　认真阅读实训案例，查阅资料，复习各种意外伤害紧急救护措施；划分实训小组，选出小组负责人，根据教师指定案例，分配情景模拟角色；准备记录本、笔。

自主学习提示：①中暑、淹溺、触电、气管异物的急救措施。②查阅各种意外伤害事件及救治过程，分析救治成功与失败的原因。

3. 用物准备　模拟人、担架、木棍、靠背椅、地垫等，也可根据自设情景案例准备相应物品。

【过程与方法】

1. 教师介绍本次实训的目的与要求，讲解专项紧急救护流程图。

2. 请学生依照情景模拟案例，分配模拟角色和角色任务，讨论模拟实训流程，教师给予必要提示或指导。

3. 分组进行模拟情景一、二、三（淹溺、触电、气管异物）的紧急救护实训练习。

4. 教师认真观察学生表现，记录评分。

【实训报告】

1. 简述淹溺者的紧急救助流程。

2. 写出电击伤病人的现场紧急处置方法。

3. 写出海氏手法抢救气管异物病人的动作要领。

4. 制作一份预防小儿气管异物的宣教卡片。

（杨　峰）

附录　临床常用检验参考值

一、血液一般检验

项目	参考值
血红蛋白（Hb）	男性 120～160g/L
	女性 110～150g/L
	新生儿 170～200g/L
红细胞（RBC）	男性（4.0～5.5）$\times 10^{12}$/L
	女性（3.5～5.0）$\times 10^{12}$/L
	新生儿（6.0～7.0）$\times 10^{12}$/L
白细胞（WBC）	成人（4.0～10.0）$\times 10^{9}$/L
	新生儿（15.0～20.0）$\times 10^{9}$/L
	6 个月至 2 岁（11.0～12.0）$\times 10^{9}$/L
白细胞分类计数	
百分率	
中性杆状核粒细胞	0.00～0.05（0～5%）
中性分叶核粒细胞	0.50～0.70（50%～70%）
嗜酸性粒细胞	0.005～0.05（0.5%～5%）
嗜碱性粒细胞	0.00～0.01（0～1%）
淋巴细胞	0.20～0.40（20%～40%）
单核细胞	0.03～0.08（3%～8%）
绝对值	
中性杆状核粒细胞	（0.04～0.05）$\times 10^{9}$/L
中性分叶核粒细胞	（2.0～7.0）$\times 10^{9}$/L
嗜酸性粒细胞	（0.05～0.5）$\times 10^{9}$/L
嗜碱性粒细胞	（0.00～0.1）$\times 10^{9}$/L
淋巴细胞	（0.8～4.0）$\times 10^{9}$/L
单核细胞	（0.12～0.8）$\times 10^{9}$/L
点彩红细胞	
百分率	<0.0001（0.01%）
绝对值	$<300/10^{6}$ 红细胞
嗜多色性红细胞	<0.01（1%）

二、红细胞的其他检验

项目	参考值
网织红细胞（Ret）	
百分数	成人 0.005～0.015（0.5%～1.5%）
	新生儿 0.02～0.06（2%～6%）
绝对值	（24～84）× 10^9/L
网织红细胞生成指数（RPI）	2
红细胞沉降率（ESR）	Westergren 法：男性 0～15mm/h
	女性 0～20mm/h
红细胞平均直径	6～9μm（平均 7.2μm）
红细胞厚度	边缘部 2μm，中央部 1μm
血细胞比容	微量法：男性（0.467±0.039）L/L
	女性（0.421±0.054）L/L
	温氏法：男性 0.40～0.50L/L
	平均 0.45L/L
	女性 0.37～0.48L/L
	平均 0.40L/L
平均血细胞比容（MCV）	手工法：82～92fl
	血细胞分析仪法：80～100fl
平均红细胞血红蛋白（MCH）	手工法：27～31pg
	血细胞分析仪法：27～34pg
平均红细胞血红蛋白浓度（MCHC）	320～360g/L（32%～36%）
红细胞体积分布宽度（RDW）	RDW-CV 11.5%～14.5%
红细胞半衰期（$T_{1/2}$）	25～32 天
红细胞内游离原卟啉（FEP）	荧光光度法：<2.34μmol/L
血浆游离血红蛋白	<0.05g/L（1～5mg/dl）
血清结合珠蛋白	0.7～1.5g/L（70～150mg/dl）
血浆高铁血红素清蛋白	电泳法：阴性
红细胞渗透脆性试验	开始溶血 4.2～4.6g/L NaCl 溶液
	完全溶血 2.8～3.4g/L NaCl 溶液

三、血栓与止血的检验

项目	参考值
束臂实验（毛细血管脆性试验）	成年男性<5 个
5cm 直径的圆圈内新的出血点	儿童和成年女性<10 个
出血时间（BT）	（6.9±2.1）分钟，超过 9 分钟为异常，Duke 法国内已被弃用
血小板计数	（100～300）× 10^9/L
血小板平均容积（MPV）	7～11fl
血小板分布宽度（PDW）	15%～17%
凝血时间（CT）	试管法：4～12 分钟

	硅管法：15～32 分钟
	塑料管法：10～19 分钟
活化部分凝血时间（APTT）	手工法：31～43 秒，延长超过 10 秒以上为异常
血浆凝血酶原时间（TT）	16～18 秒（超过对照值 3 秒为延长）

四、血液生化检验

血清总蛋白（TP）	60～80g/L
白清清蛋白（A）	40～55g/L
血清球蛋白（G）	20～30g/L
清蛋白 / 球蛋白比值（A/G）	（1.5～2.5）∶1
血清蛋白电泳	清蛋白 0.62～0.71（62%～71%）
（醋酸纤维膜法）	球蛋白 α_1 0.03～0.04（3%～4%）
	α_2 0.06～0.10（6%～10%）
	β 0.07～0.11（7%～11%）
	γ 0.09～0.18（9%～18%）
血清前清蛋白	1 岁 100mg/L
	1～3 岁 168～281mg/L
	成人 280～360mg/L
血糖（空腹）	葡萄糖氧化酶法：3.9～6.1mmol/L
	邻甲苯胺法：3.9～6.4mmol/L
口服葡萄糖耐量试验（OGTT）	
空腹血糖	3.9～6.1mmol/L
服糖后 0.5～1 小时	升至高峰 7.8～9.0mmol/L
服糖后 2 小时	血糖 <7.8mmol/L
服糖后 3 小时	血糖恢复至空腹水平
尿糖	阴性
血清胰岛素（空腹）	10～20mU/L（10～20μU/ml）
胰岛素（μU/ml）/ 血糖（mg/dl）比值	<0.3
血清胰岛素 C 肽（空腹）	空腹 0.3～1.3nmol/L
胰岛素 C 肽释放试验	
服糖后 1 小时	胰岛素及 C 肽均上升至高峰
服糖后 3 小时	两者均下降至空腹水平
糖化血红蛋白（GHb）	
（按 GHb 占血红蛋白的百分比计算）	电泳法：5.6%～7.5%
	微柱法：4.1%～6.8%
	比色法：（1.41±0.11）mmol/mg Hb
血酮体	定性：阴性
	定量（以丙酮计）：0.34～0.68mmol/L
血浆乳酸	0.44～1.78mmol/L
血清总脂	成人 4～7g/L

	儿童 3～6g/L
血清游离脂肪酸	0.2～0.6mmol/L
血清总胆固醇（TC）	成人 2.86～5.98mmol/L
	儿童 3.12～5.2mmol/L
血清游离胆固醇	1.3～2.08mmol/L
胆固醇酯	2.34～3.38mmol/L
胆固醇酯 / 游离胆固醇比值	3∶1
高密度脂蛋白（HDL）	0.30～0.40（30%～40%）
低密度脂蛋白（LDL）	0.50～0.60（50%～60%）
极低密度脂蛋白（VLDL）	0.13～0.25（13%～25%）

五、排泄物、分泌物及体液检验

（一）尿液检查

尿量	1000～2000ml/24h
外观	透明，淡黄色
酸碱反应	弱酸性，pH 约 6.5
比重	1.015～1.025
蛋白质	定性：阴性
	定量：0～80mg/24h（平均 40ml/24h）
Tamm-Horsfall 蛋白（THP）	29.8～43.9mg/24h
葡萄糖	定性：阴性
	定量：0.56～5.0mmol/24h（100～900mg/24h）
酮体	定性：阴性
	定量（以丙酮计）：0.34～0.85mmol/24h（20～50mg/24h）
尿胆原	定性：阴性或弱阳性（尿稀释 20 倍为阴性）
	定量：≤10m/L
尿胆素定性试验	阴性
尿胆红素	定性：阴性
	定量≤2mg/L
紫胆原	定性：阴性
	定量：0～4.4μmol/24h
尿卟啉	0～36nmol/24h
尿隐血试验	阴性
尿含铁血黄素试验（Rous 试验）	阴性
Bence-Jones 蛋白	阴性
β_2- 微球蛋白	<0.2mg/L（370μg/24h）
α_2- 微球蛋白	0～15mg/L
肌红蛋白定量	<4mg/L
乳糜尿试验	阴性

总氮	<857mmol/L
肌酐	男性 7～18mmol/24h
	女性 5.3～16mmol/24h
尿素氮	357～535mmol/24h
尿酸	2.4～5.9mmol/24h
肌酸	男性 0～304μmol/24h
	女性 0～456μmol/24h
氯化物	170～255mmol/24h
钠	130～260mmol/24h
钾	51～102mmol/24h
钙	2.5～7.5mmol/24h
磷	22～48mmol/24h
铅	<0.48μmol/24h
汞	<250nmol/24h
镁	2.1～8.2mmol/24h
铁	<179μmol/24h
铜	0.24～0.48μmol/24h
锌	2.3～0.48μmol/24h
尿 N- 乙酰 -β-D 氨基葡萄糖酐酶（NAG）	<18.5U/L
尿淀粉酶	Somogyi 法：<1000U
溶菌酶	0～2mg/L
纤维蛋白降解产物	<0.25mg/L
黏蛋白	100～150mg/24h
免疫球蛋白	阴性
补体 C3	阴性
尿清蛋白排泄率（UAE）	5～30mg/24h
尿沉渣检查	
白细胞	<5 个 /HP
红细胞	<3 个 /HP（0～偶见）
扁平或大圆上皮细胞	少许 /HP
透明管型	偶见 /HP
12 小时尿沉渣计数	
红细胞	<50 万
白细胞	<100 万
透明管型	<5000 个
1 小时细胞排泄率	
红细胞	男性 <3 万 / 小时
	女性 <4 万 / 小时
白细胞	男性 <7 万 / 小时
	女性 <14 万 / 小时

项目	参考值
中段尿细菌培养计数	<10^6 菌落 /L（10^3 菌落 /ml）

（二）粪便检验

项目	参考值
量	100～300g/24h
颜色	黄褐色
胆红素	阴性
粪胆原定量	75～350mg/l00g 粪（68～473μmol/24h）
粪胆素	阳性
蛋白质定量	极少
粪便脂肪测定（平衡试验）	<6g/24h
隐血试验	阴性
细胞、上皮细胞或白细胞	无或偶见 /HP

（三）脑脊液检验

项目	参考值
性状	无色，清晰透明
压力	成人 0.78～1.76kPa
	儿童 0.4～1.0kPa
	婴儿 0.29～0.78kPa
蛋白	定性（Pandy）试验：阴性
	定量：腰椎穿刺 0.20～0.45g/L
	小脑延髓池穿刺 0.10～0.25g/L
	脑室穿刺 0.05～0.15g/L
清蛋白	0.1～0.3g/L
蛋白电泳	前清蛋白 0.02～0.07（2%～7%）
	清蛋白 0.56～0.76（56%～76%）
	α_1 球蛋白 0.02～0.07（2%～7%）
	α_2 球蛋白 0.04～0.12（4%～12%）
	β 球蛋白 0.08～0.18（8%～18%）
	γ 球蛋白 0.03～0.12（3%～12%）
葡萄糖	2.5～4.5mmol/L
氯化物（以氯化钠计）	120～130mmol/L
免疫球蛋白	IgG 0.01～0.04g/L
	IgA 0.001～0.006g/L
	IgM 0.000 11～0.000 22g/L
胆红素	阴性
色氨酸试验	阴性
乳酸脱氢酶（LD）	3～40U/L
肌酸激酶（CK）同工酶 CK_1	0～81U/L；比色法（0.94±0.25）U/L
溶菌酶（LZM）	阴性或微量
天门冬酸氨基转移酶（AST）	5～20U/L
细胞计数	成人（0～8）× 10^6/L
	儿童（0～15）× 10^6/L

细胞分类　淋巴细胞占 0.70（70%）
单核细胞占 0.30（30%）

六、肾功能检查

项目	参考值
菊粉清除率（Cin）	2.0～2.3ml × s^{-1}/1.73m^2（120～140ml/min）
内生肌酐清除率（Ccr）	1.3～2.0ml × s^{-1}/1.73m^2（80～120ml/min）（以1.73m^2 标准体表面积校正）
肾小球滤过率（GFR）	总 GFR（100±20）ml/min
昼夜尿比重试验（Mosenthal 浓缩和稀释功能试验）	
24 小时尿总量	1000～2000ml
夜尿量	<750ml
昼尿量 / 夜尿量比值	（3～4）∶1
尿最高比重	>1.020
最高比重与最低比重之差	>0.009
尿渗量（尿渗透压）测定（Uosm）	
禁饮后尿渗量	600～1000mOsm/（kg•H_2O）
血浆渗量（Posm）	275～305mOsm/（kg•H_2O） 平均 300mOsm（kg•H_2O）
尿渗量与血浆渗量比值	（3.0～4.5）∶1
渗透溶质清除率（空腹）	0.33～0.5ml/s（2～3ml/min）
肾小管葡萄糖最大重吸收量（TmG）	成人平均（340±18.2）mg/min 男性 300～450mg/min 女性 250～350mg/min
对氨马尿酸最大排泄量（Tm_{pAh}）	60～90mg/min［（80.9 ± 11.3）/（min•1.73m^2）］
尿酸化功能试验	
尿 HCO_3^-	<30mmol/L
可滴定酸	>10mmol/L
NH_4^+	>20mmol/L
有效肾血浆流量（ERPF）	600～800ml/min
肾全血流量（RBF）	1200～1400ml/min
肾小管酸中毒试验	
氯化铵负荷（酸负荷）试验	尿 pH<5.3
碳酸氢离子重吸收排泄（碱负荷）试验	HCO_3^- 排泄率≤1%

七、肺功能检查

项目	参考值
潮气量（TC）	500ml（成人）
深吸气量（IC）	男性 2600ml 女性 1900ml
补呼气容积（ERV）	男性 910ml 女性 560ml

肺活量（VC）	
	男性 3470ml
	女性 2440ml
功能残气量（FRC）	男性（2270±809）ml
	女性（1858±552）ml
残气容积（RV）	男性（1380±631）ml
	女性（1301±486）ml
静息通气量（VE）	男性（6663±200）ml/min
	女性（4217±160）ml/min
最大通气量（MVV）	男性（104±2.71）L/min
	女性（82.5±2.17）L/min
肺泡通气量（VA）	4L/min
肺血流量	5L/min
通气 / 血流（$\dot{V}/\dot{Q}$）比值	0.8
无效腔气 / 潮气容积（V_D/V_T）	0.3～0.4
弥散功能（CO 吸入法）	198.5～276.9ml/（kPa•min）
	[26.47～36.92ml/（mmHg•min）]
气道阻力	1～3cmH_2O/（L•s）
动脉血氧分压（PaO_2）	12.6～13.3kPa（95～100mmHg）
动脉血二氧化碳分压（$PaCO_2$）	4.7～6.0kPa（35～45mmHg）
混合静脉血氧分压（$P\bar{v}O_2$）	4.7～6.0kPa（35～45mmHg）
动脉血与混合静脉血氧分压差	8.0kPa（60mmHg）
动脉血氧饱和度（SaO_2）	0.95～0.98（95%～98%）
静脉血氧饱和度	0.64～0.88（64%～88%）
动脉血氧含量（CaO_2）	8.55～9.45mmol/L（19～21ml/dl）
静脉血含氧量	6.3～6.75mmol/L（14～15ml/dl）
血液酸碱度（pH）	7.35～7.45（平均 7.40）
血液氢离子浓度	35～45mmol/L（平均 40mmol/L）
碳酸氢盐（标准或实际）	22～27mmol/L（平均 24mmol/L）
动脉血浆二氧化碳含量（T-CO_2）	25.2mmol/L（25.2vol%）
二氧化碳结合力（CO_2-CP）	22～31mmol/ L（50～70vol%）
全血缓冲碱（BB）	45～55mmol/L（平均 50mmol/L）
碱剩余（BE）	成人（0±2.3）mmol/L
	儿童 −4～＋2mmol/L
阴离子间隙（anion gap，AG）	8～16mmol/L

教学大纲

一、课程性质

急救护理技术是中等卫生职业教育中护理、助产专业的一门专业（技能）方向课程。本课程主要内容包括院前急救与护理、医院急诊科工作、重症监护、临床常见急症救护、急性中毒救护、意外伤害救护。课程主要任务是通过对急救护理的基本理论、基本知识和基本技能的学习，使学生在各种急救工作情境中，能够对急危重症病人进行快速护理评估，并能正确有效地运用急救护理技术配合医生完成急救工作任务，为今后从事或参与急救护理工作奠定基础。本课程的先修课程有解剖学基础、生理学基础、药物学基础、内科护理、外科护理等专业核心课，开设于中职护理专业第四期，后续是临床教学实习。

二、课程目标

通过本课程的学习，学生能够达到下列要求：

（一）职业素养目标

1. 具有良好的急诊护士职业素质、行为习惯和职业道德修养。
2. 具有良好的护患沟通能力和团队合作精神。

（二）专业知识和技能目标

1. 掌握我国急诊医疗服务体系的概念、组成、管理和任务。
2. 掌握院前急救护理原则。
3. 掌握急诊科工作任务、护理工作流程。
4. 掌握临床常见急症病人的病情观察、救治原则和急救护理。
5. 熟悉院前急救的概念、任务、管理。
6. 熟悉急诊科设置、工作特点及管理。
7. 熟悉灾难现场的医护救援。
8. 了解急救护理学范畴和发展史。
9. 了解重症监护病房及病人的各系统功能监护。
10. 熟练掌握心肺脑复苏术、非同步电除颤术，并能在不同急救情境中正确实施。
11. 熟练掌握创伤急救技术，并能针对模拟病例正确实施救护。
12. 熟练掌握气管内插管术、气管切开术操作中护理配合与术后护理。
13. 学会各项基本监护技术。
14. 学会临床常见急症救护措施。

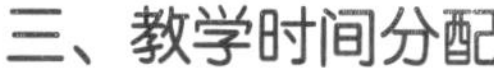

三、教学时间分配

教学内容	学时		
	理论	实践	合计
一、绪论	1	1	2
二、院前急救与护理	2	2	4
三、医院急诊科工作	2	2	4
四、常用急救技术	4	12	16
五、重症监护	1	4	5
六、临床常见急症救护	6	2	8
七、急性中毒病人的救护	4	2	6
八、意外伤害病人的紧急救护	3	2	5
九、灾难医学救援	4	0	4
合计	27	27	54

注：机动学时为4学时

四、课程内容和要求

单元	教学内容	教学要求	教学活动参考	参考学时	
				理论	实践
一、绪论	（一）急救护理学发展史 1. 急救护理学的起源 2. 急救护理学的发展历程 （二）急救护理工作范畴 1. 院前急救 2. 急诊科救护 3. 重症监护 4. 灾难救援 5. 急救护理人才培训和科研工作 （三）急救医疗服务体系 1. 急救医疗服务体系的组成 2. 急救医疗服务体系的管理 3. 急救医疗服务特点与人员素质要求 4. 急救警示标志	 了解 了解 熟悉 熟悉 熟悉 熟悉 了解 掌握 熟悉 熟悉 熟悉	理论讲授 多媒体演示	1	
	实训一 “120”急救中心（站）见习	学会	实地参观 教学录像		1
二、院前急救与护理	（一）院前急救概述 1. 院前急救目的与工作范畴 2. 院前急救重要性及特点 3. 院前急救的原则 4. 我国院前急救工作模式 5. 院前急救质量评价	 熟悉 了解 掌握 了解 熟悉	理论讲授 多媒体演示	2	

续表

单元	教学内容	教学要求	教学活动参考	参考学时	
				理论	实践
	（二）院前急救护理 1. 现场评估与紧急呼救 2. 检伤分类 3. 现场救护 4. 搬运与转送	 掌握 掌握 掌握 掌握			
	实训二　院前急救病人的现场救护	熟练掌握	情景教学		2
三、医院急诊科工作	（一）急诊科的设置与工作任务 1. 急诊科的设置 2. 急诊科的工作任务 （二）急诊科的护理工作 1. 急诊科护理工作特点 2. 急诊科护理工作流程 3. 急诊护理评估 （三）急诊科的工作管理 1. 急救应急预案 2. 急诊科主要管理制度	 熟悉 熟悉 熟悉 掌握 熟悉 掌握 熟悉	理论讲授 多媒体演示	2	
	实训三　医院急诊科见习	学会	教学见习		2
四、常用急救技术	（一）心脏骤停与心肺脑复苏 1. 心脏骤停 2. 心肺脑复苏 （二）人工气道的建立 1. 口咽通气管置入术 2. 鼻咽通气管置入术 3. 喉罩置入术 4. 气管内插管术 5. 气管切开置管术 6. 环甲膜穿刺术 （三）球囊 - 面罩通气术 1. 适应证 2. 禁忌证 3. 操作方法 4. 注意事项与护理要点 （四）创伤急救技术 1. 止血 2. 包扎 3. 固定 4. 搬运	 掌握 掌握 熟悉 了解 了解 掌握 掌握 熟悉 掌握 掌握 掌握 掌握 掌握 掌握 掌握 掌握	理论讲授 多媒体演示 理论讲授 多媒体演示	4	
	实训四　心肺复苏术 实训五　体外非同步电击除颤技术 实训六　人工气道的建立与管理 实训七　球囊 - 面罩通气术 实训八　创伤急救技术	熟练掌握 熟练掌握 熟练掌握 熟练掌握 熟练掌握	技能实训 情景教学 技能考核		4 1 1 1 5

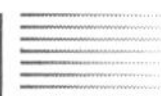

续表

单元	教学内容	教学要求	教学活动参考	参考学时	
				理论	实践
五、重症监护	（一）重症监护病房 1. ICU建设标准 2. ICU模式 3. ICU的收治对象及收治程序 （二）ICU的管理 1. ICU人员管理 2. ICU设备管理 3. ICU感染管理 （三）各系统功能监护 1. 呼吸系统功能监护 2. 循环系统功能监护 3. 中枢神经系统功能监护 4. 肾功能监护 （四）重症监护技术 1. 多功能床旁监护仪的使用 2. 呼吸机的使用 3. 静脉穿刺置管术 4. 动脉穿刺置管术 5. 中心静脉压监测 6. 输液泵的使用	 了解 了解 了解 了解 了解 了解 了解 了解 了解 了解 掌握 熟悉 熟悉 熟悉 掌握 掌握	理论讲授 多媒体演示 案例教学	1	
	实训九 重症监护技术	学会	技能实训 情景教学		4
六、临床常见急症救护	（一）神经系统急症 1. 脑卒中病人的救护 2. 癫痫持续状态病人的救护 （二）呼吸系统急症 1. 大咯血病人的救护 2. 哮喘急性发作病人的救护 3. 急性呼吸窘迫综合征病人的救护 （三）循环系统急症 1. 急性冠状动脉综合征病人的救护 2. 急性心力衰竭病人的救护 3. 高血压急症病人的救护 （四）其他急症 1. 急性上消化道大出血病人的救护 2. 糖尿病酮症酸中毒病人的救护 3. 甲状腺危象病人的救护	 熟悉 熟悉 熟悉 熟悉 熟悉 熟悉 熟悉 了解 了解 了解	理论讲授 多媒体教学 案例教学 教学录像	6	
	实训十 急症病人的紧急救护	学会	技能实训 情景模拟		2
七、急性中毒病人的救护	（一）概述 1. 发生机制 2. 救护原则 3. 紧急救护措施	 了解 掌握 掌握	理论讲授 多媒体教学	4	

续表

单元	教学内容	教学要求	教学活动参考	参考学时	
				理论	实践
	（二）常见急性中毒病人的救护 1. 有机磷杀虫药中毒病人的救护 2. 急性一氧化碳中毒病人的救护 3. 镇静催眠药中毒病人的救护 4. 急性食物中毒病人的救护 5. 急性酒精中毒病人的救护 6. 急性百草枯中毒病人的救护	 掌握 掌握 掌握 熟悉 熟悉 熟悉			
	实训十一 急性中毒病人的急救	学会	技能实训 情景模拟		2
八、意外伤害病人的紧急救护	（一）中暑病人的救护 （二）淹溺病人的救护 （三）电击伤病人的救护 （四）气管异物病人的救护 （五）烧烫伤及强酸、强碱损害病人的救护 1. 烧烫伤病人的救护 2. 强酸、强碱损害病人的救护	掌握 掌握 熟悉 掌握 熟悉 掌握 熟悉	理论讲授 多媒体教学 教学演示	3	
	实训十二　意外伤害的紧急处置	熟练掌握	技能实训 情景模拟		2
九、灾难医学救援	（一）灾难医学救援要求 1. 组织要求 2. 技术要求 3. 设备要求 （二）灾难院前救护 1. 紧急启动EMSS 2. 搜索病人，脱离危险环境 3. 病人的现场检伤分类 4. 病人的分级救护 （三）病人的转运 1. 院前转运 2. 院间转运 （四）救援人员的安全防护 1. 灾难救援准备 2. 饮用水安全保障 3. 食品安全保障 4. 宿营地选择 5. 个体防护 （五）常见灾难救援 1. 地震 2. 水灾 3. 火灾 4. 矿难 5. 危险化学品事故	 了解 了解 了解 掌握 掌握 了解 掌握 熟悉 了解 了解 了解 了解 熟悉 熟悉 熟悉 熟悉 熟悉 熟悉	理论讲授 多媒体教学 网络资源查阅 情景教学	4	

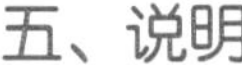

五、说明

（一）教学安排

本教学大纲主要供中等卫生职业教育护理、助产专业教学使用，第四学期开设，总学时为54学时，其中理论教学27学时，实践教学27学时，学分为3学分。

（二）教学要求

1. 本课程对理论部分教学要求分为：掌握、熟悉、了解3个层次。掌握是指对基本知识、基本理论有较深刻的认识，并能综合、灵活地运用所学的知识解决实际问题。熟悉是指能够领会概念、原理的基本含义，解释护理现象。了解是指对基本知识、基本理论能有一定的认识，能够记忆所学的知识要点。

2. 本课程重点突出以岗位胜任力为导向的教学理念，在实践技能方面分为熟练掌握和学会2个层次。熟练掌握：指能独立、正确、规范地解决急救护理问题，完成急救护理技术操作。学会：指在教师的指导下能初步实施急救护理技术操作。

（三）教学建议

1. 本课程依据急救护理岗位的工作任务、职业能力要求，强化理论实践一体化，突出做中学、做中教的职业教育特色，根据培养目标、教学内容和学生的学习特点以及职业资格考核要求，提倡项目教学、案例教学、任务教学、角色扮演、情景教学等方法，利用校内外实训基地，将学生的自主学习、合作学习和教师引导等教学组织形式有机结合。以启迪学生的思维，加深对教学内容的理解，提高学生解决实际问题的能力。

2. 教学过程中，可通过测验、观察记录、技能考核和理论考试等多种形式对学生职业素养、专业知识和技能进行综合考评。应体现评价主体的多元化，评价过程的多元化，评价方式的多元化。评价内容不仅关注学生对知识的理解和技能的掌握，更要关注知识在急救护理实践中运用与解决实际问题的能力水平，重视急救护理职业素质形成。

中英文名词对照索引

W

X

Y

Z

主要参考文献

1. 王惠珍. 急危重症护理学. 第3版. 北京：人民卫生出版社，2014.
2. 沈洪，刘忠民. 急诊与灾难医学. 北京：人民卫生出版社，2013.
3. 傅一鸣. 急救护理技术. 第2版. 北京：人民卫生出版社，2008.
4. 王卫，王辉. 急救护理. 北京：高等教育出版社，2013.
5. 周秀华. 急危重症护理学. 第2版. 北京：人民卫生出版社，2011.
6. 徐丽华，钱培芬. 重症护理学. 北京：人民卫生出版社，2011.
7. 贾建平，陈生第. 神经病学. 第7版. 北京：人民卫生出版社，2013.
8. 尤黎明，吴瑛. 内科护理学. 第5版. 北京：人民卫生出版社，2013.
9. 陈晓松，刘建华. 现场急救学. 北京：人民卫生出版社，2009.
10. 程忠义. 急救护理技术. 北京：中国医药科技出版社，2013.
11. 肖洪俊，王瑞. 急危重症护理. 北京：人民卫生出版社，2014.
12. 张波，桂丽. 急危重症护理学. 第3版. 北京：人民卫生出版社，2014.
13. 杨桂荣，缪礼红. 急救护理技术. 武汉：华中科技大学出版社，2012.
14. 孙菁. 急重症护理学. 北京：人民卫生出版社，2007.
15. 沈洪. 急诊医学. 北京：人民卫生出版社，2008.
16. 曾因明，邓小明. 危重病医学. 第2版. 北京：人民卫生出版社，2009.
17. 刘旭平. 重症监护技术. 北京：人民卫生出版社，2010.
18. 杨晓霞，赵光红. 临床管道护理学. 北京：人民卫生出版社，2006.
19. 吴惠平，罗伟香. 临床护理相关仪器设备使用与维护. 北京：人民卫生出版社，2010.
20. 刘大为. 实用重症医学. 北京：人民卫生出版社，2010.
21. 付立萍，何艳凛，李瑞星. 急诊科实用护理手册. 上海：第二军医大学出版社，2010.
22. 王懿. 重症监护仪器使用与维护. 北京：人民卫生出版社，2008.
23. 黄子通. 急诊医学. 北京：人民卫生出版社，2011.
24. 王春亭，王可富. 现代重症抢救技术. 北京：人民卫生出版社，2007.
25. 徐波. 肿瘤护理学. 北京：人民卫生出版社，2008.
26. 胡敏，朱京慈. 急危重症护理技术. 北京：人民卫生出版社，2011.
27. 胡敏，朱京慈. 内科护理技术. 北京：人民卫生出版社，2012.
28. 温韬雪. 危重症临床护理指南. 北京：人民卫生出版社，2013.
29. 曹相原. 重症医学教程. 北京：人民卫生出版社，2014.
30. 张波，桂莉. 急危重症护理学. 北京：人民卫生出版社，2014.
31. 李晓松，王瑞敏. 护理综合技能训练. 北京：人民卫生出版社，2013.

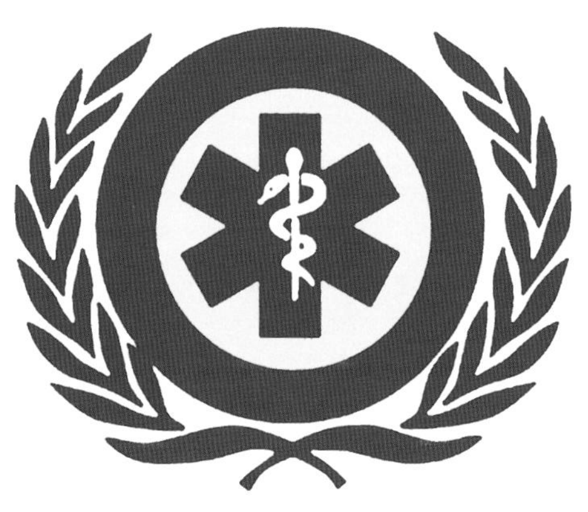

彩图 1-1　国际急救标志

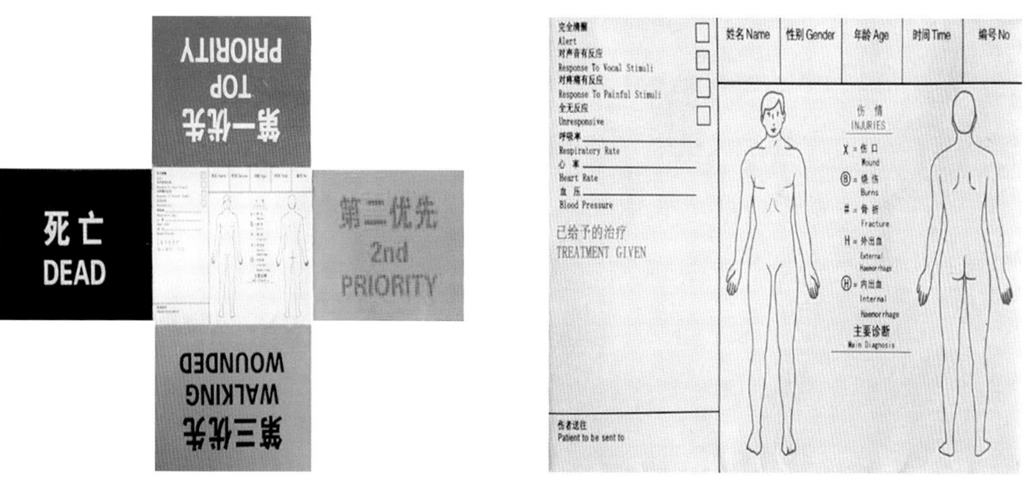

彩图 2-1　病人伤情标志卡